中国化妆品蓝皮书

2022/2023

中国药品监督管理研究会
中国香料香精化妆品工业协会　组织编写

中国健康传媒集团
中国医药科技出版社

图书在版编目（CIP）数据

中国化妆品蓝皮书 . 2022-2023 / 中国药品监督管理研究会，中国香料香精化妆品工业协会组织编写 . — 北京：中国医药科技出版社，2023.11

ISBN 978-7-5214-4098-0

Ⅰ . ①中… Ⅱ . ①中… ②中… Ⅲ . ①化妆品—产业发展—研究报告—中国—2022-2023 Ⅳ . ① F426.7

中国国家版本馆 CIP 数据核字（2023）第 138575 号

美术编辑　陈君杞

版式设计　也　在

出版　**中国健康传媒集团** | 中国医药科技出版社

地址　北京市海淀区文慧园北路甲 22 号

邮编　100082

电话　发行：010-62227427　邮购：010-62236938

网址　www.cmstp.com

规格　710×1000mm $^1/_{16}$

印张　27

字数　432 千字

版次　2023 年 11 月第 1 版

印次　2023 年 11 月第 1 次印刷

印刷　三河市万龙印装有限公司

经销　全国各地新华书店

书号　ISBN 978-7-5214-4098-0

定价　**138.00 元**

获取新书信息、投稿、为图书纠错，请扫码联系我们。

编 委 会

编　者（按姓氏笔画排序）

于海英　王晓炜　韦海玉　邓　敏　叶聪秀　田少雷
丘磊生　冯　锐　刘　学　刘　洋　刘佐仁　孙　梅
苏剑明　李　利　李　彬　李启艳　李继超　李锦云
杨　成　杨　阳　杨杏芬　杨述义　时立强　邱颖姮
何一凡　何志妮　何秋星　何婉莹　闵圣捷　张　伟
张　毅　张畹意　陆　霞　陈　田　陈　晰　陈正东
陈贤群　陈海燕　陈培婵　周灯学　郑紫薇　赵　华
赵晓菲　钟雪锋　徐伟红　陶丽莉　黄晓敏　黄浩婷
曹研思　龚　云　董树芬　董耀俊　谢志洁　蓝云萍
赖　维　蔡　杏　蔡朝阳　翟佳琪　颜江瑛

序

2022—2023 年，全国化妆品行业深入学习贯彻党的二十大精神，坚持以人民为中心的发展思想，贯彻落实党中央的决策部署，顺应人民群众对美好生活的向往、对美丽品质的追求，以建设制妆强国为目标，继续在以国内大循环为主体、国内国际双循环相互促进的新发展格局中开拓进取、奋发图强，为人民群众安全用妆作出了新贡献。全新的中国特色美妆在高质量发展中迈出坚实步伐，谱写了中国式化妆品现代化的新篇章。

为见证行业变革足迹、记录行业发展成果，中国药品监督管理研究会和中国香料香精化妆品工业协会在国家药品监督管理局化妆品监督管理司的悉心指导和中国健康传媒集团的鼎力支持下，以《2020 中国化妆品蓝皮书》《2021 中国化妆品蓝皮书》为框架基础，传承与创新相结合，组织编写了《中国化妆品蓝皮书（2022/2023）》，并将书名的年号由单年调整为双年，是基于多数统计信息是跨年公开的实际情况以及研究意见建议的未来作用，这样更能体现本书的实际情况和应用价值。

本书较往年推迟了半年出版，主要是由于编写主体和研究思路发生变化所致。本书的编写主体调整为中国药品监督管理研究会和中国香料香精化妆品工业协会，研究思路确立了以 2022 年我国化妆品全行业为背景，从政策法规、监管科学、科学监管、消费需求、市场供给、营销渠道、原料制造、社会力量、年度热点、国际进展 10 个维度进行系统观察，每个维度都从年度进展、风险挑战、发展趋势、应对策略 4 个层次进行研究报告，力求为全行业利益相关方提供决策参考，推动中国化妆品行业持续高质量发展。

为本书供稿的作者既有来自化妆品监管部门及其所属技术机构，包括国家药品监督管理局的部分直属技术机构、化妆品监管科学基地、重点实验室等，也有来自高等院校、企业、社会组织、第三方服务机构、行业新媒体等，几乎涵盖了化妆品行业整个链条上的各类主体。收录的37篇研究报告是从90多篇研究报告中精选出的最具代表性的稿件，期望能充分展现本书应当具有的三大特征——全面性、权威性、前沿性，以回应时代呼唤，满足行业所需。

本书结构分为三个部分：第一部分是总论，是基于各论和附录以及相关资料，从宏观上全面总结概述2022年行业发展进展、问题挑战，研究探索2023年及未来行业发展趋势和应对策略。第二部分是各论，包括政策法规篇、监管科学篇、科学监管篇、消费需求篇、市场供给篇、营销渠道篇、原料制造篇、社会力量篇、年度热点篇、国际进展篇，收录了35篇年度研究报告或专题研究报告。第三部分是附录，收录了国内化妆品行业、国际化妆品行业2篇大事记。

这里需要特别说明的是，本书收录的所有的研究报告均是编者、作者从个体层面上、学术层次上、当下时间里对化妆品行业的理解，属于参考性质的资料，目的只是帮助大家更好地理解观察行业，不能教条式照搬照套照用。尽管本书力求全方位洞察行业，但是由于诸多原因，本书在产业园区建设、人才培养教育、检验检测认证、上市公司研究、论坛会议展览、包装设计服务、统计数据报告等方面涉及的不多不深，有待今后进一步加强。

本书的编写得到了国家药品监督管理局化妆品监督管理司和相关直属事业单位、国家药品监督管理局化妆品监管科学基地和化妆品重点实验室，以及部分高等院校、企业、社会组织、第三方服务机构、行业媒体等有关领导和专家的关心和支持，在此，对参编单位和所有人员一并表示衷心的感谢！

伴随着中国经济社会的发展和人民生活水平的提高，中国化妆品行业迎来了难得的历史机遇，无论国内品牌还是国际品牌，都在基于中国人群用妆特点、中国特色原料资源、中国传统美丽文化、中国超大规模市场，积极对标借鉴国际通行规则和发展模式，主动寻求自主创新和技术突破，合力打造真正属于中国自己的特色美妆。《中国化妆品蓝皮书》作为中国化妆品行业高质量发展的见证者，将继续与行业一路同行，共同建设制妆强国，实现"让世界爱上中国美妆"的中国梦！

由于本书编写时间仓促，加之作者、编者的水平和视野所限，疏漏之处在所难免，欢迎广大读者批评指正，提出宝贵意见和建议，我们一定倍加珍惜，积极改进。

中国香料香精化妆品工业协会理事长　颜江瑛
中国药品监督管理研究会会长　张　伟
2023 年 10 月 7 日

目 录

总 论

政策法规篇

监管科学篇

科学监管篇

消费需求篇

市场供给篇

营销渠道篇

原料制造篇

社会力量篇

年度热点篇

国际进展篇

附　录

总　论

◎ 中国化妆品行业步入高质量发展新征程

——2022—2023 年中国化妆品行业发展概况

中国化妆品行业步入高质量发展新征程

——2022—2023 年中国化妆品行业发展概况

谢志洁　苏剑明　李彬　张畹意　黄浩婷　郑紫薇

陈海燕　丘磊生　蓝云萍

2022—2023 年，以习近平同志为核心的党中央团结带领全党全国人民，统筹国内国际两个大局，统筹发展与安全，面对风高浪急的国际环境和艰巨繁重的国内改革发展稳定任务，沉着应对，砥砺奋进，扎实推动经济社会高质量发展。全国化妆品行业深入学习贯彻党的二十大精神，坚持以人民为中心的发展思想，贯彻落实党中央的决策部署，顺应人民群众对美好生活的向往、对美丽品质的追求，以建设制妆强国为目标，继续在统筹安全和发展中奋发图强，继续在统筹完善制度和落实制度中开拓进取，全新的法规制度在积极平稳中有效落地实施，全新的中国特色美妆（简称中国美妆）在高质量发展中迈出坚实步伐，为人民群众安全用妆作出了新贡献，谱写了中国式化妆品现代化的新篇章。

本文是本书的总论，以"高质量发展"为主题，在综合本书 35 篇各论的基础上，从政策法规、监管科学、科学监管、消费需求、市场供给、营销渠道、原料制造、社会力量、年度热点、全球视野等 10 个维度，对 2022—2023 年我国化妆品全产业链的发展进步、风险挑战、趋势走向、应对策略进行了概述性、宏观性的总结报告。综合本书研究表明，2022—2023 年我国化妆品行业总体呈现出"在规范中高质量发展"的良好势头，中国特色美妆品牌已经开始初露锋芒，但同时仍然面临着"在发展中创新不足"的严峻挑战；2023—2024 年乃至"十四五"期间，在政策法规保障、消费需求拉动、传统文化滋润、基础研究推动、科技创新的支撑下，我国化妆品行业将延续持续增长的良好势头，全面步入高质量发展的新征程，一批批高端品牌将崭露头角，向着制妆强国的目标奋勇前进。

一、化妆品政策法规标准落地实施

政策是国家为实现一定历史时期的路线和任务而制定的行动准则。法规是国家机关制定的规范性文件，标准是为了在一定范围内获得最佳秩序，经协商一致由公认机构制定和批准的、供共同和反复使用的规则。承接 2021 年中央和地方出台一系列重大政策推进化妆品行业发展的良好态势，2022—2023 年，中国化妆品行业在政策、法规、标准三个方面继续发力，以平稳落地实施为目的，以持续完善为目标，取得了不俗业绩，本书政策法规篇收录了香山化妆品产业研究院的 3 篇研究报告，即郑紫薇等的《2022 年中国化妆品产业政策研究分析报告》、陈海燕等的《2022 年中国化妆品法规体系建设进展》、丘磊生等的《2022 年中国化妆品标准体系建设进展》，分别对当期的政策、法规、标准进行了专题分析，现综述如下。

（一）政策法规实施完善取得良好进展

2022 年是"十四五"承上启下的重要一年，为推动化妆品产业的跨越式前进，国家和地方政府持续加码推出相关产业政策，不断完善法规制度，不断强化标准引领，政策法规标准在实施中完善、在完善中实施，全面助力化妆品产业健康发展。

1. 产业政策持续推出，亮点政策不断增加

据不完全收集整理，2022 年全国各地共出台了 22 条化妆品产业政策，呈现覆盖面更广、针对性更强、"含金量"更高的特点，国家和地方从多维度持续加码激活"美丽经济"。在这一年的产业政策中，最具亮点特色的产业政策有三条：一是上海市立法推进化妆品产业创新发展，2022 年 7 月 21 日上海市第十五届人民代表大会常务委员会第四十二次会议通过《上海市浦东新区化妆品产业创新发展若干规定》；二是深圳经济特区首次将化妆品产业纳入大健康集群进行规划，不仅要打造深圳"美丽谷"，而且对化妆品新原料创新和优质公共服务平台给予重金资助；三是广州市黄埔区出台"含金量"最高的

"南方美谷十条"，在化妆品新原料注册备案、美妆专业产业园建设、重大创新服务平台给予重金资助。

2.法规制度加快完善，贯彻实施平稳有序

据不完全收集整理，2022年国家层面共发布8个配套性法规性文件，化妆品法规制度体系得到进一步完善。2022年法规体系建设主要有三个亮点：一是《化妆品生产质量管理规范》正式颁布实施，在法规制度层面上填补了我国的空白；二是《企业落实化妆品质量安全主体责任监督管理规定》等制度出台实施，完成了"质量安全负责人"从概念提出到责任到人、到岗的实操落地；三是《化妆品不良反应监测管理办法》颁布实施，标志着我国首部聚焦化妆品不良反应监测管理的法规性文件的出台。这些制度配套出台，使监管部门在实际工作中更加有法可依，市场主体在生产经营中更加有章可循。配套性法规文件的不断出台，保障了新的法规制度实施的平稳有序。

3.标准体系优化升级，团体标准呈现活力

根据全国标准信息公共服务平台和国家药品监督管理局（简称国家药监局）网站查询统计，2022年全国共颁布各类化妆品（含牙膏，下同）标准124项，其中包括16项国家标准、5项国家药监局标准（化妆品补充检验方法）、6项行业标准、4项地方标准、93项团体标准。截至2022年，我国已发布的现行有效及即将实施的化妆品标准共655项，化妆品标准体系进一步健全。2022年标准体系建设有三个特点：一是强制性标准逐步完善，国家药监局共发布5项补充检验方法；二是推荐性标准平稳增长，共发布施行26项，与2021年相比略增；三是团体标准快速增长，共发布93项，占全年发布标准的75%。我国化妆品标准体系呈现优化升级特征，代表高质量发展需求的推荐性标准特别是团体标准呈现生机活力。

（二）政策法规标准聚焦有效落地实施

国家药监局从2021年的"法规建设年"到2022年的"能力建设年"，核心要义就是要在不断健全完善政策法规标准的同时，强调宣传贯彻实施到位。当前，我国面临着的产业政策需要"雪中送炭"、法规制度需要更多实施指引、高质量发展需要高质量标准的挑战。

1. 产业政策需要"雪中送炭"

2020 年以来,从中央到地方,从宏观到微观,从园区到企业,中国促进化妆品产业发展的政策日益增多,对于激活"美丽经济"起到了重要作用。当然,如果从产业政策实际成效和未来发展完善来看,还存在普适性政策多而针对性政策少、"锦上添花"政策多而"雪中送炭"政策少等问题,特别是在推进产业聚集发展、促进科技创新上存在明显不足,在专门产业政策、财税金融政策配套、科技政策支持等方面还有较大的发展空间。

2. 法规制度需要更多实施指引

法规制度的生命力在于实施。近两年国家密集颁布了 36 个化妆品新规,而加快配套法规政策的实施,并提供科学性、权威性、可操作性的支持和指导,已经成为化妆品法规制度落地的当务之急。与此同时,法规制度体系的结构仍有很大的优化空间,目前法规体系建设主要集中在注册备案、生产质量和监督检查方面上,对原料和产品技术方面的配套法规存在不足,安全风险监测制度体系仍需健全完善,对法定代表人与质量安全负责人这两个关键岗位的责任落地仍需更多操作指引。

3. 高质量发展需要高质量标准

化妆品高质量发展需要高质量的标准引领,需要高质量的化妆品标准体系支撑。当前,一方面是我国标准体系不健全,对由国家标准体系和其他标准体系构成的化妆品标准体系的整体规划不够,缺乏顶层设计和资源整合,存在标出多门现象,统筹规划主体待明确,基础标准亟待配套完善;另一方面是高质量标准供给不足,基于资源等因素影响,我国相对重视强制性标准也就是底线标准的制定,但是高质量发展却还需要高质量标准,也就是技术要求高于底线标准的保障。

(三)政策法规标准完善强化问题导向

自 2023 年开始乃至今后一段时间,我国化妆品政策法规标准的完善将围绕制妆强国目标、以高质量发展中存在的问题为导向,产业政策将在引领产业聚集与创新、法规体系建设将在实施与完善、标准体系建设将在发展高质量标准上狠下功夫。

1. 产业政策重在引领聚集与创新

我国化妆品是完全自由竞争、充分开放的产业，但是总体上仍属于追赶型产业。虽然经过几十年的发展，进步十分明显，但技术水平、品牌影响仍与世界先进水平、国际知名品牌存在较大差距。因此，化妆品产业亟需政府通过产业政策加以支持和引导。通过对2022年化妆品产业政策的研究分析，我们认为2023年乃至今后一段时间，各级政府的化妆品产业政策的着力点应该在产业资源共享不足、科技创新力度不够等问题上，力求在促进产业聚焦发展和推进科技创新上寻求突破。

2. 法规体系建设重在完善与实施

全新的中国化妆品法规体系建设未来发展与其面临的挑战一样，就是一手抓完善，一手抓实施。从完善角度看，重点是技术性法规和网售监管法规的完善，将围绕重点品类如化妆品新原料、新功效化妆品等加快制定相关技术指导原则，以及线上线下融合发展监管制度的制定完善。从实施角度看，重点是企业主体责任的落实，法规制度将越来越精细化，将更加注重实际操作过程中的可行性，为企业提供更具体、可操作的指导。

3. 标准体系建设重在高质量标准

健全完善的化妆品标准体系是支撑高质量发展的重要组成部分。我国化妆品标准体系建设将在明确统筹主体的基础上，进入有组织规划标准体系建设的全新阶段，未来必将在有序推进覆盖源头、过程、产品、服务等上下游核心环节的标准体系建设上狠下功夫，在合理制定强制性国家标准的基础上，大量制定包括国家标准、行业标准、地方标准特别是团体标准在内的推荐性标准，以满足日益增长的化妆品高质量发展的标准需求。

（四）政策法规引领下实现高质量发展

制妆强国建设、高端品牌培育、实现高质量发展是我国化妆品最宏观的产业政策，《化妆品监督管理条例》（简称《条例》）是我国最新出台的法规制度，无论是政府相关部门，还是各类市场主体和行业相关社会组织，都应该在宏观政策指引和法规标准规范下，准确定位、精准发力，实现高质量发展。

1. 国家应尽快出台专项产业政策

从国家层面看，当前我国化妆品产业处于结构转型和产业升级的关键时期，人民群众的美丽需求日益增长，各地发展美丽经济热情高涨，国家制定化妆品产业发展的专项政策恰逢其时，政府可以从产业发展的总体要求、基本原则、区域布局、产业聚集、发展路径等对产业的高质量发展进行引导，促进产业政策与创新政策、财政政策、金融政策、开放政策等政策联动，特别是强化对重大基础研究和源头创新的政策支持，强化对地方产业布局和产业园区建设的政策指引，必将助力制妆强国建设。

2. 全行业应当维护法规体系权威

法规体系的建立健全和权威维护需要全行业的共同发力和自强自信。法规的落地实施需要政府、市场、社会齐心协力。政府要加大普法宣传力度，建立沟通交流机制，通过持续公开征求意见、发布法规解读、政策问答，定期召开法规座谈会，开展法规培训宣贯等，为企业和消费者宣贯和解读法规要求。企业是化妆品质量安全的第一责任人，要牢固树立质量安全红线意识，真正学新规、用新规、守新规。社会组织要做好政府与市场桥梁纽带作用，在法治保障下推进化妆品高质量发展。

3. 全行业应当高度重视高质量标准

国家强制性标准是底线标准，是产业发展的最低要求。我国化妆品行业在标准认知上最大的误区就是时常把国家强制性标准当成最高标准。高质量发展必须符合高质量标准，高质量标准是技术要求高于底线标准的标准，把底线标准当成高质量标准来执行，不可能促进行业高质量发展，只有快速持续发展高质量标准，才能不断满足公众日益增长的用妆需求与期望，才能支撑行业高质量发展。因此，无论是标准制定的组织者、标准实施的监管者，还是执行标准的使用者，都应该顺势而为，共同建设完善符合中国化妆品产业高质量发展的标准体系。

二、化妆品监管科学研究务实推进

药品（含医疗器械、化妆品）监管科学是药品监管部门应对科技创新、产业发展、健康需求等多方位挑战而主动采取的变革性措施，是基于对监管规律的认识和探索，研究监管新工具、新标准、新方法，形成审评指导原则（包括临床评价方法和要点等）、检查核查指南、检验检测方法及标准等，用以评价药品安全性、有效性，保证其质量可控。国家药监局高度重视监管科学的发展，在化妆品方面，2019 年以来共建立了 2 家监管科学研究基地、10 家重点实验室，在"中国药品监管科学行动计划"的项目带动下，2022—2023 年又取得了一系列研究成果，有效推进了化妆品的科学监管和产业的科学发展。本书在监管科学篇、消费需求篇、原料制造篇中共收录 7 篇化妆品监管科学的研究报告，基本反映了当期化妆品监管科学的研究进展。

（一）监管科学研究取得新进展

2022—2023 年，化妆品监管科学研究主要取得了以下进展。

1. 国家药监局明确监管科学使命任务

在 2023 年 4 月 1 日召开的第六届中国药品监管科学大会上，国家药监局赵军宁副局长作了题为《中国药品监管的科学化进程与发展前瞻》的报告。指出"监管科学作为新兴的前沿交叉科学"，要针对"现有的审评标准、质量标准、监管方法可能已经落后于科学步伐"的事实，"为在法定时限内依据不符合传统科学要求作出监管决策提供新的科学证据"。明确"监管科学属于自然科学范畴，不能孤立存在于监管事务之外，必须在监管事务中实际运用，为科学监管和监管决策提供科学工具"，"监管科学新工具、新方法、新标准的开发应用直接决定了新兴科技能否及时引入监管决策，是监管机构履行职责和使命的现代化装备和手段，最终可帮助监管机构履行监管事务和监管决策提高效益，从而加快临床急需产品的创新药品上市"。这些论述比较全面地阐明了药品监管科学的使命任务。另据中国工业报记者孟凡君 2023 年 7 月 26 日报道，国家药监局将在"十四五"期间，通过制定实施《全面强化药品监管科学体系建设实施方案》，推动监管科学研究向纵深发展。

2. 研究会搭建监管科学交流平台

中国药品监管研究会在国家药监局化妆品监管司的指导下，在 2023 年 4 月 2 日召开的第六届中国药品监管科学大会上举办了首届化妆品监管科学与科学监管论坛，搭建了化妆品监管科学交流的全新平台。论坛提出了"建设制妆强国""让世界爱上中国妆"的响亮口号。参加该次论坛的 16 份报告均来自中国化妆品监管科学研究的"国家队"，包括国家药监局及其直属技术机构、化妆品监管科学研究基地、化妆品重点实验室，以及中国药品监管研究会化妆品专业委员会。据悉，该论坛将作为中国药品监管大会的常设分论坛，力求成为碰撞化妆品监管科学思想火花、交流化妆品监管科学研究成果、推进化妆品实施科学监管的全国性、国际化的交流平台。

3. 化妆品监管科学研究取得成果

国家药监局已经建立了以监管科学研究基地、重点实验室、重点项目"三位一体"的化妆品监管科学支撑体系。2019年以来，在两批中国药品监管科学行动计划项目的带动下，取得了一系列监管科学研究成果并转化了一批监管新工具、新方法、新标准，详见本书监管科学篇收录的《2022年中国化妆品监管科学研究进展》一文。2022—2023年，仅在本书就收录了7篇化妆品监管科学研究报告，在基础研究方面，收录了广州、上海人群化妆品消费量或暴露量等两篇调查报告；在原料管理方面，收录了化妆品化学原料、植物原料、生物原料等3篇标准体系建设的研究报告；在风险管理方面，收录了新应用场景下化妆品安全风险、基于互联网舆情知识图谱的化妆品风险监测等2篇研究报告。上述研究报告反映我国化妆品监管科学在坚持安全监管研究的同时，已经在国人用妆数据、原料标准体系等基础研究上下功夫。

（二）监管科学研究迎接新挑战

化妆品产业发展日新月异，化妆品监管面临新原料、新技术、新功效、新业态等的诸多挑战，化妆品监管科学研究永无止境、任重道远。当下，就消费者日益增长的安全用妆需求而言，监管科学面临着以下严峻挑战。

1. 中国人化妆品使用量数据缺乏

目前，我国化妆品安全性评估中使用的化妆品暴露量参考数值基本引用欧盟和日本等国外数据，其在中国人群中合理性和科学性有待考究。本书收录的《广州市人群化妆品消费量调查报告》《上海市人群化妆品暴露参数调查报告》2篇报告发现，以广州和上海被调查人群为例，国人的化妆品消费量或暴露量与国外人群有较大的不同，为保证化妆品安全评估的准确性，需要加大研究力度，尽快填补国人用妆基础数据的空白，更好地维护消费者的用妆安全。

2. 新应用场景下化妆品安全风险

化妆品的普通应用场景通常是在健康的皮肤、敏感性皮肤或"痘痘肌"。

艾媒咨询（广州）有限公司（简称艾媒咨询）数据预计，随着医学美容（简称医美）需求与技术的快速发展，2023 年我国医美用户将突破 2300 万人，由此带来的化妆品新的应用场景，主要包括两类：一类是有创类的新应用场景，如医美术后使用化妆品、微针或微晶配合化妆品使用，共同特点是会使皮肤产生创面，皮肤通道会被打开。另一类是无创类的新应用场景，如无创医美术使用化妆品、超声或电离配合化妆品使用、其他器械配合使用化妆品等。上述新应用场景是化妆品在皮肤屏障受损情况下的使用，可能产生新的安全风险，需要监管科学跟进研究。

3. "化妆品 +" 组合的安全风险

随着化妆品消费需求升级和行业融合发展的要求，市场上推出了"化妆品 + 医疗器械""化妆品 + 消毒产品"等组合类的产品，"化妆品 +"催生的新业态、新组合层出不穷，这给用妆安全带来了新挑战。比如医疗器械一般需要有资质的医生或在说明书指导下正确操作使用，"化妆品 + 医疗器械"组合容易误导消费者，认为搭配化妆品使用的医疗器械也是化妆品，消费者使用不当会引起严重的伤害后果，也包括上文提到的新应用场景下化妆品风险。2023 年的"3·15"国际消费者权益日再曝医美乱象，妆字号产品被用作美容针剂进行注射，或致毁容。可见，"化妆品 +"组合带来的未知风险亟待监管科学来规范。

（三）监管科学要强化基础研究

化妆品监管科学是以化妆品监管活动及其规律为研究对象，以提升监管工作质量与效率为目标，以监管工具、标准和方法创新为重点的一门新科学。我国化妆品市场规模巨大，但化妆品监管科学研究却才刚刚起步，基础研究和应用基础研究多数借鉴欧美发达国家的成果，缺乏中国特色。我国要推进制妆强国建设，2023 年乃至未来很长一段时间，唯有全力构建中国特色化妆品监管科学体系，狠抓基础研究和应用基础研究，才能保障化妆品行业创新发展，才能推进中国式化妆品现代化。

1. 构建化妆品监管科学体系

自 2019 年以来，国家药监局通过中国药品监管科学行动计划，在化妆品方面，形成了以监管科学研究基地、重点项目、重点实验室"三位一体"的支撑体系，如前所述已经产生了一系列成果。新形势下，我国将进一步加强化妆品监管科学体系建设，力求聚集更多资源要素，倡导和引领更多的社会资源和科技力量加入研究，营造化妆品创新与转化的良好生态环境，促进化妆品产业高质量发展，更好地满足新时代社会和公众对用妆的新需要。

2. 开展中国人用妆数据研究

我国化妆品行业起步晚、基础弱，如前所述，我国人群和国外人群在化妆品使用数量、时长、频次、方法等上存在较大差异。其实，我国现行许多法规要求、技术标准、检测技术、原料信息等大多数也是参照借鉴国外发达国家或地区的做法建立起来的，特别是原料及产品安全评价的方法、信息、数据等大部分源自国外资料。因此，加快开展专属于中国人群的化妆品用妆基础数据研究将会成为化妆品监管科学的研究重点。

3. 开展化妆品原料基础研究

原料是化妆品的基础，无论安全还是功效主要是原料的作用。如前所述，我国化妆品原料的基础信息特别是关键原料的基础信息大部分也是来自国外的研究资料，这些研究资料与我国化妆品的研发要求、使用习惯、安全规定等存在一定的差异。因此，我们不仅要深化已使用原料目录研究，填充丰富目录内容，而且要开展化妆品原料安全信息数据分析研究，为化妆品和新原料注册备案管理提供基础支撑。同时，加快开展具有中国特色的化妆品原料的安全评估、功效评价、质量控制、标准体系等的基础研究，特别是行业使用量大的原料、中国特色植物资源、生物类新原料等的研究，是我国化妆品行业创新发展的未来所在、关键所在。

（四）监管科学研究需要新活力

化妆品监管科学研究通过创新技术手段和工具，引入更科学、更有效的方法，评价化妆品安全性、有效性和质量可控性，有利于提高监管机构对新技术和新产品的把握能力，增强监管决策的前瞻性和适应性。化妆品监管科学虽然是化妆品监管部门重点推动的战略性前沿学科，但其也是争夺新一代化妆品行业国际话语权、提升国际竞争力的重要阵地，需要动员全行业更多的资源共同参加，才能增添研究活力，快出研究成果。

1. 发挥国家队主力军作用

国家药监局及其直属化妆品技术支持机构，国家药监局 2 家化妆品监管科学研究基地、10 家重点实验室，以及各省级化妆品审评、检测、检查、监测机构，是我国化妆品监管科学研究的国家队、主力军，应当在化妆品监管科学体系建设中充分发挥领军带头作用。

2. 鼓励社会力量参与研究

化妆品监管科学研究仅仅靠化妆品监管部门的单打独斗是不够的，相关高等院校、科研院所特别是化妆品主流企业和社会组织，不仅要积极反映行业新产品、新技术创新发展过程中的诉求，更应该结合实际主动配合并参与到监管科学的研究之中。

3. 办好监管科学交流平台

发展监管科学是为了推进科学监管，推进科学监管是为了实现科学发展。监管科学的研究是开放的，成果是共享的。因此，构建权威开放的交流平台十分重要。目前，中国药品监管研究在国家药监局的指导支持下，每年都将举办两个论坛即"中国化妆品监管科学与科学监管论坛"和"化妆品科学发展与监管论坛"，鼓励全行业积极参加，充分交流监管和产业高质量发展的成果。

三、化妆品科学监管引领产业发展

在 2021 年"法规建设年"的基础上，国家药监局将 2022 年确定为"能力建设年"，组织全国化妆品监管部门在全面加强能力建设的同时，稳步推进法规的落地实施，依法依规展开了系列监管活动。本书在科学监管篇中收录了 3 篇 2022 年化妆品科学监管的研究报告，比较全面反映了监管部门守底线保安全、追高线促发展、建体系提能力进而引领化妆品行业从规范中走向高质量发展的进程。

（一）保安全促发展形势总体可控向好

保安全促发展是化妆品监管的神圣职责，是化妆品科学监管的要义所在。2022—2023 年，我国化妆品监管在保安全上实现了新跨越、在促发展上跃上了新台阶，安全形势总体可控向好，发展呈现高质量态势。

1. 注册备案总体平稳秩序良好

注册备案是全新《条例》确立的最重要的上市前监管措施，2022 年是全面落地实施之年，业界十分关注。本书科学监管篇收录的《2022 年中国化妆品注册备案研究报告》一文全面分析了 2022 年化妆品注册备案情况。从产品角度看，2022 年共注册备案 439575 件，较 2021 年同比下降 9.3%，在全新法规实施初期，属于合理波动范围。从原料角度看，2022 年共备案 42 件，是 2021 年备案数（6 件）的 7 倍，呈现爆发式增长态势。上述数据表明，2022 年，在全新法规实施的背景下，无论是注册备案主体还是注册备案监管部门都面临一段适应期，注册备案虽然在数量上出现小幅下降，但总体保持在合理区间，注册备案秩序是规范有序的，市场反应也是相对平稳的。

2. 产品质量问题集中稳中向好

2022 年，国家药监局针对染发类、彩妆类、防晒类等 11 类化妆品开展抽检，共抽检 20368 批次，合格率为 97.6%，化妆品整体质量维持在较高水平。本书科学监管篇收录的《2022 年中国化妆品上市后监管研究分析报告》一文全面分析了 2022 年化妆品质量抽检情况，指出 2022 年抽检产品不合格原因集中在生产配方与申报配方不一致（占 46%）、防腐剂不合格（占 21%）、检出禁用物质（占 14%）、微生物超标（占 12%）4 个项目上（合计占 93%），反映出少数企业存在法制意识不强、执行规范不实的情况。

3. 日常监督保持高压成效显著

2022 年，全国共检查化妆品生产企业 8493 家次，飞行检查化妆品生产企业 1643 家次，同比 2020 年增加了 6.14%，继续保持日常监管的高压态势。本书科学监管篇收录的《2022 年中国化妆品上市后监管研究分析报告》一文全面分析了 2022 年全国化妆品日常监督检查情况指出，2022 年企业整体违规问题数量较去年明显下降，下降约 91.2%，存在部分主要集中在物料审查制度问题、生产管理制度问题、产品质量管理问题。

4. 案件查处聚焦风险保持从严

2022 年，全国共查处化妆品案件 28289 件，同比增长 23.86%，从查处货值金额来看，2022 年涉案货值金额共计超过 10 亿元，其中，涉案货值金额 1 亿元以上的案件数量为 3 件，同比增长 200%，保持了案件查处的从严态势。

本书科学监管篇收录的《2022年中国化妆品上市后监管研究分析报告》一文全面分析了2022年化妆品违法案件查处情况，该文指出，2022年监管部门更加注重风险监测和风险信息研判，融合日常检查与案件查处，监管更加精准高效。

5. 生产企业高位增长分布不均

据国家药监局官网数据，2022年，全国持化妆品生产许可证企业数量为5512家，同比增加537家、增幅10.79%；牙膏单元持生产许可证企业数量218家，同比增加44家、增幅达25.29%。尽管可能受全新法规实施的影响，但从化妆品生产企业的数量上看，依然跑出十分难得的两位数的高增长，说明业界对行业发展前景充满信心。从省际分布上看，2022年，广东省依然保持第一（3042家、占55.2%），远高于第二浙江省（596家、占10.8%）、第三江苏省（309家、占5.6%），三省加在一起超过全国的70%。但值得注意的是，2022年西南地区化妆品生产企业呈现较快增长态势，同比增长四川省56.8%、贵州省38.1%、云南省13.3%，跑赢绝大多数省份。从城市分布上看，2022年广州市依然保持全国第一（1863家），但长期保持第二的广东省汕头市（345家）却被浙江省金华市（374家）超越而退居第三。

6. 行政指导力度加大日趋常态

为稳步推进法规有效实施，2022年，国家药监局坚持顶层设计和法治实践相结合，加大了行政指导和行政交流的力度。一方面，建立了化妆品新原料、特殊化妆品申报前的沟通交流机制，畅通技术咨询途径，通过靠前指导、有效沟通，支持和引导企业依法依规加快创新步伐；另一方面，积极发挥社会组织的桥梁纽带作用，每个季度定期召开行业协会座谈会，征集行业诉求、听取行业意见已经成为国家药监局的一项常态化工作。特别是在新法规实施过程中，积极主动、认真听取行业意见，综合考虑行业情况，采取一些柔性监管措施，通过容缺受理、延长过渡期等方式给予企业适当缓冲，支持企业渡过难关，得到业界一片称赞。

（二）确保全新监管法规制度平稳实施

2022—2023年，我国围绕《条例》又建立健全了一批监管制度，为科学监管提供了重要保证。但"天下之事，不难于立法，而难于法之必行"，如何在"布好局"的基础上"落好子"，确保全新监管法规制度平稳落地实施，充分发挥法规固根本、利长远的保障作用，是当前化妆品监管工作的重中之重。

1. 确保法规落地实施需要落实企业主体责任

监管最重要的职责之一就是确保法规制度的实施。虽然 2022 年出台的《企业落实化妆品质量安全主体责任监督管理规定》等制度，完成了从化妆品企业"注册人、备案人""质量安全负责人"从概念提出到责任到人、到岗的实操规定的落地，但毕竟面对是近两万的市场主体，素质能力参差不齐，要使他们全部都达到知法尊法、守法尽责的水准，迫切需要加大资源投入力度，加大培训力量，不断提升市场主体的整体能力水平。

2. 确保法规落地实施需要强化监管能力建设

确保法规制度的实施不仅需要提升市场主体的整体能力水平，还需要高素质的执法者。本书科学监管篇收录的《化妆品检查机构及检查机制建设调研报告》一文指出，中国化妆品检查机构和检查机制的建设仍在起步阶段，专业化、职业化检查员队伍正在建立之中，面对 1.7 万个注册人备案人、5500多家生产企业、近 130 万个有效注册备案品种构成的化妆品产业规模，化妆品监管力量不够、能力不足是巨大挑战，同样迫切需要加大资源投入力度，加大培训力量，不断提升监管队伍的整体能力水平。

3. 确保法规落地实施需要线上线下监管并重

电商经济的"火热"，线上销售渠道占据化妆品营收的半壁江山，居民消费习惯已经从线下为主转向线下线上并重，且有进一步演变成线上为主的趋势。传统的监管模式都在线下，执法者与守法者面对面，实施法规简单易行。但新兴销售在线上展开，对传统监管模式形成巨大挑战，如何在虚拟时空中执法取证，如何在线上宣传法规、落实法规，新业态亟需新的监管模式。平稳实施法规需要线上线下并重，才能确保法规全渠道全过程中得到落地实施。

4. 确保法规落地实施需要调动社会力量共治

中国化妆品生产和经营企业主体数量庞大，仅仅依靠监管部门监督实施法规是不充分的，在强化企业主体责任的同时，更重要的是要发挥社会组织的作用，强化行业自律，形成社会共治。当前化妆品行业协会对企业的合理引导不够，为企业发声"说得多"，促进行业自律"做得少"，没有充分发挥行业协会在督促企业严守法规规定和安全底线方面的作用。坚持企业主体责任制度、政府监管制度和社会共治制度有机统一，形成化妆品监管的强大合力，是全社会的共同期盼，需要不断实现从理念到制度再到机制的完整跨越。

5. 确保法规落地实施需要监管和产业协调发展

新《条例》第一条明确指出"保证化妆品质量安全""促进化妆品产业健康发展"是立法宗旨，二十大报告中强调高质量发展是全面建设社会主义现代化国家的首要任务。化妆品产业是国民经济的重要组成部分，引领和促进化妆品产业高质量发展，是化妆品监管工作的重要内容。要解决只管安全不管发展的错误认知，统筹好保安全和促发展的关系，在引领行业知法、尊法、守法的同时，继续深化"放管服"改革，创新监管工作方式方法，引导企业在研发、管理、创新等方面下功夫，持续推动产业高质量发展。

（三）推进监管数字化转型实现数字化监管

推进包括化妆品在内的药品监管和产业数字化升级是 2021 年国务院办公厅《关于全面加强药品监管能力建设的实施意见》的明确要求。近年来，国家药监局不断优化升级化妆品监管信息化体系，建设了化妆品注册备案信息服务平台，上线了原料安全信息报送、功效摘要、年报等功能模块，开发了监管 APP，实施了"电子证照"等，化妆品监管信息化、数字化水平明显提升。

近年来，我国化妆品产业顺应"数字经济"浪潮，利用现代信息技术进行了全方位、全角度、全链条的改造，全行业的数字化应用不断拓展，数字化水平日益提高，数字化转型快速升级，化妆品的智能化研发、数字化营销、黑灯化工厂、柔性化生产、可视化体验、个性化服务等新业态、新模式快速发展，打破了诸多的传统限制，已经成为我国化妆品产业发展的新动力、新引擎、新机遇。

伴随着化妆品产业数字化转型的不断深入，未来的化妆品监管一定是朝着数字化监管的趋势发展。数字化监管是指化妆品监管部门利用现代信息技术手段，依法对化妆品生产经营经济活动进行全方位、全过程的监管。它以数字化的方式获取、处理和传递监管信息，实现监管目标的高效实施。数字化监管的作用不仅体现在提高监管效率和减少监管成本上，还体现在增加监管的公正性、透明度和精准性上，更重要的是保障了化妆品产业数字化的转型升级，促进了化妆品产业的健康发展。

本书监管科学篇收录的《基于互联网舆情知识图谱的化妆品风险监测系统研究及应用》、社会力量篇收录的《化妆品安全治理一体化数字平台的构建与应用》两篇文章，在一定程度上反映了我国化妆品监管部门在顺应产业数字化的浪潮中，推进数字化监管的探索与实践。化妆品的数字化监管虽然还面临许多挑战，如数据公开共享问题、数据信息安全问题、数据数量质量问题、数据隐私保护问题等，但趋势不会逆转。

（四）开创法治下的高质量发展新格局

2020 年以来，随着新《条例》及其一系列配套制度标准的颁布实施，到目前，我国全新的化妆品法规体系已经基本建成。保安全促发展是化妆品科学监管的根本目的，从 2023 年开始乃至未来的一段时间，在全新法规体系的保障下，化妆品监管要在完整、准确、全面贯彻新发展理念，开创化妆品产业高质量发展新格局上作出新努力。

1. 提高许可注册备案效率

化妆品生产企业许可、新原料注册备案、产品注册备案均为法规规定的上市前的监管措施，市场主体最希望看到的不是取消这些监管措施，而是希望监管部门提高实施这些监管措施的一致性、公正性、透明度，特别是提高上市前的监管效率，对加快产品上市速度意义重大。因此，监管部门要提高各级监管人员能力素质，同时要改进监管技术手段，提升监管的信息化水平，不断优化许可注册备案信息系统，扩大电子证书的应用场景，提升监管效率效能，为开创化妆品产业高质量发展格局提供基础保障。

2. 推进科学精准高效监管

日常监管也是监管部门最重要的监管措施。产业企业最希望看到的就是精准监管和包容监管，做到"无事不扰""首过不罚"。近年来，不少地方将大数据、人工智能、图像识别、云分析等先进数字化技术融入监管过程中，加强对安全信息的广泛采集和深度挖掘分析，提高发现问题和控制风险的能力，监督覆盖面更广、监督重点更聚焦、发现问题更精准，在很大程度上实现了科学精准高效监管。也有不少地方监管部门对首次轻微违法行为采取"首过不罚"的容错监管，深受企业欢迎。

3. 支持社会组织发挥作用

化妆品监管部门要强化监管但不能"单打独斗"，要调动社会力量加强行业自律，共同维护消费者健康权益。近些年来，随着化妆品产业快速发展，相关行业协会、学会、商会等社会组织日益增多，监管部门应当发挥行业协会桥梁纽带作用，建立定期沟通交流机制，及时跟踪了解行业发展现状和存在问题，回应合理诉求。同时，全力支持社会组织在协同开展政策法规宣贯、建立行业行为规范、构建协同治理机制、制定发布团体标准等方面发挥作用。

4. 加大行政指导服务力度

行政指导与行政服务是化妆品监管的题中应有之义。国家药监局在新法规颁布后大量制定相关技术指导原则，细化法规标准实施要求，深受业界欢迎，特别是2022年建立的化妆品新原料、特殊化妆品申报前的沟通交流机制，靠前指导，有效沟通，引导企业依法依规开展研发生产的做法，更是赢得大大的点赞。业界真心期望有更多的行政指导、行政服务的具体措施落地，真正体现"亲清关系"，共同推进产业的高质量发展。

四、化妆品消费需求持续稳定增长

消费是畅通国内大循环的关键环节和重要引擎，对经济具有持久拉动力。化妆品属于典型的升级类消费，不断满足人民群众日益增长的用妆需求是我国化妆品产业发展壮大的增长动能。回溯改革开放40多年，中国消费者用妆的供需发展呈现出从没有需求到供不应求、再到供过于求、最后到目前的供非所求的演进路线。从需求侧看，我国有超大规模的内需市场，有全球规模最大、成长性最好的中等收入群体，孕育着大量全面升级的消费需求，最具发展潜力的超大规模消费市场即将形成，影响世界的中国美妆呼之欲出，深入洞察意义重大。本书在消费需求篇中收录了3篇有关消费需求方面的研究报告，基本反映了2022—2023年化妆品消费需求的现状及其演进特点。

（一）消费需求稳定增长

据《2021中国化妆品蓝皮书》报道，2021年中国消费者人均消费化妆品首次突破300元大关，化妆品零售额占全国消费品零售总额的比重首次超过

1%。化妆品，这个曾几何时的奢侈品，如今已经成为美化人们生活的健康产品、促进经济发展的重要商品和代表品质生活的高端用品。2022—2023年，面对国内外经济形势的深刻影响，化妆品消费需求依然逆势增长，在消费升级的过程中逐渐形成了具有国人特点的化妆品消费模式。本书收录了艾媒咨询有关市场与消费的两篇文章，比较全面地反映了化妆品的消费增长以及消费者的购买能力、购买动机、购买渠道等情况。

1. 中国人均消费化妆品持续增长

图1收录了国家统计局发布的2010—2023年上半年限额以上单位化妆品类零售额的情况，除2022年外，13年来持续增长。根据艾媒咨询的测算，如果加上未纳入国家统计局统计的限额以下的零售额，2022年我国化妆品市场零售总额应为4858亿元，较2021年4553亿元增长6.8%。化妆品零售额占我国社会消费品零售总额从2021年的1.02%上升至1.10%。如果按照我国14.13亿总人口进行计算，2022年中国消费者年人均消费化妆品344元，同比增长了6.7%。从2023年上半年的数据看，化妆品消费继续呈现强大的增长活力。

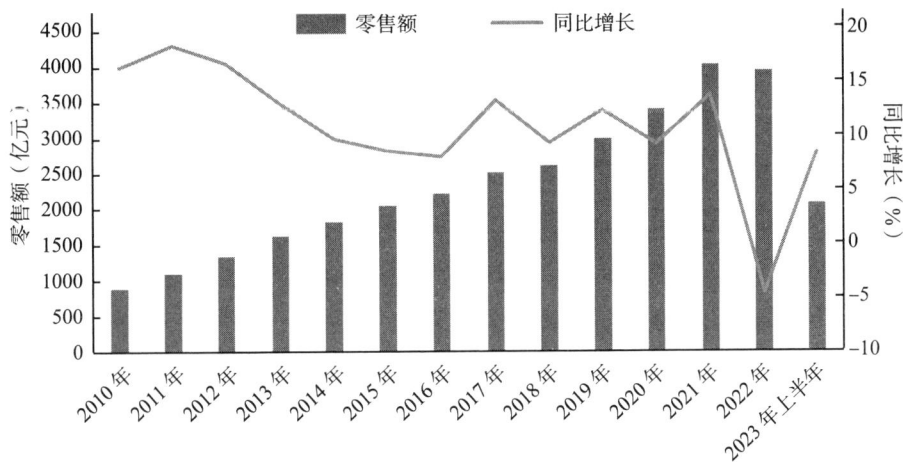

图1　2010年至2023年上半年中国限额以上单位化妆品零售额

2. 消费者购买化妆品能力在提升

本书收录艾媒咨询张毅等的《2022—2023年中国化妆品消费者需求洞察报告》一文的调查数据显示，化妆品消费者主要为有一定经济基础的群体，5000元以下月收入的消费者仅占2.2%，91.1%的消费者月收入处于5000~20000元之间；26%的人坚持每天化妆，超四成人一周化妆3~5次；越来越多的女性会定期预留化妆品的固定开支，61%的消费者每月支出500~1000元购买化妆品，其中45.2%的消费者倾向于一季度购买一次美妆产品。中国消费者消费化妆品的能力与我国人均可支配收入持续增长密切相关。

3. 消费者购买化妆品行为在演进

同样是艾媒咨询的文章，对我国消费者的化妆品购买行为进行了深入调查研究，新时期中国消费者化妆品消费行为具有以下特点：购买动机第一因素是为了提升自信，50.2%的消费者购买化妆品是为了提升自身自信，"女为悦己者容"似乎已经成为过去；购买偏好第一因是使用体验，不再盲从商家广告、宣称，用了好、效果好才是真的好；购买决策第一因素是口碑测评，超半数消费者非常依赖人群中的信任传递（如朋友推荐或者网红博主、明星代言），金杯银杯不如身边好友、网红博主的口碑。

4. 消费者购买化妆品渠道在转变

艾媒咨询对消费者化妆品购买渠道进行了调查分析，认为电子商务平台的普及给产品营销带来了巨大的便利，直播带货形式有效激发了消费者的化妆品需求。数据显示，2017—2022年中国化妆品通过电子商务进行销售的比例逐年提高，并且增势显著。2017年线上销售的交易额仅占整体销售额的23.5%，2022年已经增长到了47.2%，未来的渠道格局已经逐渐从传统的线下线上销售平分天下，向线上线下融合发展的趋势转变，且该趋势难以逆转。

5. 启动中国人群用妆的基础调查

本书收录了南方医科大学何志妮等的《广州市人群化妆品消费量调查报告》、上海市疾病预防控制中心陈田等的《上海市人群化妆品暴露参数调查报告》2篇调查文章，调查表明，广州、上海接受调查人群的化妆品用法用量与国外人群存在较大差异。这两篇来自国家药监局化妆品重点实验室的基础研究，表明我国在建设化妆品行业基础设施上已经开始启动针对中国人群用妆的用法用量调查。如果该项工作持续深入开展，可以预期一个符合中国人群特点的用妆数据库和化妆品安全评估标准将形成，将极大地保障中国人民的用妆安全，促进中国特色美妆的开发。

（二）高端品牌需求旺盛

2022—2023 年，中国化妆品的市场规模在增长，中国消费者化妆品的购买能力在提升、购买行为在改进、购买渠道在变多，印证了化妆品消费提质升级的大趋势。从进一步拉动消费、扩大需求的角度来看，2023 年乃至未来一段时间，中国化妆品行业还面临诸多挑战，其中最大的挑战在研发中国美妆、培育高端品牌、拓展新型消费、守住安全底线这四个方面。

1. 研发中国美妆

我国化妆品产业是改革开放后开始起步的，中国化妆品市场是在本土企业非常弱小的情况下就直接且最早对外开放的市场，中国消费者是从国际品牌进入中国后才开始大量使用化妆品的，中国本土企业也是在与国际品牌的国内竞争中发展起来的。但是，事到如今，无论是国际企业还是本土企业，产品开发主要靠"舶来品"、靠追踪模仿却依然能够获得成功的时代已经一去不复返了，真正基于中国人群特点需求的产品研发是相对不足且紧张迫切的。当下，能否研发出完全符合中国人群需求的"中国美妆"，是建设制妆强国的重大命题，需要全行业去迎接挑战。

2. 培育高端品牌

我国消费者的化妆品使用认知是在国际品牌的教育下成长成熟的，注重化妆品的品牌品质是用妆升级的主导方向，中国消费者的品牌意识早已根深蒂固。日益扩大的中等收入群体是追求生活品质和促进用妆结构升级的主力军，但是，当前产业同质化与消费高端化的矛盾突出，自主品牌建设滞后与品牌消费激增之间的错配明显，低端产品与服务供过于求甚至供非所求，高端优质产品与服务供不应求。因此，培育一批具有中国特色的高端品牌是化妆品行业高质量发展的当务之急。

3. 拓展新型消费

移动互联网、大数据、云计算、人工智能等新一轮技术革命，"互联网＋"的深入推进与数字经济的进一步发展，将直接催生一批批新的消费增长点。国家对环境治理的重拳出击，将引导消费向低碳、绿色、环保的方式转变。因此，数字消费、绿色消费是国家鼓励拓展壮大的新型消费。智能、绿色、健康、安全将成为化妆品消费者的一致性偏好，消费追求更加趋向个性化与品质化，化妆品产业的高质量发展必须与数字技术、绿色理念相生相伴、匹配升级，这是"中国美妆"最重要的要素之一。

4. 守住安全底线

随着人民生活水平的提高，化妆品已经由以前的奢侈品成为男女老少每天不可或缺的日用消费品。化妆品是健康人群使用的、"锦上添花"提升生活品质的产品，在正常和可预见的使用条件下，不得对人体健康产生任何危害。因此，消费者对质量安全问题的容忍度更低，对安全性要求更高，守住安全底线是化妆品产业高质量发展的根基所在。

（三）消费升级国妆崛起

尽管我国有超大规模内需市场，有全球规模最大、成长性最好的中等收入群体，消费率持续上升，但仍低于全球平均水平，与发达国家或地区差距在3倍以上，化妆品产业孕育着大量消费升级需求。可以预见，2023年乃至未来一段时间，伴随着中国经济的腾飞，以满足中国消费者需求和期望为主的中国特色美妆将会强势崛起。

1. 超大规模市场的消费升级将催生中国特色美妆

随着人民生活水平的提高，"四个自信"的牢固树立，中国的消费者更愿意为中国特色的美妆研究开发支付溢价。随着中国人群用妆基础研究的深入开展、中国特色化妆品原料的开发利用、中国用妆历史文化的守正创新、中国科技创新力量的大量投入、中国化妆品监管制度的保驾护航，未来5年我国可能成为全球最大的超大规模化妆品消费市场，超大规模市场的消费升级必将催生中国特色美妆，让世界人民爱上中国妆不再是梦想。

2. 中国特色美妆将以一大批高端化妆品品牌呈现

随着化妆品市场规模的进一步扩大、消费升级的进一步推进，中国特色化妆品将出现一大批高端品牌，当前产业同质化与消费高端化之间、自主品牌建设滞后与品牌消费激增之间的矛盾将有效缓解，低端产品与服务将逐步淘汰，高端优质产品与服务将成为主流，尤其是自主的、本土的、民族的、新兴的、走国际道路的高端品牌将成批式的涌现，中国化妆品企业国际化水平也将大为提升，迎来"大航海"时代。

3. 中国特色美妆将以智能绿色健康安全作为底色

现阶段靠过去的追踪引进、模仿借鉴的"拿来主义"不可能再发展壮大中国特色美妆。要谋求新发展，则必须基于中国超大规模市场和消费升级趋势，把数字化、智能化、绿色化、高端化、品质化作为发展的一致性底色，结合中国人群用妆特点，构建中国式化妆品行业发展新赛道，创造新品类、研究新品种、开发新服务，满足消费者追求个性化与品质化的需求与期望，通过新供给创造新需求，实现新发展。

（四）精准把握国人需求

化妆品消费一头连着国家宏观经济大盘，一头连着千家万户的幸福生活。我国是有14亿人口的超大规模市场，化妆品消费市场潜力大、韧性强、后劲足，且居民收入稳步增长，孕育着大量消费升级需求。化妆品从业人员，无论是监管者、生产者、经营者还是服务商，都应该精准把握国人化妆品消费需求升级趋势，以建设制妆强国为目标，以发展中国特色美妆为己任，培育高素质的消费者，保护并不断满足日益增长的消费升级需求。

1. 培育高素质消费者

我国消费者安全用妆意识虽然已经大幅提升，但是还有不少消费者的安全用妆知识仍显不足，不能科学辨识化妆品与药品、医疗器械的区别，片面追求速效显效；不能合理分辨日常美容与医疗美容的区别，迷信强功效、"新科技"；更有极少数消费为了追求美而忽视安全，安全用妆能力明显缺失。用妆导致皮肤过敏、严重不良反应甚至毁容的情况时常见诸媒体。消费者是保障用妆安全第一道也是最后一道防线，不仅是化妆品需求升级的源泉，更是保障用妆安全和推进行业发展的第一因素，因此，政府、市场和社会各界应齐心协力，下大力共同培育高素质的消费者，中国特色美妆必定是与中国消费者一起成长壮大。

2. 保护消费者的需求

中国消费者的用妆需求包括安全用妆需求与科学用妆需求。随着新《条例》的颁布实施，政府监管部门在依法打击违法行为、健全完善法规标准体系等做了大量工作，消费者的安全用妆需求得到了有效保护。但是，如前文所述，从广州、上海接受调查人群中可以看出，中国人群的化妆品用法用量与国外人群存在较大差异，没有中国人群数据难以开发中国特色美妆。欧盟、美国、日本、韩国等发达国家或地区均对本国人群进行了用妆调查，为产品设计创新、安全评价、功效评估提供了基础数据支持，较好地保护了消费者的科学用妆需求。因此，中国人群用妆数据等基础调查研究迫在眉睫，应当组织力量尽快开展、填补空白，为保护中国消费者科学用妆、为中国特色美妆腾飞夯实基础。

3.满足消费者的需求

中国消费者的化妆品消费正在消费升级的通道上。如前所述，中国人均消费化妆品从 2010 年起已经持续增长 12 年（除 2022 年）并呈现继续增长态势，消费需求已经呈现出购买能力在提升、购买行为在演进、购买渠道在转变等全新的需求升级特征。全行业特别是市场主体，应当按照国家建设制妆强国、培育高端品牌、推进高质量发展的目标要求，在加强基础研究、研发中国美妆、培育高端品牌、拓展新型消费、守住安全底线等方面全面发力，在满足并超过中国消费者用妆需求与期望的过程中，让世界人民爱上中国妆。

五、化妆品市场供给更加丰富多样

化妆品的市场供给属于化妆品全产业链的上游、中游，上游包括原材料供应和代工及包装制造两个部分，中游包括化妆品注册人备案人也就是品牌方。2022—2023 年，中国化妆品行业顺应消费升级趋势，回应消费者诉求，在产业链的上游、中游，通过原料开发、改进工艺、产品创新、品牌培育和健全制度等，加速了产业的优化升级，市场供给保障水平持续提高，较好地满足中国消费者的需求。虽然化妆品行业还面临高端优质产品服务供不应求的挑战，但全行业已经开始聚焦高端品牌的培育和营造中国特色美妆的发展生态，未来可期。本书在市场供给篇中收录了 5 篇有关市场供给方面的研究报告，基本反映了当前化妆品市场供给的现状及其演进特点。

（一）市场供给保障水平持续提高

2022—2023 年，我国化妆品行业面对消费者用妆需求的升级，在科技创新、培育品牌、完善供应链等方面狠下功夫，营造了良好的发展生态，保持了全行业持续增长的发展态势。

1. 市场规模逆势保持增长

据本书收录的艾媒咨询《2022—2023 年中国化妆品市场规模及发展前景研究报告》一文透露，2022 年我国虽然受新规实施的影响，但化妆品市场规模却达到 4858 亿元的新高，同比增长 6.7%，继续维持增长态势，并预估 2023 年中国化妆品行业市场规模将突破 5000 亿元；截至 2022 年，全国化妆品相关企业数达 1476.74 万家，保持了 300 万家以上的年度增长量。与此同时，从国家药监局官网获悉，持许可证化妆品生产企业也从 2021 年的 4975 家上升到 2022 年的 5512 家、同比增长 10.8%。总体而言，市场普遍看好中国化妆品行业的发展前景。

2. 研发创新投入继续加大

顺应消费者对化妆品的认知快速提升，特别是更加理性的"成分党"的出现，本土品牌越发注重自主创新，不断加大研发创新，从包装、品类、功效再到生产工艺、原料的创新，从低水平模仿逐步转向高质量发展。如前文所述 2021 年、2022 年我国化妆品原料备案呈现爆发式增长来看，说明企业的研发投入加大并转向上游。另据艾媒咨询数据显示，2014—2021 年化妆品专利数量呈逐年增长趋势，2022 年专利注册数量为 8446 项，虽较 2021 年稍有下滑，但总体上本土美妆行业创新势头不减，创新趋势明显。随着居民的消费需求的进一步释放，可以预见未来"功效型""技术型"产品会更受青睐，这对缺乏自主研发、技术创新能力的企业会是一大挑战。

3. 本土品牌形成三级梯队

据本书收录的艾媒咨询《2022—2023 年中国化妆品市场规模及发展前景研究报告》一文透露，国产化妆品牌日益增多，部分品牌已经拥有足够能力与国际品牌抗衡，凭借出色的产品实力脱颖而出，越来越多"黑马"国货开始出现在电商的榜单中。文章根据相关数据榜单指出，国产化妆品品牌已经形成了三个梯队：完美日记、WIS、花西子、夸迪、谷雨位列国产美妆护肤品牌第一梯队；麦吉丽、HBN、珂拉琪、溪木源、橘朵位列国产美妆护肤品牌第二梯队；尔木萄、PMPM、逐本、优时颜、into you 位列国产美妆护肤品牌第三梯队。

4.供应链结构出现新变化

化妆品供应链作为产业链中的重要一环，是化妆品全行业链的上游，其发展直接影响着行业的竞争力和消费者的购买体验。本书收录的艾媒咨询张毅等的《2023年中国化妆品供应链百强榜及解读分析报告》一文，应用艾媒咨询自主研发的"中国移动互联网大数据挖掘与分析系统（CMDAS）"，采用大数据评价模型计算赋值，核算生成了2023年中国化妆品供应链百强榜。入围百强榜企业覆盖四大领域，最多的是52家OEM/ODM企业，已经超半数；其次是29家原料企业，原料企业大有后来居上之势，并抢占了百强榜首；第三是18家包装材料企业；第四是1家机械设备企业。2023年化妆品供应链百强呈现代工厂独大格局，但原料企业异军突起，开始与包装企业拉开了距离，机械设备企业仍然相对弱小。文章认为，化妆品行业特别是供应链企业的数字化转型已经成为趋势。

本书收录的科丝美诗（中国）化妆品有限公司董耀俊等的《中国化妆品ODM行业情况研究》一文，总结分析了我国改革开放以来，中国化妆品ODM行业，经历了从无到有，从分散到集中的发展过程，同时见证着本土美妆品牌的繁荣和迭代，历经考验，愈发坚韧。2021年，中国化妆品代工行业规模达到394.2亿元。该文预测2026年，中国化妆品代工行业规模有望达到652.8亿元。

5.行业生态环境保持良好

本书广州美妆网陈贤群等的《2022年中国化妆品生产企业发展状况抽样调查报告》一文对100家不同类型、不同区域的化妆品生产企业2022年发展状况进行了抽样调查，结果从盈利能力上看，49%的企业表示2022年是盈利的，30%的企业表示2022年是持平的，21%的企业表示2022年是亏损的。这与2021年一开始行业人士出奇一致地认为，在原料涨价、工业停电、新规管控、价格内卷的多重打击下，化妆品工厂会倒掉一批的观点正好相反。调查结果表明，2022年虽然碰到困难和障碍，但这并非不能战胜，中国化妆品行业生态环境仍然保持良好。

（二）高端优质产品服务供不应求

随着中国化妆品市场数十年的持续高速增长，2023年乃至未来较长一段时间内，中国化妆品行业以满足消费者的化妆品消费升级为导向的产业升级正在提速。当前存在基础研究不足与应用研究待优化、产业同质化与消费高端化、自主品牌滞后与品牌消费激增等矛盾，市场表现为低端产品与服务供过于求，高端优质产品与服务供不应求，支撑国内市场潜力加速释放的有效供给仍不足，面临着基础研究不足、自主创新不够、高端品牌太少等的困扰。

1. 基础研究不足日益凸显

我国化妆品技术标准体系主要是参照国际标准建立的，例如原料安全信息、人群用妆数据、安全评估方法、功效评价方法等基础研究的资料信息，大部分来自发达国家政府或国际组织。正如本书消费需求篇中文章所述，中国人与外国人在用妆方式方法上存在一定差异，在特色原料的用法用量上也存在差距。完全按照国外信息数据研究开发中国特色原料、中国特色美妆是难以真正满足国人日益增长消费升级需求的。

2. 创新不足仍是主要瓶颈

创新不足是制约化妆品行业发展的主要瓶颈，不仅无法满足消费高端化的需求，而且导致同质化竞争加剧。创新不足主要表现：一是资源投入不足，从 2022 年专利注册数量较 2021 年有所下滑来看，企业并未在研发上持续加大投入，创新后续乏力；二是品类研究不够，多数企业的研究只停留在基础的保湿、滋润和彩妆类产品，高端的抗老、紧致等功效研究不深不细，难以创新品类；三是品种开发不多，没有核心原料和配方，难以创新特色品种；四是品质提高不快，生产工艺技术等依旧依靠模仿借鉴，没有自主工艺技术，难以推出优质精品。

3. 高端品牌仍然供不应求

近年来，化妆品的新品牌层出不穷，已经有不少中高端品牌在国内外市场上初露锋芒，视频营销带来的前端流量结构变化带来巨大红利，让新品牌从零成长到百万级、千万级甚至亿万级的周期被不断压缩。但销量不等于品牌，更不等于高端品牌。如何做品牌，如何做高端品牌，如何借助渠道端的短期红利去建设品牌端的长期护城河，就是摆在中国特色美妆面前的必修课。高端化的品牌不仅需要追求独特的颜值与包装，还要传递背后的情感和故事，不仅需要文化内涵、历史传承，还需要时间沉淀、光阴验证，不仅需要细分领域身份认同，还能在情感上实现自我表达，与消费者同频共振。

（三）高端品牌引领行业快速发展

2023年乃至未来较长一段时间内，中国化妆品行业将培育一批自主、新兴、高端、走国际化道路的品牌建设，无论是国际品牌还是中国品牌，品牌的高端化将引领行业快速发展，以满足日益增长的中国人民和世界人民的用妆需求。

1. 中国化妆品市场规模将突破5000亿元

随着中国经济的稳定增长和人民生活水平的不断提升，中国消费者对个人形象和美容需求的不断提升，化妆品行业中国特色美妆供给能力的不断提升，中国化妆品市场规模将继续持续扩大。据艾媒数据预测，2023年中国化妆品市场规模将突破5000亿元，预计达到5169亿元，增长率为6.4%，继续稳居世界第二大国别市场地位。

2. 科技进步成为高质量发展强大动力

在基础研究方面，中国人群用妆基础数据研究将全面铺开；在原料、配方工艺等方面，将通过科技手段创新原料、升级配方、优化流程、布局智能制造，全产业链将全面提升综合竞争力；在新型消费方面，"科技护肤""智能美妆""绿色美妆"将全面冲击传统模式，人工智能（AI）科技将融入化妆品领域，全面提升顾客的体验。科技进步成为化妆品行业高质量发展的强大动力。

3. 中国特色高端品牌将引领市场发展

无论是过去还是现在以至于将来，中国化妆品市场一直是最开放的市场之一。随着中国市场规模乃至全球华人市场规模的进一步扩大，无论是国际品牌还是中国品牌，都将凭借其对中国人群用妆的独特的产品定位、创新的产品技术、个性化的消费体验和传统的文化品味，打造一批具有国际影响力的、具有中国特色的高端品牌，致力于吸引大量国内外消费者的关注，推进中国化妆品市场规模进一步发展。

4. 中国特色美妆将充满品牌道德实践

艾媒咨询张毅等的《2022—2023年全球化妆品市场规模及发展前景研究报告》一文中指出，随着人们消费水平的提高、品牌选择的增多，人们挑选化妆品由产品价格、质量的单一标准向企业形象、社会舆论等多元标准转移。

数据显示，47% 的中国消费者愿意为环保进行消费升级，他们愿意为环保美容 / 护理产品多花钱；30% 的中国消费者越来越关注他们所使用品牌的道德实践，他们认为道德至关重要；85% 的中国消费者期待美容可持续创新，希望知名美容品牌具有更多创新的可持续理念。这是众多国际品牌的选择，也是中国特色美妆的必由之路。

（四）营造中国特色美妆发展生态

随着中国经济的快速发展，美妆产业已经成为中国消费市场的一大热点。越来越多的国际品牌进入中国市场，本土品牌也在不断壮大。然而，要想在竞争激烈的市场中脱颖而出，关键在于打造具有中国特色、符合中国人特点的美妆产品和发展生态。

1. 加大基础投入优化科研环境

基础研究是科技发展的重要组成部分，出台政策加大对基础研究的财政支持，建立多元化的基础研究资助体系，鼓励跨学科、跨领域的合作研究有利于优化科研环境。加强基础教育和实践能力培养，提高科研人员待遇，吸引优秀人才投身基础研究，增强中国特色的研究科研力量，加大对基础研究的知识产权保护力度，完善科研评价体系，鼓励长期、深入的研究，提升中国在基础研究领域的实力和水平。

2. 加强创新引导促进行业创新

根据中国香料香精化妆品工业协会发布的《中国化妆品行业"十四五"发展规划》指出，未来化妆品高端技术将成为产业主导，因此加强科技创新是促进行业创新的重要手段。加强政策引导，营造有利于创新的环境，建立科技创新与产业发展的协同机制，加大创新研发投入，提高行业自主创新能力，完善创新激励机制，激发创新活力，建立产学研用协同创新平台，推动企业与高校、科研机构合作，表彰和宣传创新成果，营造鼓励创新的社会氛围，不断推动行业创新，实现可持续发展。

3. 优化产业结构发展高端品牌

国家"十四五"规划明确指出，要率先在化妆品、服装、家纺、电子产品等消费品领域培育一批高端品牌，这标志着中国化妆品行业在科技引领下的高质量发展时代已经到来。在高质量发展的趋势下，建立完善的质量管理体系和技术创新体系进行结构优化，通过政策扶持、引进高端技术和设计理念、提高生产工艺和原料质量等方式促进具有竞争力的高端产品开发。加强与高端品牌的合作，通过合作生产、技术交流等方式来提升高端产品研发能力，提高品牌形象。建立完善的售后服务体系，提高消费者满意度。在源头上，可整合上下游产业资源，形成产业链协同创新体系，建立产业链信息共享平台，促进产业链各环节的高效协同，提高生产效率和质量水平，推动产业优化和高端品牌的发展。

六、化妆品营销渠道加快融合发展

营销渠道指的是将生产商与消费者之间的物流、信息流和资金流等相互联系起来，使产品能够顺利地从生产商到达最终消费者手中的一系列组织和活动。简单来说，就是把产品从制造商处引导到消费者处的一条路径。营销渠道在化妆品全产业链中属于下游，是触达消费者的最前端。2022—2023年期间，我国化妆品行业在整体利好的大环境下，营销模式格局发生了重大变化，呈现融合发展的全新态势，在满足消费需求、促进消费升级中发挥了重要作用。本书在营销渠道篇中收录了4篇有关营销渠道方面的研究报告，基本反映了当期化妆品市场营销的现状及其演进特点。

（一）化妆品营销渠道形成全新格局

改革开放以来，我国化妆品消费需求稳定增长、市场规模持续扩大，营销渠道也发生了变化，形成了线上线下两类渠道、进口出口两个市场的全新格局。2022—2023年我国化妆品市场规模同比增长6.7%、达到4858亿元的新高，在此背景下，营销渠道也出现了新的变化。

1.营销渠道基本定格

本书收录了品观科技（武汉）有限公司龚云的《中国化妆品渠道发展研究报告》，该文总结分析了2007—2022年中国化妆品营销渠道全新格局，将化妆品渠道分为线下和线上两种类型，线下渠道重点包括百货、超市、化妆品专营店三大渠道，线上渠道重点包括货架电商（淘宝、天猫、京东等）、直播电商（抖音、快手、淘宝直播等）等类别，认为中国化妆品营销渠道将呈现线上主导和线上线下融合的发展格局。

2. 线上销售成为主导

龚云认为，我国化妆品营销渠道经过 15 年的发展，到 2022 年电商渠道飞速发展成为主导，2007 年仅占 0.7% 市场份额的电商渠道（包括货架电商、直播电商等），在 15 年间市场份额增长到了 42.3%，成为具有主导性优势渠道。如今，化妆品新品牌起盘几乎都是发起自电商，而后带动其他各渠道的发展。然而，线下渠道的重要性仍然不可替代，品牌需要在线下渠道开展消费者体验、营销落地、渠道增长延展等重要工作。

3. 线下销售再现繁荣

龚云认为，早年间，百货、超市分别以 30% 甚至 40% 的市场份额领先专营店几个身位。近年来，随着消费需求的多元化和渠道的专业化，百货、超市的市场份额急剧下跌，专营店则稳步赶超上来，成为与百货、超市并驾齐驱的线下主流渠道。整体而言，2022 年百货、超市、专营店三大渠道的市场份额高达 51.3%，高于电商渠道的 42.3%，线下渠道整体仍大于线上。

4. 进口首次出现下降

本书收录了中国香料香精化妆品工业协会冯锐的《2022 年中国化妆品进出口概况及基本分析》，该文指出，根据海关数据，2022 年化妆品进口量为 37.39 万吨、进口额为 220.68 亿美元，在连续七年增长之后，首次出现了下降，而且还是两位数的下降；其中，数量下降了 10.85%，金额则下降了 10.21%。从品目上看，除了个别品目的金额（如"香水及花露水""剃须用制剂"）有所上升外，几乎所有的品目无论是数量还是金额上都出现了下降。从进口国家上看，化妆品的进口国家 122 个，与 2021 年的 117 个相比，增加了 5 个。

5. 出口持续快速增长

冯锐的文章指出，相对于进口，2022 年化妆品出口则是另外一种景象，出口量 78.67 万吨、出口额 49.01 亿美元，无论是出口数量还是出口金额都出现了增长；其中，出口金额的增长达到了 17.55%，继 2021 年之后，再次呈现出两位数的增长，并持续六年保持增长态势。从出口国家来看，出口国家 201 个，比 2021 年增加 8 个。

本书还收录了青眼情报蔡朝阳的《中国化妆品出海现状及趋势分析》，该文专题报告了2015—2022年间，中国化妆品出口额呈逐年增长趋势，年均复合增长率达到20.5%。表明出海已成为中国化妆品发展不可或缺的重要环节。认为中国化妆品出海的销售渠道主要涵盖海外电商平台和独立站等，营销方式主要包括线上线下广告投放和与关键意见领袖（KOL）合作。在目标市场方面，东南亚市场具备巨大潜力，而日本市场则更适宜中国化妆品。

（二）同质化、数字化、融合创新挑战

随着人口红利的消失和化妆品行业迈向高水平竞争，2023年乃至今后一段时间，全行业要从粗放的增长方式转向集约的增长方式，渠道建设在拓宽流量入口、提升转化效率、降低经营成本、增强顾客黏性上下功夫，迎接同质化、数字化、融合创新和"出海"的挑战。

1. 同质化挑战

龚云认为，渠道作为品牌到消费者的中间环节，缺乏对流量商品的独占性价值。由于信息差的减少，流行品牌与商品、商品价格等成为各渠道相通的信息，在同样或类似产品的前提之下，渠道陷入同质化竞争的恶性泥潭，同一渠道不同竞争对手之间、线上渠道和线下渠道之间、"双十一"大促和平销期之间的价格竞争成为无可避免的问题。

2. 数字化挑战

龚云认为，在过往粗放的增长期，零售企业的营销、人员管理、商品管理、市场开拓等方面基本未形成完善体系。随着产业精细化程度的提升，激烈的市场竞争要求企业提高运营效率，运用数字化的工具和思维优化商品结构、提高库存周转率、精准匹配顾客需求、高效开展服务等，也成为零售企业必须攻克的课题。

3. 融合创新挑战

龚云认为，过去几十年间，品牌商主要将渠道商视为销售业绩来源，以"供货政策""利润分配"为主要手段来推动渠道商的采购合作。如今，渠道商应从单一的产品销售功能，转为同时承载品牌价值传导功能的复合价值；品牌商也应发掘渠道的服务、营销价值，在私域价值链、品牌线下形象呈现、产品体验试用等多方面创造更大空间，才能实现产品销售与品牌价值传导的融合。

4. "出海"挑战

蔡朝阳认为，中国化妆品出海的难点主要面临三大难题：一是销售渠道建设难，需要解决渠道不稳定、供应链不稳定问题；二是文化差异大，不同国家和地区的文化差异很大，这些文化差异会对消费者的购买行为产生影响；三是对当地消费者需求了解不足，不同国家和地区的消费者因为审美观念和化妆品使用习惯的不同，其需求也存在很大的差异。

（三）化妆品营销渠道进入融合时代

综合本书收录的相关研究报告，2023 年至今乃至未来一段时间，我国化妆品营销渠道将呈现线下线上融合、进口出口融合、商品服务融合的发展态势。

1. 线下线上融合趋势明显

随着电商运营成本走高，流量红利减退，化妆品线上销售渠道遇瓶颈，受益于线下消费复苏，线下渠道将持续回暖。以往线上宣传广告引流后线下门店购买，到现在线下体验后线上完成购物，线上线下双道奔驰，逐渐形成一个融合互补的局面。

2. 线上销售渠道成为主导

近年来，随着传统电商平台发展逐渐饱和，社交电商平台随之兴起，许多美妆关键意见领袖（KOL）借助社交平台的粉丝基础掀起直播带货风潮，社交电商 + 直播逐渐成为美妆行业线上销售的主流。在 2023 年中国消费者"6·18"购物节已购买或意向购买的商品品类分布中，美妆护肤类成为消费者意向购买第一品类，占比为 55.85%。

3. 进口渠道进入高档时代

我国化妆品进口主要来自欧、美、日、韩等发达国家或地区，集中度较高，进口前十位占比已经超过总额 90% 以上。2022 年进口金额虽然出现下降，但金额仍然是历史第二高，而数量却是近五年第二低，说明化妆品进口单价比有所提高，高档化妆品的占比并不低，进口渠道的品类呈现高档化的发展趋势。

4. 出口渠道进入品牌时代

2022 年，我国化妆品出口无论数量还是金额都达到了历史最高，但每万吨出口单价却低于 2020 年、2021 年，说明产品的附加值较低。而与往年不同的是出口产品结构出现变化，"指（趾）甲化妆品""香水及花露水"和"唇用化妆品"等3个彩妆品目增加最多，增量主要来自部分中国品牌携手跨境电商平台取得，但也有品牌不断加码多个销售渠道，如实体店等，提升自己的销售触点数量。

5.商品服务融合需求增长

随着消费能力提升，消费者对渠道不仅要求便捷购买商品，而且要求开设个性化的咨询服务、使用定制化的产品、强调个性化的体验等。化妆品渠道商将改变从品牌到渠道的单向通路，更多开始从消费需求到供给的策动，从"卖货"逐步转变为"综合多种供应商资源为消费者提供商品服务解决方案"的渠道。

（四）推进化妆品营销渠道融合创新

品观科技（武汉）的龚云在《中国化妆品渠道发展研究报告》、青眼情报的蔡朝阳在其《2022年中国化妆品专营店洞察报告》中提出了化妆品营销渠道融合创新的方向与策略。

1.全域拓展：线上渠道与线下渠道的融合创新

2022年，成长于线上渠道的化妆品新锐品牌已经纷纷开设单品牌体验店，更多的新锐品牌则依靠线下分销弥补线上渠道的单一化问题。线上线下的融合不仅是品牌发展的诉求，更是消费者购买体验便捷性、丰富性的要求。在打破价格二元体系的前提之下，线上线下的融合创新将迎来更多的成功样本，并成为未来化妆品渠道发展的主旋律。特别是消费者（CS）渠道，搭建线上到线下（O2O）体系能够将线下体验和线上效率深度融合，与即时零售合作能够帮助门店更快、更便捷地为消费者服务。

2.价值升维：产品销售与品牌传导的融合创新

过去品牌商主要将渠道商视为销售业绩来源，通过"供货政策""利润分配"推动渠道商采购合作。如今，线上新锐品牌向线下的渗透，正是看重线下渠道传导品牌理念、深度服务消费者的价值；线下传统品牌向线上的转型，则是看重线上渠道传播声量、营销造势的价值。在此竞争环境中，渠道应从单一的产品销售功能，转为同时承载品牌价值传导功能的复合价值；品牌商也应发掘渠道的服务、营销价值，在私域价值链、品牌线下形象呈现、产品体验试用等多方面创造更大空间。

3. 回归本质：商品零售与综合服务的融合创新

零售渠道是直接面对消费者的，应当将消费者视为"甲方"去为其提供服务，消费者是用购买商品和服务的资金来"雇佣"渠道终端来满足其需求。因此，近年来提供"因肤订制"等个性化服务门店也逐渐增多。此外，包括主播、社群团长、零售实体店在内的更多渠道商则基于消费者数据，打破了以往销售渠道的单一思路，从供需关系上分析策划销售新形式，形成综合多种供应商资源方式，为消费者提供商品个人化服务，构成销售新渠道。

七、化妆品原料产业呈现繁荣景象

化妆品通常是由多种原料按照配方设计经加工制备而成的混合物，因此原料的安全性、功效性在很大程度上决定了产品的安全性、功效性。随着新《条例》对化妆品原料按照风险程度进行分类管理制度的实施，化妆品原料产业迎来了新一轮的发展热潮。2022—2023 年，化妆品新原料备案呈爆发式增长，原料管理的基础研究和信息收集正有序开展。本书在原料制造篇、年度热点篇中收录了 4 篇有关原料方面的研究报告，基本反映了当期化妆品原料产业的发展现状及其演进特点。

（一）新原料备案呈现爆发式增长

在《条例》确定化妆品原料实施分类管理要求，监管部门进一步细化相关制度实施细则，业界全力落地实施全新制度要求的背景下，化妆品原料产业及其管理呈现出积极向上、快速发展的良好势头，制度红利十分明显。

1. 原料制度进一步完善

2022 年，监管部门在 2021 年颁布《化妆品新原料注册备案资料管理规定》、修订完善《已使用化妆品原料目录》（2021 年版）的基础上，进一步完善新原料注册备案工作机制，编写新原料注册备案工作规程，研究起草新原料判定研究等技术指导原则，组织开展备案新原料的技术核查、现场核查工作等，中国特色的化妆品原料管理制度已基本完成搭建。

2. 新原料备案快速增长

2022 年，国家药监局接受了 42 个化妆品新原料的备案，其中国产新原料 22 个，进口新原料 20 个；涉及 38 个成分，使用目的包括发用调理剂、清洁剂、乳化剂、抗氧化剂、保湿剂等。与 2021 年 6 个新原料备案数量相比，2022 年化妆品新原料备案呈现爆发式增长，特别是国产化妆品新原料备案扭转了落后态势。本书在年度热点篇中将新原料备案呈爆发式增长作为一个热点事件进行了研讨。

3. 企业加大了原料研发

新原料备案数量的快速增长和化妆品相关专利数量的增加，表明化妆品企业加大了对新原料研究开发的投入，通过与科研机构、高校等合作，不断引入新的技术和工艺，提高产品的质量和功效。例如，微生物技术、纳米技术、基因工程等技术的应用，提升了新原料、新产品的开发速度和效果。

4. 启动了原料标准研究

《化妆品新原料技术指南研究和化妆品安全监测与分析预警方法研究》是国家药监局中国药品监管科学行动计划第二批 10 个重点研究项目之一，其研究的主要内容就是针对我国化妆品新原料质量标准不健全等问题，开展化妆品新原料质量标准、创新技术化妆品新原料关键技术要点研究，力求形成我国化妆品新原料质量标准体系发展规划和相关质量标准、创新技术化妆品新原料技术指南和审评指导原则等，提高我国化妆品监管的科学性和有效性，促进产业的高质量发展。

（二）原料基础研究及管理待完善

尽管《条例》带来的原料管理的制度红利才刚刚显现出来，但是我国化妆品原料管理在基础研究、管理制度、新原料新产品风险等方面仍然面临严峻挑战。

1. 原料基础研究不足的挑战

我国化妆品原料的基础研究不足，原料安全信息多数来自国外，既存在不足也存在不准的问题，原料及产品的安全评估难以落地；原料来源不明，进货查验制度缺失，安全追溯机制仍需加强；原料随意混合复配，质量规格缺失；原料质量参差不齐，影响产品质量安全；原料标准缺失，不同地区和生产企业的标准存在差异，导致原料质量难以保证。上述情况都属于原料基础研究不足问题，严重制约行业健康发展，因此，加大化妆品原料的基础研究刻不容缓。

2. 原料原始创新不足的挑战

目前虽然化妆品新原料备案数量呈现爆发式增长，但是部分原料注册备案人的确存在概念化创新问题，未掌握法规要求，不了解化妆品原料范畴，未真正开展新原料研发，存在"拼资料"现象，甚至为了获取政府补贴而申报新原料。化妆品新原料的研究应基于中国人群的原料数据、评价方法、标准体系，特别是要在植物类、生物类新原料上下狠功夫，在关键原料的原始创新、中国特色原料创新上取得突破。

3. 新原料新产品风险的挑战

随着新原料的不断推出，基于新原料的新产品不断推出，将出现新原料和新产品均为告知性备案的"双备案"情形，由于新原料和新产品存在均未经技术审查即上市现象，可能因此带来安全风险。无论是监管部门还是注册人备案人都将面临这种由新原料新产品带来的不确定性风险的严峻挑战。

（三）用标准化引领原料产业发展

由于我国化妆品行业发展起步较晚，原料作为化妆品产业发展的基础设施存在不足现象，特别是在关键原料上，有人认为"我国化妆品进口原料达到 80% 以上，国产化妆品原料在品种和质量上均居劣势"。我国化妆品行业面临着原料基础研究不足、原料原始创新不足、新原料新产品风险等三大挑战，化妆品产业要高质量发展，首先就要从原料入手，如前所述，国家药监局化妆品原料标准体系建设已经纳入中国药品监管科学行动计划第二批重点研究项目中，我们认为用标准化战略引领中国化妆品原料未来发展是大势所趋。本书原料制造篇中专门收录了 3 篇有关化妆品原料标准方面的基础研究报告，就是上述重点研究项目的研究成果，他们都是来自国家药监局的化妆品监管科学研究基地或重点实验室，分别从化学原料、植物原料、生物原料三个维度研讨了用原料标准体系引领行业发展的看法。

1. 建立健全关键核心原料的标准体系

山东省食品药品检验研究院李启艳等在其《化妆品原料质量控制技术及

标准研究报告》指出，我国《已使用化妆品原料目录（2021年版）》收录了8972种原料，但有原料标准的仅有69个，远远不能满足产业发展需求。该文针对我国化妆品原料存在缺乏统一的组织和管理、尚未建立统一的标准体例、未形成完善的标准体系等问题，通过建立羟丙基四氢吡喃三醇（玻色因）和依克多因的质量标准实例，提出化妆品原料质量控制技术研究及标准的制定相关建议，希望尽快将市场占有量大、安全风险高的原料建立质量标准，持续不断地建立健全关键核心原料组成的化妆品原料标准体系，保证化妆品产业高质量发展的标准需求。

2.建立健全中国特色植物原料标准体系

"鼓励和支持运用现代科学技术，结合我国传统优势项目和特色植物资源研究开发化妆品"是我国法定的行业政策。北京工商大学何一凡在其《化妆品植物原料标准研究报告》中指出，采用植物原料的化妆品已经逐渐进入消费者视野，原料作为化妆品的核心承载，目前化妆品用植物原料仍然展现出很多问题亟待解决。该文提出了中国的植物原料释义，引出中国特色植物原料的概念，希望以规范分类标准的形式提高植物原料监管效率，建立健全中国植物原料标准体系，解决植物原料不规范、蹭热度和打噱头等常见行业问题，切实保障化妆品质量安全，推动中国特色的化妆品产业高质量发展。

3.建立健全生物技术来源原料标准体系

江南大学刘学等在其《化妆品生物技术来源原料的应用与监管现状》中指出，化妆品生物技术来源原料的应用随着生命科学和生物技术的发展进步与日俱增，为满足人民日益增长的美好生活需要提供更多选择。但是，该文作者经过相关期刊资料和网站的检索，发现目前国内外对生物技术来源的化妆品原料品类的监管法规和标准基本没有。作者认为，一些新的功效型活性生物技术来源原料如透明质酸、酶、活性肽以及植物细胞活性物等已逐渐成为国内外化妆品原料市场上竞赛的主角之一，因此，提出要逐步建立化妆品生物技术原料标准体系的建议，包括明确定义及类别、规范名称、制定质量标准通则、明确监管原料清单等措施。

（四）推进国产原料的高质量发展

影响中国化妆品行业发展的因素很多，但最基础、最关键还是化妆品原料产业的高质量发展。当下，政府、市场、社会各方应当齐心协力，共同努力推进国产化妆品原料产业的高质量发展。

1. 政府相关部门要加大原料研发支持

随着国家经济的发展、人们生活水平的提高，化妆品不仅有安全用妆的健康属性，而且有发展经济的商品属性，更有满足品质生活的高端用品属性。我国化妆品产业起步晚却面临着激烈的国际竞争，唯有科技创新才有出路，特别是原料创新更是一个高投入、高风险、高回报的产业，需要政府的引导与支持，特别是政府科技部门项目资金支持、财税部门金融政策的支持。

2. 监管部门要保障基础制度标准供给

监管部门要发挥对产业发展进步的引领与规范作用。首先，应该组织力量补充完善《已使用化妆品原料目录》相关内容，保障注册备案人安全风险评估和产品功效评价之用。其次，加快推进化妆品新原料分类技术指导、新原料注册备案管理工作规程、新原料安全监测期管理工作规范等的制定；第三，建立健全化妆品新原料备案沟通交流机制；第四，加强"双备案"产品的上市后风险监测和监管。

3. 研究机构要高度关注关键原料研发

影响化妆品安全与品质的关键是原料。目前，化妆品核心原料主要依赖进口，存在"卡脖子"问题。应当出台鼓励高等院校、科研院所特别是化工企业大力发展化妆品原料基础研究和生产制造的产业政策，在关键原料上努力缩小与国际原料企业的技术和工艺差距，实现化妆品原料的内循环，解决化妆品原料产业链过度依赖进口、缺乏议价权等方面的共性问题。

4. 产业企业要重视研发形成技术壁垒

化妆品的研发涉及生命科学、精细化工、皮肤科学、配方、制造工艺等多学科的交叉研究与运用，塑料包装研发包括材料改性、产品及模具设计、工艺设计及材料和产品的检测能力提升等，均需要强大的技术研发团队支持。化妆品企业重点放在研发层面，提升技术堡垒和行业竞争力。

八、化妆品社会治理能力明显加强

化妆品社会力量是指能够参与、作用于化妆品行业发展的基本单元，包括自然人、法人（社会组织、党政机关事业单位、非政府组织、党群社团、非营利机构、企业等）。化妆品是消费者每天都要使用的健康产品，安全用妆事关人人，因此，需要人人关心，需要激发更多的社会力量参与，需要一支支高素质的社会力量群体。2022—2023年期间，在新《条例》的引领下，社会力量参与化妆品安全治理的主动性、创造性不断增加，本书社会力量篇收录了3篇有关社会治理方面的研究报告，分别从社会组织作用、治理平台建设、配方师的发展等三个方面反映了当期化妆品加强社会治理能力建设的现状及其演进特点。

（一）社会力量持续发展壮大

2022—2023年期间，按照新《条例》确定的化妆品安全治理的职责，社会力量的建设持续加强，能力日益加强，作用越来越强。

1. 监管部门继续引领社会共治

据国家药监局网站公开报道，2022年，全国各级药监部门围绕公众关切，广开渠道，进一步加大化妆品安全知识、政策法规宣传力度，努力提升各界识妆、辨妆能力，积极引导各方参与共治共管。成功举办了以"安全用妆，携手'童'行"为主题的2022年全国化妆品安全科普宣传周，化妆品科普宣传周已经被打造成全国性的品牌活动。与此同时，国家和地方监管部门还围绕公众关切发布科普文章，多篇文章获得主流媒体转载、登上微博热搜，取得良好宣传效果。

2. 社会组织建设速度明显加快

本书收录的北京日化协会陶丽莉等《社会组织在化妆品安全治理中的作用研究》一文指出，在全国社会组织信用信息公示平台上，以"化妆品""日用化学""日用化工""日化"为关键词搜索，查询到化妆品相关社会组织总计167家，其中155家为社会团体（占比93%），12家为民办非企业（占比7%），0家基金会。我国化妆品社会组织是与产业成长发展相生相伴的，1981—1989年、1990—1999年、2000—2009年分别成立了6家、26家、30家，共占167家的37%。2010—2019年间成立多达85家，占51%，而从2020年开始，社会组织数目仍在迅速增长中，至今新成立的已达20家，占12%。

3. 团体标准颁布呈现快速增长

正如本书收录的香山化妆品产业研究院丘磊生等的《2022年中国化妆品标准体系建设进展》所述，2022年全国共颁布各类化妆品标准124项，其中包括16项国家标准、5项国家药监局标准（化妆品补充检验方法）、6项行业标准、4项地方标准、93项团体标准，其中的最大特点就是团体标准快速增长，占比75%，比2021年的44项增长一倍多。截至2022年，我国现行有效及即将实施的化妆品标准共655项，其中团体标准211项、占32%。标准是行业发展的基石，化妆品团体标准都是由社会团体协调市场主体共同制定的，代表着高质量发展需求，呈现出巨大的生机活力。

4. 社会共治搭建数字化新平台

面对蓬勃发展的化妆品行业和不断演进的新型销售业态，如何应用数字化手段将化妆品安全治理的相关方整合起来共同治理，这是时代的命题。本书收录了浙江省药品化妆品审评中心徐伟红的《化妆品安全治理一体化数字平台的构建与应用——以浙江省"数字辨妆"项目为例》一文，介绍他们探索建设包含化妆品社会共治系统（公众端）、化妆品经营管理系统（企业端）、化妆品经营监管系统（监管端）的化妆品安全治理一体化数字平台——"数字辨妆"平台，为创新化妆品安全治理手段和工具提供有益参考。

5. 化妆品配方师开始走向前台

随着关注化妆品成分、配方的消费者越来越多，业界称之为"成分党"，由此倒逼长期以来一直在化妆品产业后台默默耕耘的化妆品配方师走向前台，成为消费者日益关注的群体。本书收录广东省化妆品科学技术研究会范皓然等的《中国化妆品配方师发展研究报告》，该文对中国化妆品配方师的发展历程、生存状况、能力状况、面临挑战、未来成长等进行了全方位的调查研究，总体认为，中国化妆品配方师已经逐步从一类"手艺人"演变成需要符合一整套安全和功效等需要的具备完善知识体系的工程技术人员，生存状态总体良好，但能力要求不断提高，面临挑战不断加大，未来需要在监管、科技、资金、管理等方面获得重视和关注。

（二）社会力量要提升影响力

化妆品行业涉及的社会力量很多，但大多数起步晚、投入少、规模小、能力弱，存在同质化有余而差异化、专业化、市场化、国际化不足等问题，总体而言是发展很快但影响力不大。本文主要从社会组织、配方师和社会治理数字化三个角度谈一下社会力量面临着影响力提升的挑战。

1. 化妆品社会组织的引导能力面临挑战

陶丽莉等认为，在我国纯粹"民间性"的独立于政府的社会组织很少，面临依附政府而社会性不足、服务同质而品牌化不足、规范有余而引领性不足等三大痛点及挑战，对企业的合理引导不够，为企业发声"说得多"，促进行业自律"做得少"，在发挥行业协会对于督促企业严守法规规定和安全底线方面的作用不足，所提供的服务和产品难以适应日趋多元和复杂的社会和行业发展的需要。

2. 化妆品配方师面临能力提升的挑战

范皓然等认为，中国化妆品配方师近40年来，经历了启蒙阶段、初级阶段、兴盛阶段到目前的规范阶段等四个阶段的职业演进。进入规范阶段后，化妆品配方师能力面临的挑战总体而言不断加大，主要包括原料开发、产品稳定性和兼容性、生产工艺与设备，产品功效测评、原料与产品的安全评估等，尤其以产品功效测评、原料与产品的安全评估所面临的挑战最大。一个能够走上前台的化妆品配方师几乎能够对全产业链进行深度解读。

3. 社会治理数字化面临共建共享挑战

徐伟红等认为，"数字辨妆"已完成与国家药监局化妆品数据库的对接工作，预留了与国家商品条码库、海关进出口数据系统、企业信用信息公示系统等对接的数据接口，浙江省已在试点地区基本实现化妆品经营使用环节的数字化追溯。下一步，如何一地创新、全国共享，打造全域"一体化"的化妆品智能追溯体系；如何共建互促、全域联动，打造全国"一盘棋"的化妆品智慧监管体系，实现共建共享共用共治，是社会治理数字化面临的挑战。

（三）社会力量建设要高质量发展

虽然当前我国社会力量在差异化、专业化、市场化、国际化等方面存在诸多不足，但是日益强大的发展趋势不可阻挡。2023年乃至今后一段时间，我国化妆品社会力量的建设将伴随着化妆品产业的高速发展呈现出高质量发展的全新格局。

1. 推进社会组织的高质量发展

陶丽莉等认为，未来我国化妆品社会组织应立足会员需求以及自身内外部资源环境，遵循政社协同发展、差异化发展、品牌化发展、联合发展的策略，加强行业自律，推动社会共治，实现高质量发展。一批与政府关系良好、具有自身特色、影响力广泛、内外融合联动的高质量、高素质、高端化的社会组织必将涌现。

2. 推进配方师队伍的高质量发展

化妆品是科学技术与生活艺术的结晶。范皓然等认为，化妆品产业发展的历史经验表明，能让一流工程师、配方师走向前台的企业，无疑是一流企业。中国化妆品产业的高质量发展，一定会推动配方师队伍的高质量发展，催生出一批高素质的配方师，助推中国妆更加科技、更加生活、更加艺术，从心理到生理感受到中国妆的魅力。

3. 推进数字化治理的高质量发展

提高社会治理智能化水平是我国推进国家治理体系和治理能力现代化的重大举措和发展趋势。建设和应用高质量的全国化妆品安全治理一体化数字平台也是大势所趋，通过平台解决信息资源分散化、碎片化的问题，实现化妆品全域数据共享，必将提升政府部门的协同能力、市场主体的自治能力和社会公众的参与能力，实现化妆品安全治理水平全面提升。

化妆品的相关社会力量还有很多，除了上面提到的社会组织、配方师和治理平台外，还有广大的消费者、从业者、研发者、营销者、服务者，还有新闻媒体、社会团体，还有迅速发展第三方技术服务机构等。这些社会力量都有自己的特色定位，都将会伴随着化妆品行业的高质量发展而呈现出向高素质、高端化迈进的发展势头。

（四）社会力量要求真务实发展

2023年乃至今后一段时间内，我国化妆品行业将在法规制度保障下，继续在高质量发展的轨道上前行。化妆品相关社会力量一定要顺势而为，不仅要按照自身的职能职责履职尽责，更要在求真务实上狠下功夫，成为建设制妆强国的重要力量，与政府、市场一起打造良好的行业发展生态。

1. 全行业要参与化妆品科普宣传周活动

化妆品科普宣传周是国家药监局打造化妆品科普宣传的金字招牌，是全行业每年开展的一致行动。政府监管部门是主导力量，将牵头组织开展一系列科普宣传活动，充分发挥其政务网站、官微和化妆品监管APP的主阵地作用。各类市场主体和社会力量都应该积极参与，与政府监管部门一起创新科普宣传的方式方法，努力培育一大批高素质的消费者、从业者，共同营造良好的安全用妆言妆环境，共同打造良好的制妆强国建设生态。

2. 社会组织发挥桥梁纽带规范引领作用

社会组织作为行业连接政府、企业、消费者的重要桥梁，要积极开展深入调研，真正发现所属会员的急难愁盼，利用自身能力，为企业在研发创新、品牌推广等方面提供资源对接、智力保障等各类有益支持；同时应该积极扮演好发声筒角色，代表企业向监管部门提出发展需要、争取发展资源；更重要的是要履行新《条例》第七条规定的法定职责，"化妆品行业协会应当加强行业自律，督促引导化妆品生产经营者依法从事生产经营活动，推动行业诚信建设。"保证所属会员落实企业主体责任，成为遵纪守法的企业公民。

3. 社会组织要加大团队标准的建设力度

当前，政府部门精力主要在制定保障安全的强制性标准上。强制性标准是底线标准，是国家对化妆品发展质量的最低要求。化妆品行业要高质量发展仅仅满足强制性国家标准是不可能实现的，高质量发展需要大量推荐性的高质量标准的供给，从近几年团队标准的爆发式增长来看，就是社会组织发挥了主力军作用。随着行业高质量发展的推进，未来高质量标准的需求将不断增多，政府和社会组织应当合力打造高质量的团体标准，如绿色环保标准、低碳排放标准、社会责任标准、可持续发展标准等，全力保障化妆品行业高质量发展的标准需求。

4. 发挥好高等院校科研院所和第三方作用

在化妆品相关的社会力量中，高等院校承担着培养化妆品行业人才的基础作用，科研院所承担着化妆品行业科技创新的关键作用，而第三方机构更是对化妆品行业发展起着不可或缺的支撑作用。化妆品安全治理最重要的就是要构建多方参与的良好机制。建议国家有关部门和社会组织要充分调动和发挥高等院校、科研院所和第三方机构的作用，调配更多的资源、搭建更大的平台、创造更多的机会与政府监管对接、与企业发展对接，助力行业高质量发展。

九、化妆品行业热点大事推进发展

颜值经济的兴起推动着化妆品行业的迅速发展，也使该行业成为最具消费活力的市场之一。2022—2023 年是落地实施新《条例》的关键之年，伴随着配套制度的颁布实施、新规监管的落实到位，国内外化妆品行业发生了很多热点大事，引发了不少社会关注的舆情信息。为记录这些大事，本书在 2022 年开始收录《中国化妆品安全热点事件分析报告》《中国化妆品行业大事记》的基础上，今年新增收录《国际化妆品行业大事记》，同时又通过社会传播广度、行业影响深度、大众关注热度等几个维度，从中筛选出了新原料备案、首罚和禁业处罚、外泌体伪概念三大热点事件进行详细研究分析，形成了 4 篇研究报告收录在本书年度热点篇中，希望以点带面，记录年度热点大事推动行业发展与进步的足迹。

（一）年度化妆品热点大事相对平稳

2022—2023 年，新《条例》实施进入第二年，国内配套法规标准出台相对少了一些，舆论的关注热点主要在安全事件上，行业关注的大事主要在政策法规、技术标准上。总体而言，舆情相对平和稳定，大事反映的是行业进步。

1. 国内舆情主要来自网络社交媒体

中国健康传媒集团舆情监测中心在《2022 年中国化妆品安全热点事件分析报告》一文中指出，2022 年，化妆品舆情信息总量为 165 万篇次，2022 年信息量较 2021 年下降 18.32%。化妆品相关舆情传播呈现"波浪式"。春节期间信息量低，"两会"期间因代表委员建言献策信息量增多；4 月发布《化妆品生产质量管理规范检查要点及判定原则（征求意见稿）》，叠加"箐源草本普通化妆品宣称美白、抗炎功效"等相关舆情事件，推动信息量达到监测期最高峰；9 月信息量出现次高峰，主要因"外泌体化妆品被质疑是'伪概念'"等议题。网民对化妆品相关信息关注度显著高于媒体，社交类媒体总占比接近九成，其中微博平台的占比超八成。传播内容主要为监管部门主动发布的信息，如监督执法、政策法规、信息发布等，其次是营销宣传、化妆品安全、科普宣传、行业资讯等。

2.国内大事主要关注监管法规变化

本书2022年参考PEST分析模型，建构了政治（Political）、经济（Economic）、社会（Social）、技术（Technological）、国际作为一级分类的化妆品行业大事记记录架构，并在其下延伸扩展二级分类，具体见表1。

表1　参考PEST分析模型建构国内化妆品行业大事二级分类表

二级分类	具体内容
政治因素	法律法规、行业政策、行政监管等
经济因素	经济发展水平、市场主体、经营活动、产业集群等
社会因素	人口环境、社会组织、文化环境等
技术因素	研发投入、科技发展、技术监督、标准体系等
国际因素	国际组织、国际合作、关税政策、技术交流等

2022年，广东药科大学黄浩婷等按照大事突出、要事不漏、新事不丢、丑事不弃的原则，完成了《中国化妆品行业大事记》（2022年）（附录）编录，筛选了103件化妆品行业大事。从结构上来看，2022年行业大事主要在政治领域，占比34%，其中行政监管有19件，法律法规、行业政策分别有9件和7件。在技术领域与经济领域，占比分别为25%与24%，其中涉及经营活动的事件有19件，研发投入与技术监督相关事件分别有7件。国际领域事件数量最少，占比只有7%，见图2、图3。

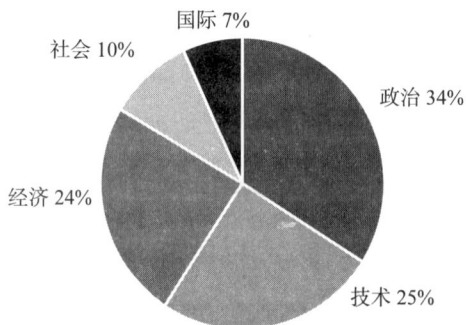

图2　2022年中国化妆品行业大事各领域占比

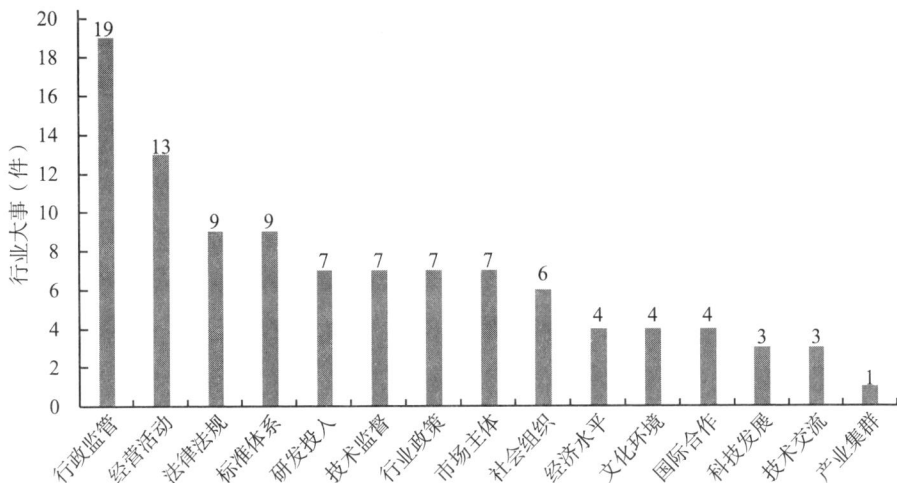

图3　2022 年中国化妆品行业大事细分类别

3. 国际大事主要聚焦标准体系建设

2022 年，通标标准技术服务有限公司广州分公司李继超等参考国内大事记的记录架构，将国际化妆品行业大事分为经济、社会、技术、国际等四类，完成了《国际化妆品行业大事记》（2022 年）（附录）的编录，筛选了 83 件国际化妆品行业的大事。2022 年国际化妆品行业发生的大事主要在技术领域，占比 53%，其中标准体系建设的有 20 件，科技发展的有 12 件。其次是在经济领域，占比 29%，其中涉及经营活动的大事有 19 件。具体见图 4、图 5。

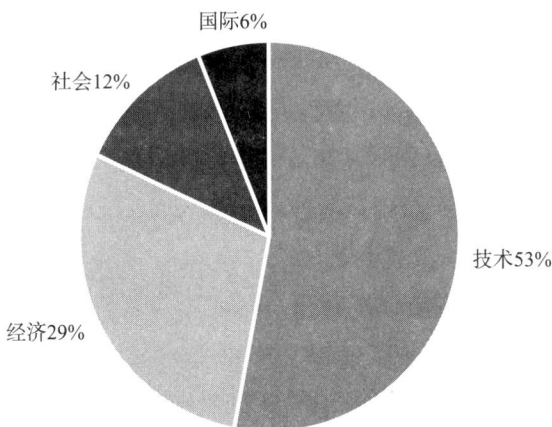

图4　2022 年国际化妆品行业大事各领域占比

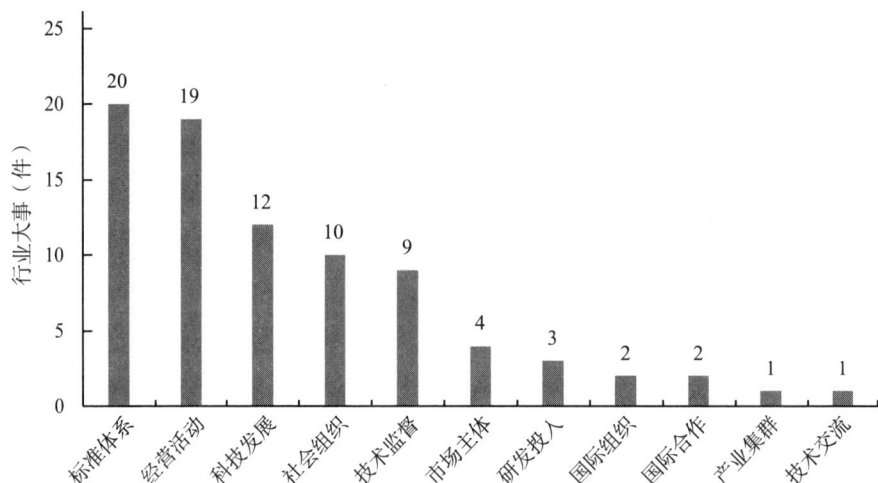

图5 2022年国际化妆品行业大事细分类别

（二）化妆品行业容易发生热点事件

化妆品是日用消费品，几乎人人使用、天天使用，因此，任何涉及安全、诚信问题均容易引发热点事件。化妆品行业的快速发展，新法规、新标准不断推出，既是行业发展的大事，也容易引发热点事件。本书中国健康传媒集团舆情监测中心的《2022年中国化妆品安全热点事件分析报告》和青眼情报蔡朝阳的《从"外泌体化妆品"事件看伪概念的安全危害》等两篇文章指出了容易引发化妆品舆情风险的问题，品观科技（武汉）有限公司蔡杏的两篇文章《2022年中国化妆品新原料备案现状及趋势分析》《2022年化妆品新规下首罚和禁业案例汇总分析报告》则对新法规新标准颁布实施容易引发的行业大事进行了分析。

1.新概念、伪概念容易引发热点事件

在引发化妆品热点舆情事件中，虚假宣传的舆情始终居高不下，新概念、伪概念层出不穷，还有新原料备案注册，都会给概念炒作提供机会，如"牛奶外泌体""驴奶粉"等化妆品新原料备案，"抗糖化妆品""临期化妆品""彩妆修复"等新概念的出现。

2.牙膏、儿童化妆品舆情风险级别高

参照化妆品管理的牙膏，容易出现夸大功效误导消费的乱象而引发热点

事件，如宣称具有"根源灭幽门""补牙洞""美白"等功能。儿童作为敏感群体之一，其化妆品监管和舆论关注度也在提高，2022年9张禁业罚单中，有5张涉及儿童化妆品，占比过半。

3. 化妆品营销模式容易发酵传播热点

随着互联网技术的不断发展，社交媒体已成为人们获取信息、交流意见、分享感受的主要平台之一。线上营销是化妆品最主要的渠道，尤其是短视频和网红直播带货，一旦风吹草动，容易叠加名人效应，舆情风险往往能够迅速获得大量的关注和转发。

4. 新法规、新标准本身就是行业大事

无论是国内还是国外，新法规、新标准的颁布实施本身就是业界大事，法规标准的起草过程、内容调整、实施条件、实施时间、实施效果等都是敏感话题，如2021年新《条例》实施以来，新原料注册备案制度的实施、新罚则的落地等都是业界大事和敏感话题。

（三）化妆品行业热点大事发生趋势

有行业就会有热点、就会有大事。化妆品作为我国消费升级类产品，热点大事肯定是层出不穷的。在化妆品转型升级的特殊时间，把握其热点大事的发生、发展和变化趋势，趋利避害，顺势而为，意义重大。

1. 监管部门建设完备高效严密的法规体系

随着行业的不断发展，法规需要不断更新和补充，确保法规与行业的发展保持同步，以适应新兴技术和市场趋势的变化，应对不断涌现的挑战和机遇。2022年中国化妆品行业发生的大事主要在政治领域，占比34%，关于法律法规的事件有9件。《化妆品生产质量管理规范》《化妆品不良反应监测管理办法》《儿童化妆品技术指导原则》等配套文件出台，化妆品监管法规体系不断推进。法规条文将更加细化和具体化，增加违法判定依据，有利于监管层快速、精准打击违法行为，美妆企业"紧箍咒"将进一步收紧。监管部门在化妆品行业中建设完备、高效、严密的法规体系将成为未来的趋势。

2. 行业从业者积极关注和投入技术领域

2022年收录的中国化妆品行业的103件大事中，涉及技术领域的有26件，而2021年收录的中国化妆品行业的110件大事中，技术领域的只有21

件，标准体系建设和研发投入相关的分别只有 2 件。化妆品行业正积极应对科技创新的挑战和机遇，行业从业者积极关注和投入技术领域。2022 年，标准体系建设相关事件多达 9 件，行业正在加强规范和标准制定，以确保产品质量和安全。技术监督和研发投入相关的事件有 7 件，企业愈发注重研发投入和技术监督，以推动产品创新和提高质量。2022 年国际化妆品行业发生的大事也主要在技术领域，占比超过五成。随着消费者对品质和安全的要求不断提高，技术创新将成为企业保持竞争力的重要因素。

3. 资本入局加速行业多元化细分化发展

2022 年中国化妆品行业大事中涉及经济领域的有 25 件，有美妆工具代工厂第一股、全球美妆时尚科技第一股、中国重组胶原蛋白第一股、化妆品包材第一股、港股国货美妆第一股诞生，也出现了一些老牌国货品牌的亏损和关停，也有不少美妆相关企业在 2022 年成功实现融资，让企业获得了新的发展血液和新动能。资本的入局在为美妆产业创新注入活力的同时，也加速了行业的多元化、细分化发展。香水香氛、男性颜值经济、新零售渠道、功效护肤、美妆上游产业链等领域备受资本青睐，各自成为融资的热点。跨境电商和服务商也在近两年持续备受资本青睐，2022 年近 10 家相关企业获得了资本投资。中产阶级的崛起和个人收入的增加，使消费者越来越倾向于购买高品质、高价格的产品，高端产品成为 2022 年融资的关键词。化妆品行业将继续迎来创新和多元化，满足不同消费者的需求。

（四）全行业都应积极应对热点大事

化妆品热点事件也反映了行业内外的变化和趋势，舆情也为监管部门提示着监管重点，这些事件的发生和演变可以提供重要的行业洞察和信号，全行业都应积极面对热点大事。

1. 监管部门应科学认识和有效应对化妆品舆情

以网络为代表的新兴媒体快速发展，尤其是微博异军突起，为化妆品舆情提供了更为广阔的传播渠道，舆情传播时效性提高、覆盖面更广。监管部门应及时响应舆情事件，采取透明、公正的方式处理问题，减少谣言和不实信息的传播，维护消费者的合法权益，维护行业的声誉和信誉。同时，根据舆情提示的监管"灰色地带"，积极主动展开行动，加强对于虚假宣传和欺诈行为的打击力度。此外，还应积极关注化妆品舆情动向，及时获取相关信息，预测潜在的热点事件，提前采取行动，减少负面影响，确保行业的健康有序发展。

2. 行业协会应积极关注和引导热点事件

化妆品行业协会在积极应对热点事件方面扮演着关键角色。行业协会应及时发布行业发生重大事件、重大活动等相关信息，如法规政策、市场趋势等，把握行业的发展趋势，为监管部门和化妆品企业提供决策依据。其次，行业协会作为政府部门和企业或研究机构等第三方，应协同各方合作，共同应对热点事件，维护整个行业的声誉和利益。最后，行业协会应推动行业自律，建立标准和规范，提高产品质量和安全管理水平，预防负面热点事件的发生。

3. 市场主体应主动监测和应对热点事件

化妆品企业面对与自身相关热点事件时，应迅速响应事件，对事件进行彻底的调查和信息核实，提供明确的信息和解释，降低负面影响。涉及产品质量或安全问题，企业应主动召回不合格产品，采取措施改进产品质量和安全性，以维护声誉、保护消费者权益。此外，企业应积极主动关注行业相关热点事件，如法规政策变化、市场竞争格局、新技术和新趋势等，及时获取行业信息，以预测市场走向，调整战略规划，降低风险。同时，建立风险评估体系，定期对可能导致热点事件的潜在风险进行评估和管理，提前发现问题，采取预防措施，降低事件发生的可能性。

4. 消费者需提高科学素养和鉴别能力

在面对热点事件时，公众应该主动寻求可信赖的信息来源，如官方媒体或官方机构或权威专家的信息，以获取准确和可信的资讯，不要轻信传言或未经验证的消息。同时，公众应主动学习，具备一定的科学知识和素养，特别是了解化妆品的成分、原理、安全性等方面的知识等，冷静思考和客观分析来评估事实和风险，根据可靠信息作出明智的决策。此外，公众可以积极参与社会监督和舆论表达，如向相关监管部门提出问题或建议，保护自己的权益，参与行业健康发展。

十、中国继续贡献全球化妆品规模增长

2022—2023 年，中国化妆品市场规模进一步扩大，在稳居世界第二大国别市场规模的同时，继续为全球化妆品市场规模的增长作出重要贡献，同时，中国美妆"出海"呈现快速增长，有学者认为中国化妆品已经迎来了大航海时代，在法治保障下大踏步地迈向全球化。本书在营销渠道篇、国际进展篇中共收录了 5 篇关于中国与国际化妆品市场规模、国际化妆品法规标准建设、国际社会组织参与治理等研究报告，从多个维度反映了当期中国化妆品在国际视野下的发展进步。

（一）全球化妆品市场稳健增长

2022 年，尽管深受全球经济复苏缓慢影响，但全球化妆品市场规模依然稳健增长，法规标准治理融合进一步发展，我国对全球化妆品市场规模增长和综合治理作出了重大贡献。

1. 全球化妆品市场规模稳健增长

本书收录的艾媒咨询的张毅等的《2022—2023 年全球化妆品市场规模及发展前景研究报告》指出，随着全球人们消费的升级以及高收入阶层的崛起，越来越多的消费者对自身形象要求提高催生出化妆品需求的提升。2022 年，全球化妆品市场规模为 5012.3 亿美元、同比增长 4.2%，与 2021 年的 4808.6 亿美元、同比增长率 3.8% 相比，维持稳健增长态势。文章预计在未来的 3 年中，全球化妆品市场规模将保持 4% 左右稳步增长的态势。

2. 中国市场为全球增长作出贡献

如本文第五部分所述，2022 年我国化妆品市场规模达到 4858 亿元的新高，同比增长 6.7%，较全球化妆品市场规模 4.2% 的增长率高出 2.5%，继续为全球化妆品市场规模的稳健增长作出了重要贡献。又如本文第六部分所述，2022 年，我国进口化妆品金额虽然下降，但是进口国家或地区数量却达到了 122 个，较 2021 年增加了 5 个；与此同时，出口化妆品金额却继续维持高速增长，出口国家或地区数量也达到了 201 个，较 2021 年增加 8 个。中国美妆融入全球化的进程进一步加快。

3. 国际化妆品法规进入了调整期

本书收录的通标标准技术服务有限公司广州分公司李继超等的《2022年国际化妆品法规标准监测研究报告》指出，继中国2020年颁布《条例》全面构建化妆品全程监管模式后，2022年底美国国会颁布了《2022年化妆品法规现代化法案》，对1938年《联邦食品、药品和化妆品法案》作出首次重大修订，一改过去较为宽松的事后监管模式，全面构建了美国版的化妆品全程监管模式，包括生产商和产品的强制注册，GMP强制实施和严重不良反应强制报告等。美国、中国化妆品法规的先后调整呈现趋同趋势，表明全球化妆品法规将进入新一轮的调整期。

（二）中国美妆面临国际化考验

我国要成为制妆强国，国际化、全球化是必经之路。化妆品行业在我国是最早开放的，尽管中国美妆在国内市场是与国际品牌展开竞争后成长起来的，但是国内市场的国际化竞争并不等于国际市场的国际化竞争，要从国内市场走向国际市场，中国美妆不仅赢得了市场空间拓展的机遇，同样还面临着诸多挑战。

1. 面临高端品牌不多的挑战

我国化妆品行业在全球市场中的竞争优势还不明显，总体而言还处于跟随发展的位置，主要表现为产品的科技含量不高、核心竞争力较弱、附加值较低，特别是核心成分、独创原料稀缺，高端品牌不多，中低端品牌又鱼龙混杂，难以对国际品牌长期占据中高端市场的格局形成挑战。

2. 面临国际规则不熟的挑战

如前文所述，我国化妆品出口国家或地区数量超过200个。不同国家及地区的法规和标准存在差异，国际化妆品法规标准又处在不断的调整变化之中，中国美妆要走向国际市场，必须面临遵守多种规则的挑战，以确保合法合规经营。

3. 面临渠道建设不稳的挑战

本书收录的青眼情报蔡朝阳的《中国化妆品出海现状及趋势分析》一文中指出，中国美妆出海销售渠道建设难，难就难在渠道和供应链不稳定，给企业带来了营销成本、销售风险等问题，同时还面临着保护主义、文化差异大、消费习惯不同等挑战。

4. 面临绿色低碳不足的挑战

随着人们消费水平的提高、化妆品品牌选择的增多，人们挑选化妆品由产品价格、质量的单一标准向企业形象、社会舆论、道德品质等多元标准转移，绿色环保、低碳生活、动物保护等价值理念已经在国际品牌中践行，而这正是中国美妆必须快速接受的挑战。

5. 面临社会组织不力的挑战

本书收录的广东药科大学黄浩婷等的《社会组织参与化妆品治理的国际比较研究》一文指出，相比发达国家和地区的社会组织，我国社会组织的影响力相对有限。中国美妆要走全球化道路，需要中国社会组织在国际标准制定和与国际社会组织的交流合作方面迎接挑战。

（三）中国美妆大航海时代来临

2022年乃至今后一段时间，随着中国式现代化的推进和中国人民生活水平的提高，中国美妆必将得到迅猛发展，在不断满足中国人民美丽需求的同时，将以全球化妆品高端消费大国、绿色制造大国、东方文化大国的全新形象登上国际舞台，进入大航海时代。

1. 以化妆品高端消费大国形象登上国际舞台

2022年，中国化妆品市场规模持续扩大。在国民可支配收入不断提升以及审美意识增强、关注高颜值等因素驱动下，国内化妆品消费持续攀升，市场规模稳定保持世界第二的位置。本书收录的多篇研究报告表明，2022年中国化妆品行业市场规模已经达到4858亿元，预计2023年将达到5169亿元，保持6%以上的增长，中国化妆品消费正在从中低端向中高端升级。据海关公布的数据，自2016年化妆品进口税制改革后，中国进口化妆品从2016年约40亿美元上升到2021年约250亿美元，中国消费者化妆品高端品牌的需求持续增长并主要通过进口解决，而2022年化妆品进口额下降至226亿美元，表明中国美妆在满足中国消费高端需求上又有了新的进步。与此同时，出口化妆品也从2016年约16亿美元上升到2022年约56亿美元，说明世界人民已经开始爱上了中国妆。

2.以化妆品绿色环保大国形象登上国际舞台

中国化妆品从限塑令、碳排放税、2030碳达峰等方面促进化妆品行业绿色环保生态发展。本书收录的《2022年中国化妆品新原料备案现状及趋势分析》一文指出，在2022年备案的42款新原料中，化学原料多以国外公司备案为主，备案量达21个；在包括生物技术原料、动物原料、植物原料在内的15款新原料备案中，14款均为中国企业所备案，且都为功效活性成分。中国在化妆品原料方面更趋向于研发绿色、安全、天然的功效性成分。本书收录的《国际化妆品中塑料微珠治理进展研究报告》指出，2020年1月16日中国发布的《关于进一步加强塑料污染治理的意见》明确规定，到2020年底禁止生产含塑料微珠的日化产品，到2022年底禁止销售含塑料微珠的日化产品。绿色环保生态是中国美妆高质量发展的鲜明底色，可持续发展理念将融入化妆品全产业链。

3.以化妆品东方文化大国形象登上国际舞台

神秘瑰丽的中华民族传统文化为中国化妆品赋予了独特的人文魅力，让世界掀起了一股东方热潮。其中，与化妆品最紧密相关且最具代表性的东方成分莫过于中国特色植物原料，经过数十年的发展，在中草药护肤、草本护肤领域，我国化妆品已经跑出了多个具有影响力的品牌，成为在国际市场上塑造差异化品牌形象的重要营销策略。与此同时，科学技术的发展更让中国特色原料资源的开发焕发出新的生机活力，基于中国特色原料资源、中国人群用妆特点、中国悠久用妆文化而研究开发新一代中国化妆品，是当下与未来中国美妆在国际化妆品市场突出重围的关键所在。

（四）中国美妆品牌高端化出海

在全球经济下行的大趋势下，如何帮助企业更好地出海，寻求更广阔的生存空间，拓宽国际视野、谋求长远发展成为未来中国化妆品行业发展的重点之一。企业、政府及相关配套机构应专注于提升中国化妆品的国际化能力，着力提升中国化妆品行业的全球地位，让"世界人民爱上中国妆"不是梦！

1.行业树立中国美妆高端品牌意识

中国化妆品行业历经近半个世纪，在消费不断升级的推动下，无论是在法规制度、技术标准、社会力量上，还是在原料创新、研发配方、技术工艺，抑或是创意设计、营销模式、市场规模上……都已经位居国际化妆品行业的前列。但是，到目前为止却还没有真正的高端美妆品牌，没有世界级化妆品品牌，这是行业之痛。痛定思痛，或许是过往时机不成熟，但如今却可以肯定地说，这个时代已经来了，中央确立了建设制妆强国目标，国家"十四五"规划提出了培育一批化妆品高端品牌的要求，中国化妆品全行业对此要树立共识，全力打造中国美妆高端品牌。

2. 政府引领支持中国美妆品牌出海

中国化妆品的国际化建设离不开政府的大力支持和科学引领。政府应当积极研究中国美妆主要出口地的政策法规，打通贸易和技术壁垒；出台鼓励化妆品企业参与国际交流的政策措施，包括提供资金支持，鼓励企业抱团参加国际展会和交流活动；加强国际科技合作，推动技术创新和转化；建立国际化妆品行业的交流平台，促进企业之间的合作和学习，打通技术堡垒等。

3. 企业对标国际打响中国美妆品牌

中国美妆走向世界的首要条件是在当地要合法合规经营。企业产品无论出口到哪里，首先需要充分了解当地法律法规和认证检测标准，及时关注国家对跨境贸易、检验检疫等方面的最新信息，掌握出口目的国及地区对产品的相关要求。企业要在进口国营销需要因地制宜，在充分尊重出口目的国及地区风俗习惯的前提下，充分发挥我国民族特色，以本土优势为海外消费者提供中国美妆品牌的高质量化妆品。同时，需要注意精准定位市场，对出海品牌进行差异化建设，助力中国化妆品出海健康发展。

4. 社会力量助力中国美妆品种出海

中国化妆品的全球化建设需引导第三方机构或行业协会整合业务资源，推动建立统一采购平台，协调国际原料供应商实施统一议价，防范采购风险，降低制造成本，提升企业竞争力。此外，针对出口建设的发展，高校要重视培育化妆品专业国际化人才，培育既懂化妆品行业专业的专才、也懂海外当地风俗习惯及历史文化的优才，助力化妆品国际化发展。

十一、结语

2022—2023年，中国化妆品行业如同中国经济一样，长期向好的基本面没有改变，但同样面临需求收缩、供给冲击和预期转弱的三重压力。在党中央的统一领导下，我国化妆品行业始终坚持以建设制妆强国为目标，积极平稳实施全新的法规制度，中国美妆在高质量发展中迈出坚实的步伐，谱写了中国式化妆品现代化的新篇章。2023 年乃至整个"十四五"期间，我国化妆品行业将持续增长势头，在政策法规标准的保障、消费需求升级的拉动和中国文化的滋润下，在基础研究的推动和科技创新的支撑下，中国美妆必将与中国经济和社会高质量发展共同成长，培育出一批批高端品牌，在保障和促进公众用妆健康上作出贡献，向着制妆强国的目标继续奋勇前进！

（作者单位：谢志洁，中国药品监督管理研究会化妆品监管研究专业委员会；

苏剑明　李彬　张畹意　郑紫薇　陈海燕　丘磊生　蓝云萍，

香山化妆品产业研究院；

黄浩婷，广东药科大学）

政策法规篇

◎ 2022 年中国化妆品产业政策研究分析报告

◎ 2022 年中国化妆品法规体系建设进展

◎ 2022 年中国化妆品标准体系建设进展

2022 年中国化妆品产业政策研究分析报告

郑紫薇　张畹意　蓝云萍　何秋星　谢志洁

摘要：[目的]研究分析 2022 年中国化妆品产业政策的进展、挑战、趋势并提出应对策略。[方法]通过收集 2022 年国家和地方出台的主要化妆品产业政策，对其政策文本进行分析，研究其亮点和影响。[结果]2022 年国家和地方出台的主要化妆品产业政策有 20 条，针对性更强、政策"含金量"更高，但同时也存在"锦上添花"等问题挑战，未来将会推进产业聚集、促进科技创新上出台更多的"雪中送炭"措施。[结论]面对消费升级和产业升级的双重机遇与挑战，国家层面要完善产业政策配套，推动产业高质量发展，地方层面要借鉴优秀政策经验，提高落地成果转化率，企业要学好用好产业政策，借力增强自主创新力，从而实现产业政策精准有效发力。

关键词： 化妆品　产业政策　高质量发展

2022 年，在中央"制妆强国"目标的引领下，在《化妆品监督管理条例》的保障下，在国家"十四五"规划要求率先在化妆品等消费品领域培育一批高端品牌的推进下，国家和地方不断推出新的促进化妆品产业高质量发展的政策，呈现出覆盖面更广、针对性更强、"含金量"更高等特点，进一步激活"美丽经济"，营造更加良好的促进化妆品产业健康发展氛围。

一、2022 年中国化妆品产业政策持续推出

2022 年为"十四五"承上启下的重要一年，为推动化妆品产业跨越式前进，国家和地方持续加码推出相关政策，全面助力化妆品产业腾飞。

（一）2022 年主要化妆品产业政策

从国家和地方相关政府部门官网收集 2022 年度的相关数据（表 1、表 2），据不完全收集整理，全国各地共出台 22 条（含 2021 年底出台的 2 条）化妆品产业政策。从行政区域来看，国家级政策 3 条，11 个省出台了省级层面的政策，广东省有 6 个市或区级出台了政策；从政策种类来看，普适性有 12 条，专用性有 10 条。可见，"十四五"规划带来的影响力显著，各地政府积极出台针对化妆品行业的政策，旨在加速产业政策在市场上的影响力和冲击力。

表 1 2022 年全国化妆品产业政策出台数量统计表

序号	行政区域	中央、国家级	省级（含直辖市）	市/区级	普适性	专用性
1	国家政府部门	3	—	—	3	—
2	内蒙古	—	1	1	1	1
3	上海	—	1	1	1	1
4	江苏	—	1	0	1	0
5	浙江	—	1	0	0	1
6	安徽	—	1	0	1	0
7	山东	—	1	0	0	1
8	河南	—	1	0	1	0
9	广东	—	0	6	0	6
10	重庆	—	1	0	1	0
11	四川	—	1	0	1	0
12	福建（含 2021 年 12 月 30 日出台）	—	1	0	1	0
13	湖北（含 2021 年 12 月 31 日出台）	—	1	0	1	0
	小计	3	11	8	12	10
	总计		22		22	

表 2 2022 年中国化妆品产业政策分类统计表

序号	类别	政策文件名称	发布日期	颁布机构	政策类型	
					综合性政策（与化妆品相关）	专属性政策
1	国家级	《消费品工业数字"三品"行动方案（2022—2025 年）（征求意见稿）》	2022 年 6 月 30 日	工业和信息化部、商务部、国家市场监督管理总局、国家药品监督管理局、国家知识产权局	化妆品数字化建设	—
2	国家级	《关于推动轻工业高质量发展的指导意见》	2022 年 6 月 8 日	工业和信息化部、人力资源和社会保障部、商务部、市场监管总局	化妆品科技创新、化妆品品牌建设	—
3	国家级	《关于新时代推进品牌建设的指导意见》	2022 年 7 月 29 日	发展改革委、农业农村部、商务部、国资委、市场监管总局、知识产权局	化妆品品牌建设	—
4	省级	《内蒙古自治区人民政府办公厅关于全面加强药品监管能力建设工作措施的通知》	2022 年 4 月 22 日	内蒙古自治区人民政府办公厅	—	化妆品品牌建设
5	省级	《中国（鄂尔多斯）跨境电子商务综合试验区建设实施方案》	2022 年 9 月 28 日	内蒙古自治区人民政府	化妆品跨境电商	—
6	省级	上海市时尚消费品产业高质量发展行动计划（2022—2025 年）	2022 年 9 月 8 日	上海市经济和信息化委员会等 6 部门	化妆品产业高质量发展	—

续表

序号	类别	政策文件名称	发布日期	颁布机构	政策类型		
					综合性政策（与化妆品产业相关）	专属性政策	
7	省级	《江苏省新污染物治理工作方案》	2022 年 12 月 8 日	江苏省人民政府办公厅	化妆品生产企业环境治理	—	
8	省级	《浙江省药品监督管理局关于化妆品备案管理和生产监管有关事项的公告》	2022 年 4 月 29 日	浙江省药品监督管理局	—	备案管理、生产监管	
9	省级	《创优营商环境对标提升举措（2022 版）》	2022 年 2 月 10 日	安徽省人民政府办公厅	化妆品跨境贸易	—	
10	省级	《山东省促进化妆品产业高质量发展实施意见》	2022 年 1 月 29 日	山东省工业和信息化厅 山东省药品监督管理局	—	产业创新、产业集群、人才、品牌、原料、金融等	
11	省级	《河南省加快推动现代服务业发展实施方案》	2022 年 8 月 15 日	河南省人民政府	化妆品品牌建设、科技、服务等	—	
12	省级	《全市药品监管系统法治宣传教育第八个五年规划（2021—2025 年）》	2022 年 1 月 10 日	重庆市药品监督管理局	法规法治宣传	—	
13	省级	《四川省新污染物治理工作方案》	2022 年 12 月 27 日	四川省人民政府办公厅	化妆品生产企业环境治理	—	

序号	类别	政策文件名称	发布日期	颁布机构	政策类型	
					综合性政策（与化妆品相关）	专属性政策
14	省级	《福建省"十四五"药品安全及服务产业高质量发展规划》	2021年12月30日（注：于2022年实施）	福建省药品监督管理局	加快修订化妆品配套的地方性法规制度、科学研究、检验检测、追溯管理、数字化、风险防控、人才、产业集聚等	—
15	省级	《湖北省药品安全及促进医药产业高质量发展"十四五"规划》	2021年12月31日（注：于2022年实施）	湖北省人民政府办公厅	安全监管、完善配套法规制度、检验检测、应急管理、不良反应监测、社会共治、科研技术、全生命周期监管、营商环境等	—
16	市级	《上海市浦东新区化妆品产业创新发展若干规定》	2022年8月1日	上海市人民代表大会常务委员会	—	产业创新、知识产权、成果转化、品牌建设、数字化、个性化、原料、金融会展、人才、科贸易、品质补贴等
17	市级	《深圳市促进大健康产业集群高质量发展的若干措施》	2022年7月24日	深圳市发展和改革委员会	—	创新、人才、产业集群、品牌、监管、营商环境等

续表

序号	类别	政策文件名称	发布日期	颁布机构	政策类型	
					综合性政策（与化妆品相关）	专属性政策
18	市级	《广州市黄埔区广州开发区促进美妆产业高质量发展办法实施细则》	2022 年 3 月 31 日	广州市黄埔区市场监督管理局	—	创新、产业园区、金融等
19	市级	《中山市推动化妆品产业高质量发展行动方案》	2022 年 3 月 15 日	中山市人民政府	—	数字化、创新、品牌建设等
20	市级	《江门市市场监督管理局推动化妆品产业高质量发展量若干规定》	2022 年 9 月 8 日	江门市市场监督管理局	—	品牌、营商环境、科技等
21	市级	《惠州市推动化妆品产业高质量发展实施方案》	2022 年 2 月 6 日	惠州市人民政府	—	金融、产业集群、营商环境、科技、人才等
22	市级	《潮州市推动化妆品产业高质量发展实施方案》	2022 年 11 月 25 日	潮州市人民政府	—	产业园区、检验检测、科技创新、用地、财税金融、营商环境、品牌建设、产业链、人才等

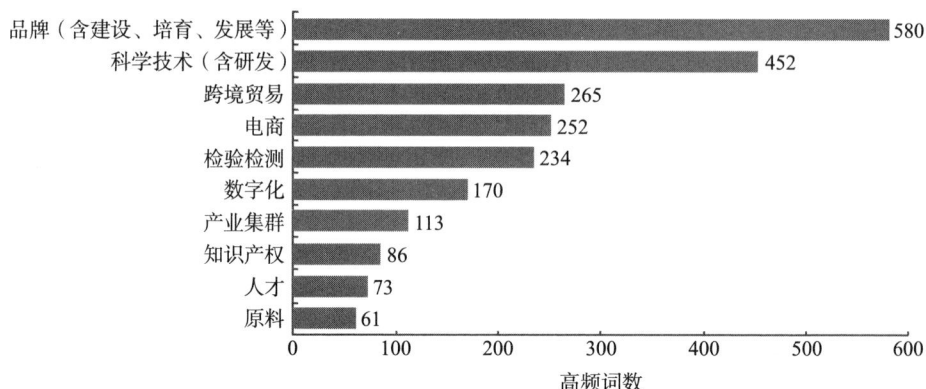

图1　2022年中国化妆品产业政策词频分析前十情况表

采用文本挖掘法对2022年中国化妆品产业政策进行词频分析（图1），由于样本量较大，得出的高频词较多，因此本文选取了词频表排名前十的高频词，发现化妆品相关政策关注的重点、要点主要为品牌、科学技术、跨境贸易、电商、检验检测、数字化、产业集群、知识产权、人才、原料等10个方面，与国家目前的整体规划方针一致。

综上分析，从国家层面出台的政策秉持着全面和综合的特性，旨在引导产业进步，促进经济的提升，并把品牌建设和数字化建设作为重点，为我国化妆品行业的稳健发展提供了保障。相比之下，地方产业政策则根据各地化妆品产业的建设特性进行制定，既需考虑到当地的地域特性，更需注重政策的实际操作性。传统大省，如广东省、上海市、浙江省等地在近年不断出台政策及细则，出台时间间隔较短，展现了其快速响应国家政策的意识，重点集中在科技创新、产业集群、品牌建设、跨境贸易以及法规监管等产业的高质量发展方向上；追赶省份，如福建省、湖北省在2021年底也出台了相关的高质量发展规划，为当地2022年开好年，带来了制度的完善，加强了监管标准体系、科研技术支撑体系、社会共治体系、风险防控体系与产业集聚的发展与建设；后起省份或自治区，如内蒙古、河南省、安徽省等也出台了促进化妆品产业发展政策，既填补了当地的空白，也明确了从品牌建设、污染治理、法治宣传、跨境电商等入手发展化妆品产业的措施。

总体而言，2022年的全国化妆品产业政策呈现了覆盖面更广、针对性更强、"含金量"更高的特点，国家和地方多维度持续加码激活"美丽经济"。

（二）2022年化妆品产业政策亮点

在2022年出台的化妆品产业政策中，我们认为有如下三条特色。

1. 上海市立法推进化妆品产业创新发展

上海市地理位置优越，进出口贸易兴旺，近年江浙沪一带线上销售发展迅速，2022年出台了《上海市时尚消费品产业高质量发展行动计划（2022—2025年）》《上海市浦东新区化妆品产业创新发展若干规定》（简称《若干规定》）两者均强调将提供财税支持、政策宣传、保护知识产权、品牌集聚等保障措施，着力培育化妆品领域新模式新业态，推动化妆品领域科技成果转化。促进高品质原料研发、配方创新等，加快新产品检验检测体系；着力构建国家级行业特色区域和产业集群，围绕关键性产业链发展、产业链创新能力提升、知名品牌集聚等举措。

此外，在《若干规定》着重提出个性化服务试点，即在满足相关条件后，可根据消费者个性化需要，通过现场包装、分装等模式提供个性化服务。这意味着，通过生产许可证等监管方式的创新，化妆品销售场所，也可以生产加工，迎来历史上的转变，助力个性化美妆产品从"展品"变"商品"。

2. 深圳市将化妆品产业纳入大健康集群

深圳市将化妆品产业纳入大健康产业集群进行规划，出台了支持化妆品生产技术创新、鼓励创新化妆品商业模式、推动建设深圳"美丽谷"、支持参与化妆品标准制定等四项具体政策措施。对成功开发化妆品新原料、功效原料、香精香料、中国特色植物资源原料等原始创新成果，视情给予100万元、200万元的资助。对搭建优质公共服务平台的成果，择优给予最高不超过200万元的资助。鼓励世界500强企业、中国500强企业以及行业龙头企业落地深圳"美丽谷"。

3. 广州市黄埔区支持创新服务平台建设

广东省是我国化妆品大省之一，以化妆品生产、检测为主，也是2022年出台最多化妆品产业高质量发展政策的省份。广州市黄埔区出台了《广州市黄埔区 广州开发区促进美妆产业高质量发展办法实施细则》（简称《"美谷十条"实施细则》），对取得化妆品新原料注册（备案）证、新功效化妆品注册证的企业，单个企业每年给予最高500万元补贴；对经认定的美妆专业产业园，给予每年最高 100 万元补助；对带动性强、影响力大的重大创新服务平台，给予最高 5000 万元扶持。广州黄埔区成为全国首个对化妆品新原料注册（备案）费用、新功效注册费用给予扶持的地区，有效降低了企业经营成本，做法引起行业轰动。

二、中国化妆品产业政策面临实际成效挑战

随着消费者对美的追求不断增加和化妆品市场规模的快速增长，2022 年以来，从中央到地方，从宏观到微观，从园区到企业，中国促进化妆品产业发展的政策日益增多，为激活"美丽经济"起到重要作用。当然，如果从产业政策实际成效来看，的确存在通用普适性政策多而专门针对性政策少、"锦上添花"政策多而"雪中送碳"政策少等问题，特别是推进产业聚集发展、促进科技创新上的措施明显存在不足。

（一）专门产业政策出台少

从国家颁布的相关政策中可以看到，国务院已经在新能源汽车、文化旅游、农产品等领域都出台了相关的扶持政策，但在化妆品方面，多数只在综合性政策中提及，没有形成系统性的专项扶持政策。对于化妆品相关的生产者、经营者及渠道方能享受政策扶持的需求和问题关注不足。这导致政策在实施过程中面临困难，需求方无法得到真正支持，制定差异化的政策十分关键。

（二）财税金融政策配套弱

化妆品是完全充分自由竞争的产业，长期以来很少有专门的财税金融政策支持发展。根据财政部官网搜索，财政部印发了《关于调整化妆品消费税政策的通知》《关于调整化妆品进口环节消费税的通知》均为法规规划，对化妆品产业相关的财税金融扶持政策力度较弱，尽管近两年各省地开始出台化妆品的支持补助，如广东省潮州市印发的《潮州市推动化妆品产业高质量发展实施方案》当中提及支持化妆品行业发展的普惠性税费优惠政策，但全国总体相关财税金融支持配套少，力度弱，效果不明显。

（三）科技政策支持力度小

近年国家大力支持品牌建设、技术研发等，然而，目前中国化妆品企业的技术研发水平仍与国外有一定距离，特别是原料、配方、生产工艺等研发方面。目前化妆品科技研发政策支撑较为薄弱，一是缺乏高水平的科研机构和专业团队培养及引进保障，限制了产品创新和技术突破；二是缺乏相关领域的专利保护和知识产权意识的宣导，使得技术创新难以得到有效保护和推广应用。

三、中国化妆品产业政策引领产业聚集创新

产业政策的理论依据是政府行为可以纠正市场失灵，尤其是在市场失灵严重的发展中国家，产业政策的引领作用显得尤为重要。我国化妆品是完全自由竞争、充分开放的产业，但是总体上对标国际，还处在追赶阶段，虽然经过几十年的发展，进步十分明显，但技术水平、品牌影响与世界先进水平、国际知名品牌还有很长距离，因此，还需要政府继续出台政策对化妆品产业加以支持和引导。通过对 2022 年化妆品产业政策的研究分析，我们认为 2023 年乃至今后一段时间，中国政府的化妆品产业政策的着力点应该主要集中在促进产业聚集发展和推进科技创新上。

（一）打造高质量化妆品产业园区

2022 年，出台化妆品产业政策的地区都在打造化妆品产业集聚地，山东省通过《山东省促进化妆品产业高质量发展实施意见》打造"北方美谷"，河南省开始建设"中原美谷"，深圳市提出要建设"美丽谷"。广州市黄埔区出台《"美谷十条"实施细则》对经认定的美妆专业产业园，给予每年最高 100 万元补助，极大促进了"南方美谷"的产业园区发展。发展产业园区有利于共建共享覆盖化妆品原料、配方、研发、生产、智能制造、展示交易、包装设计等多个领域的产业生态，实现园区对美妆产业链全链条的扶持对接。同时，产业集聚政策能打造地域 IP，为其化妆品全链条创造更多效益。2023 年乃至今后一段时间，打造高质量的化妆品产业园区是政府对化妆品产业政策的关注和支持重点。

（二）引领高质量化妆品科技创新

2022 年，从上海市出台《上海市时尚消费品产业高质量发展行动计划（2022—2025 年）》《上海市浦东新区化妆品产业创新发展若干规定》，到深圳市出台的《深圳市促进大健康产业集群高质量发展的若干措施》，再到广州市黄埔区出台了《广州市黄埔区 广州开发区促进美妆产业高质量发展办法实施细则》，都在强调将提供财税支持、政策宣传、保护知识产权等保障措施，着力培育化妆品领域新模式新业态，推动化妆品领域科技创新和成果转化，尤其是广州市黄埔区对带动性强、影响力大的重大创新服务平台，给予最高达 5000 万元扶持，支持力度是空前的。2023 年乃至今后一段时间，引领高质量化妆品科技创新应该是政府对化妆品产业政策的另一关注和支持重点。

四、中国化妆品产业政策应精准有效发力

（一）完善产业政策配套，推动产业高质量发展

从国家层面看，当前，我国化妆品产业处于结构转型和产业升级的关键时期，产业政策不可缺位。但 2022 年国家层面出台的相关政策过于宏观，暂无针对化妆品产业的特定专属政策，建议国家针对化妆品产业制定可落地实施的政策，促进产业政策与创新政策、财政政策、金融政策、开放政策等政策联动，强化对重大基础研究和源头创新的政策支持，通过"一带一路"机遇制定对应扶持政策，借着春风带领中国化妆品产业的经济腾飞。

（二）借鉴优秀政策经验，提高落地成果转化率

从地方层面看，密切跟踪先进地区出台的优秀政策落地经验，对"人有我无、人强我弱"的政策举措，结合自身发展开展可行性研究，尽量拉平政策间差距，增强本区域内发展化妆品产业的环境竞争力，尤其在综合扶持中小微型企业，引进高端复合型人才、团队，加强资金扶持和基金投资等领域，有条件的要突出对关键产品、关键材料、关键核心技术研发、原料技术和人才培养上的扶持，抓紧研究储备一批具有影响力的专项政策措施并落地实施，提高落地成果转化率。

（三）学好用好产业政策，借力增强自主创新力

从企业层面看，一定要认真学习国家和地方的产业政策，及时有效分享难得的政策红利。结合企业实际，借助政府支持方向，加快向产业园区聚集，加大创新研发的投入，在关键共性技术、前沿引领技术、现代工程技术、颠覆性技术创新上寻求突破，提升化妆品产业的技术水平和创新能力。同时，要加大与高等院校和科研院所的合作，特别是关键产品、关键材料、关键核心技术研发、原料技术和人才培养上的深度合作，才能不断借力增强自主创新能力。

（作者单位：郑紫薇　张畹意，香山化妆品产业研究院；

蓝云萍　何秋星，广东药科大学；

谢志洁，中国药品监督管理研究会化妆品监管研究专业委员会）

2022 年中国化妆品法规体系建设进展

陈海燕　何婉莹　曾志伟　高志炜　谢志洁

摘要：[**目的**]分析研究 2022 年中国化妆品法规体系建设情况，总结建设进展、挑战和趋势，提供意见建议。[**方法**]以 2022 年国家级层面颁布的相关法律、行政法规、部门规章、规范性文件、技术指导性文件为研究对象，从守法者、执法者的角度进行研究。[**结果**]2022 年中国化妆品法规体系建设在质量管理、责任主体、不良反应监测等方面取得了新进展，在法规体系的全面配套特别是质量安全主体责任落地上面临挑战，未来法规体系建设趋向于注重落地实施指引、完善技术法规以及加强网售监管。[**结论**]提出加快完善法规细则配套、推进风险监测法规建设、稳步推进法规有效实施的建议。

关键词：化妆品　法规　法规体系　体系建设　法规进展

国家药品监督管理局（简称国家药监局）将 2022 年确定为化妆品监管的"能力建设年"。这一年法规体系建设的主旋律就是全面加强化妆品监管能力建设，细化各个关键岗位主体责任，推进全新化妆品法规的平稳落地实施。本文以国家级层面颁布的相关法律、行政法规、部门规章、规范性文件、技术指导性文件情况为研究对象，总结发展现状、分析存在问题，探讨发展趋势，为守法者、执法者提出应对策略建议。

一、2022 年中国化妆品法规体系建设进展概况

2022 年，国家共发布 8 个化妆品相关法规性文件，其中，国家药监局发布规范性文件 5 个，中国食品药品检定研究院（简称中检院）发布技术指导性文件 3 个，见表 1。

表 1 2022 年颁布的化妆品相关法规情况

序号	法规名称	发布单位	发布日期	实施日期	大类别	文件涉及方面	文件类型
1	国家药监局关于发布《化妆品生产质量管理规范》的公告（2022 年第 1 号）	国家药监局	2022 年 1 月 7 日	2022 年 7 月 1 日	生产质量	生产质量管理	规范性文件
2	国家药监局关于发布《化妆品不良反应监测管理办法》的公告（2022 年第 16 号）	国家药监局	2022 年 2 月 21 日	2022 年 10 月 1 日	监督检查	风险监测	规范性文件
3	国家药监局综合司关于化妆品质量安全负责人有关问题的复函药监综妆（2022）224 号	国家药监局	2022 年 4 月 27 日		生产质量	化妆品质量安全负责人任职条件	规范性文件
4	国家药监局关于发布《化妆品生产质量管理规范检查要点及判定原则》的公告（2022 年第 90 号）	国家药监局	2022 年 10 月 25 日	2022 年 12 月 1 日	生产质量	质量管理检查	规范性文件
5	国家药品监督管理局关于发布《企业落实化妆品质量安全主体责任监督管理规定》的公告（2022 年第 125 号）	国家药监局	2022 年 12 月 29 日	2023 年 3 月 1 日	生产质量	质量安全管理	规范性文件
6	中国食品药品检定研究院关于发布《特殊化妆品注册延续申报受理审核要点（试行）》的通知	中国食品药品检定研究院	2022 年 1 月 6 日		注册备案	注册备案补充文件	技术指导性文件
7	关于疫情防控期间化妆品注册备案有关事项办理的通知	中国食品药品检定研究院	2022 年 6 月 2 日		注册备案	注册备案疫情补充文件	技术指导性文件
8	关于进一步明确已取得行政许可的原进口非特殊用途化妆品注册备案管理有关事宜的通知	中国食品药品检定研究院	2022 年 6 月 6 日		注册备案	注册备案补充文件	技术指导性文件

2022年中国化妆品法规体系建设的主要亮点如下。

（一）生产质量管理规范落地

2022年中国化妆品法规体系建设最具里程碑意义的就是在年初印发了中国版的《化妆品生产质量管理规范》（简称GMP），这是与《化妆品监督管理条例》（简称《条例》）相配套的规范性文件，是中国在国际上大多数发达国家均已实施化妆品GMP的情况下，首次在法治层面上建立起的化妆品GMP制度，并自2022年7月1日起施行。可以说2022年是中国化妆品GMP元年。国家药监局为规范化妆品生产许可和监督检查工作，指导化妆品注册人、备案人、受托生产企业贯彻执行GMP，在2022年10月又出台了《化妆品生产质量管理规范检查要点及判定原则》，对化妆品监管部门依法开展GMP监督检查和市场主体执行GMP情况的综合判定提供了权威的指引。

（二）质量安全主体责任到人

《条例》首次提出"质量安全负责人"的全新概念。2022年国家药监局出台的系列法规性文件为落实这一重要制度提供了保障。《化妆品生产质量管理规范》中明确质量安全负责人的从业条件以及岗位职责，即"具备化妆品、化学、化工、生物、医学、药学、食品、公共卫生或者法学等化妆品质量安全相关专业知识，并具有5年以上化妆品生产或者质量管理经验"，明确"所具有的药品、医疗器械、特殊食品生产或者质量管理经验，可以视为具有化妆品生产或者质量安全管理经验"；《企业落实化妆品质量安全主体责任监督管理规定》对质量安全关键岗位、质量安全管理机制以及监督管理方面提出更加细致明确的要求；《化妆品生产质量管理规范检查要点及判定原则》中将委托方也纳入生产环节的质量监管当中，对化妆品质量安全管理具有重要意义。

（三）不良反应监测制度落地

《化妆品不良反应监测管理办法》是中国首部聚焦化妆品不良反应监测管理的法规性文件，该法规的出台，完善了化妆品上市后安全监管体系，明确了化妆品不良反应报告的主体和要求，体现了化妆品全生命周期监管理念。特别是相配套的新版国家化妆品不良反应监测系统的运行，全面开通了化妆品注册人、备案人、受托生产企业、化妆品经营者和医疗机构的上报路径。

上述进展表明，中国化妆品法规体系建设取得了较大的进步，进一步完善了法规体系，让监管部门在实际工作中更加有法可依，让市场主体在生产经营中更加有章可循。

二、中国化妆品法规体系建设面临的挑战

2020 年以来，中国化妆品法规体系建设虽然历经改革重构、配套完善，但与中国化妆品产业发展的需求来看，仍面临着不少的风险挑战。

（一）配套法规实施细则需要完善

近 2 年，法规体系建设主要集中在注册备案、生产质量和监督检查方面上，对原料和产品技术方面的配套法规存在不足，见表 2、表 3。

在原料技术方面，《已使用化妆品原料目录（2021 年版）》已收录 8972 种原料，但中国行业原料基础研究薄弱，在原料方面的法规也仅发布 2 个，见表 2。安全数据库缺失，原料特别是植物原料的安全评估数据相对不足，新原料的判定、原料安全信息填报以及中国消费者人群的化妆品暴露量参考值等方面的技术指引仍显不足，对化妆品的安全性和安全评估提出巨大挑战。

在产品技术方面，目前祛斑美白类和儿童化妆品技术指导原则在征求意见稿的状态，见表 3。还有染发类、防晒类等高风险品类缺乏明确的技术指导原则，企业对法规理解不全面，实操上存在困难，需进一步规范和引导这些产品的开发和生产。

加快制定配套法规实施细则，为法规制定和实施提供科学、权威、可操作的支持和指导，成为贯彻落实《条例》的当务之急。

表2 2021—2022年颁布的法规类别数量统计

类别	2021年	2022年	合计
框架法规	2	0	2
注册备案	12	3	15
生产质量	2	4	6
销售经营	0	0	0
原料技术	2	0	2
产品技术	1	0	1
监督检查	6	1	7
测试评价	3	0	3
合计	28	8	36

表3 2022年颁布的技术指导原则征求意见稿

序号	法规名称	发布单位	发布日期	类别
1	关于公开征求《儿童化妆品技术指导原则（征求意见稿）》意见的通知	中国食品药品检定研究院	2022年4月11日	产品技术
2	关于公开征求《祛斑美白类特殊化妆品技术指导原则（征求意见稿）》意见的通知	中国食品药品检定研究院	2022年8月1日	产品技术

（二）安全风险监测制度需要完善

《条例》要求国家应建立化妆品安全风险监测和评价制度。目标是通过监测，积累化妆品安全事件的认知，为风险评估和管理奠定基础。当前中国化妆品风险监测工作主要以工作计划的形式进行，尚未形成法规和工作规范，权威性和系统性不足。中国化妆品风险监测工作中主要存在以下问题。

（1）全国风险监测体系尚未形成，技术支撑体系不完善。

（2）风险监测收集方式较单一，主要依赖风险监测单位通过抽样或购样的方式主动收集样品，缺少群众渠道。

（3）风险交流不受重视，消费者对质量安全问题的认识存在偏差。

（4）监督抽检场所与高风险场所不完全匹配，由于高风险场所如小商店缺乏开发票程序，限制抽样人员工作。

需要快速和深入推进安全风险监测制度，加强对潜在风险的识别和控制，防止风险的发生和扩散，保障社会的稳定和发展。

（三）质量安全主体责任需要落地

近 2 年，化妆品法规体系密集颁布了 36 个新规（表 2），《企业落实化妆品质量安全主体责任监督管理规定》对质量安全关键岗位、质量安全管理机制以及监督管理方面提出了更加细致明确的要求，明确企业法定代表人负责质量安全的统筹工作，质量安全负责人负责质量安全各项工作的实施。但是，这两个关键岗位如何在落地实施中相互衔接、相互配合、相互监督，真正起到落实企业主体责任的关键作用是一个重大挑战。

三、中国化妆品法规体系建设的发展趋势

全新的中国化妆品法规体系建设未来的发展与其面临的挑战一样，就是一手抓法规体系特别是技术性法规和网售监管法规的完善，一手抓法规体系的落地实施特别是企业主体责任的落实。

（一）完善技术性法规

未来将围绕重点品类，比如对化妆品新原料、新功效等加快制定相关技术指导原则，并建立申报前的沟通交流机制，引导企业依法依规开展研发生产。随着新技术和新产品的不断涌现，化妆品监管科学将会研发出更多的新工具、新方法、新标准。国家药监局将加强与业界的交流，及时出台技术指导原则文件，如技术审评要点、审评问与答等，积极审慎地引导企业合规生产经营。

（二）健全网售监管体系

电商经济的"火热"，线上销售渠道占据化妆品营收的半壁江山，居民

消费习惯已经转为线下线上并存格局，网络监管类法规体系会不断完善，对网络经营者、网络购物平台提出更严格的经营管理要求，对化妆品违法行为，尤其是网售化妆品的管理会更加严格和精细。随着信息技术和人工智能的发展，法规体系也逐渐走向数字化、智能化，以提高效率和精度。

（三）注重法规的落地

未来法规结构将趋向融合，不同领域的法规将更加协调一致，形成一个更加统一和系统的法规体系。同时，法规也会趋向于越来越精细化，将更加注重实际操作过程中的可行性，为企业提供更具体、可操作的指导，加速完善配套法规细则，推进法规制度落地，让企业能够更好地理解和遵守法规要求，以便更好地确保化妆品的高质量发展。

四、中国化妆品法规体系建设的发展对策

面对中国化妆品法规体系建设面临挑战和未来趋势，无论是监管者还是守法者均应积极迎接挑战、顺势而为。

（一）加快完善配套法规细则

在网络销售监管方面，应研究适应新技术、新业态、新商业模式的监管新机制，提升监管针对性和实效性。在技术指导原则方面，应围绕重点品类、重点环节、关键原料和关键技术等，研究制定和完善法规实操细则和工作指南。与此同时，要紧盯国际通行规则，展开全方位对标研究，积极借鉴、引进、吸取国外的先进做法。

（二）推进风险监测法规建设

在安全风险监测方面，应重点建立儿童化妆品、舒缓类、染发类、特殊化妆品等高风险品类的风险监测制度。要建立社会共治的风险监测平台，实现数据共享，通过全民追溯反馈的模式，不断完善信息交流机制。与此同时，政府和业界应共同携手，实现化妆品安全风险信息资源的共建、共享、共用，构建严密高效、社会共治的化妆品安全治理体系。

（三）稳步推进法规有效实施

法规的生命力在于实施。法规的落地实施还需要政府企业双向发力。政府加大普法宣传力度，建立沟通交流机制，通过持续发布法规解读、政策问答，定期召开法规座谈会，开展多形式法规培训宣贯会等方式为企业和消费者解读法规要求。企业是化妆品质量安全的第一责任人，要牢固树立质量安全红线意识，真正学新规、用新规、守新规。

［作者单位：陈海燕　何婉莹　曾志伟，香山化妆品产业研究院；

高志炜，东方皮肤医学研究（广东）有限公司；

谢志洁，中国药品监督管理研究会化妆品监管研究专业委员会］

2022 年中国化妆品标准体系建设进展

丘磊生　　苏剑明　　朱淑贤　　陈景权　　谢志洁

摘要：［**目的**］分析研究 2022 年中国化妆品标准体系建设情况，总结建设进展、挑战和趋势，提供意见建议。［**方法**］基于建立主体、体系结构和标准实施等三个方面，对 2022 年中国化妆品标准数据进行研究。［**结果**］2022 年中国化妆品标准体系建设取得新进展，标准体系进一步完善，体系结构得到进一步优化，总体趋向统一规划、加速发展和高效实施高质量标准的态势，但也面临着解决标准体系欠协调不统筹、基础标准配套不完善和高质量标准供给不足的问题与挑战。［**结论**］提出加强顶层设计、增强标准化意识、强化推动标准实施落实的建议。

关键词：化妆品　标准体系　建设进展

中国化妆品行业正迈向高质量发展，积极推进和完善中国化妆品标准体系建设是支撑行业高质量发展的重要抓手。本文根据 2022 年施行的各类化妆品标准的数据，分析中国化妆品标准体系的建设进展、面临的挑战和发展趋势，提出应对策略。

一、2022 年中国化妆品标准体系建设进展

本文研究的中国化妆品标准体系包括国家标准、国家药品监督管理局（简称国家药监局）制定标准、行业标准、团体标准。国家标准分为强制性标准、推荐性标准，国家药监局依据《化妆品监督管理条例》制定的标准是强制性国家标准，行业标准、地方标准是推荐性标准。

2022 年，中国化妆品标准体系建设取得新进展，化妆品标准体系进一步

完善，全年共施行各类化妆品（含牙膏，下同）标准 124 项，其中包括 16 项国家标准、5 项国家药监局标准（化妆品补充检验方法）、6 项行业标准、4 项地方标准、93 项团体标准。截至 2022 年，我国已发布的现行有效及即将实施的化妆品标准共 655 项，其中国家标准 183 项、行业标准 204 项、地方标准 41 项、团体标准 211 项、1 项化妆品国家计量技术规范、1 项化妆品安全技术规范、14 项化妆品补充检验方法。国家标准中，强制性国家标准 9 项，推荐性国家标准 174 项。（注：本文以"化妆"和"牙膏"为关键字，在全国标准信息公共服务平台查询统计国家标准、行业标准、地方标准和团体标准；国家药监局标准在其官网查询统计）。

（一）强制性标准逐步完善

2022 年施行化妆品强制性国家标准 0 项，国家药监局施行《化妆品中莫匹罗星等 5 种组分的测定》等 5 项化妆品补充检验方法，见表 1。根据《关于印发强制性标准整合精简结论的通知》和《国家标准发展纲要》的文件精神，国家在精简强制性标准，鼓励制定推荐性标准。2022 年，化妆品强制性标准逐步完善，进一步保障产品和人身健康安全。

表 1 2022 年施行的化妆品补充检验方法

序号	文件名称	发布年份
1	国家药品监督管理局关于发布《化妆品中莫匹罗星等 5 种组分的测定》化妆品补充检验方法的公告（2022 年第 58 号）	2022 年
2	国家药品监督管理局关于发布《化妆品中新康唑等 8 种组分的测定》化妆品补充检验方法的公告（2022 年第 77 号）	2022 年
3	国家药品监督管理局关于发布《化妆品中 16α- 羟基泼尼松龙的测定》化妆品补充检验方法的公告（2022 年第 107 号）	2022 年
4	国家药品监督管理局关于发布《化妆品中四氢咪唑啉等 5 种组分的测定》化妆品补充检验方法的公告（2022 年第 117 号）	2022 年
5	国家药品监督管理局关于发布《化妆品中脱水穿心莲内酯琥珀酸半酯的测定》化妆品补充检验方法的公告（2022 年第 119 号）	2022 年

（二）推荐性标准平稳增多

2022 年施行《化妆品中新铃兰醛的测定 气相色谱 - 质谱法》等 16 项推

荐性国家标准、《化妆品用原料 炭粉》等 6 项推荐性行业标准、《化妆品抽样技术规范》等 4 项地方标准，相比 2021 年，推荐性标准稳步增多，见图 1。施行的推荐性标准中，包括 3 项原料标准、3 项产品标准、4 项管理标准、16 项方法标准，其中方法标准占 61.54%，见图 2，包含 9 项禁限用物质测定标准占 34.61%，填补了国家标准的空白。推荐性标准对行业起引领作用，推荐性标准增多，表明化妆品标准体系更趋向完善。

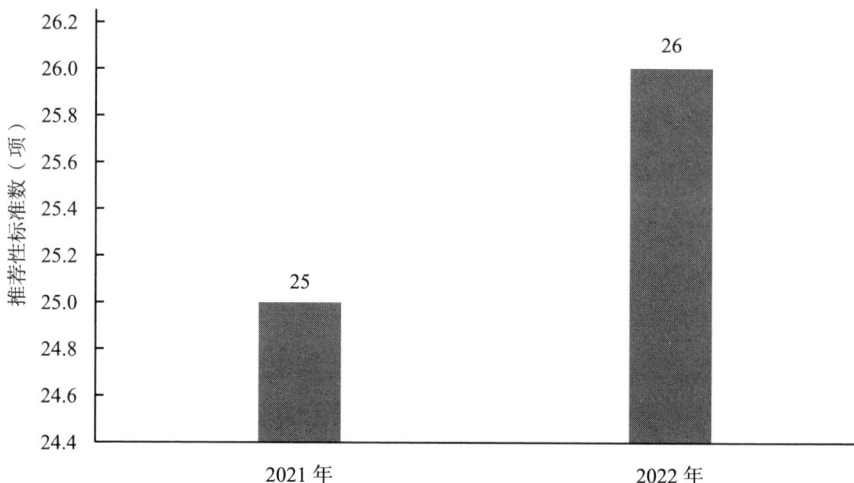

图 1　2021—2022 年施行的化妆品推荐性标准

数据来源：香山化妆品产业研究院。

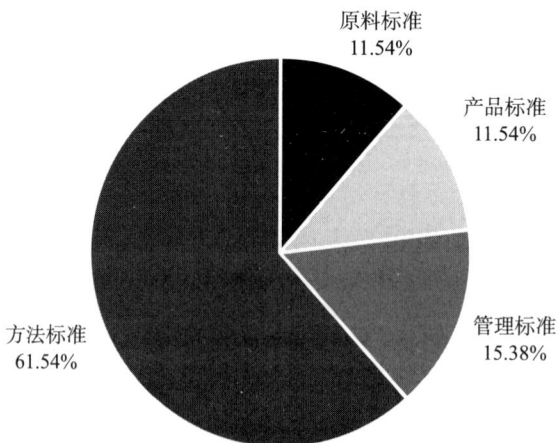

图 2　2022 年施行的化妆品推荐性标准分类

数据来源：香山化妆品产业研究院。

（三）团体标准呈快速增长

2022 年施行的化妆品标准 124 项，其中团体标准 93 项，占比 75%，相比 2021 年，团体标准数量快速增长，见图 3、图 4。团体标准中包含功效试验标准 35 项，占比 37.63%；原料标准 19 项，占比 20.43%，填补了原料和功效领域技术标准的空白。标准是行业发展的基石，团体标准是社会团体协调市场主体共同制定满足市场和创新需要的标准，团体标准的快速增长，进一步优化标准体系结构和推动化妆品标准体系建设。

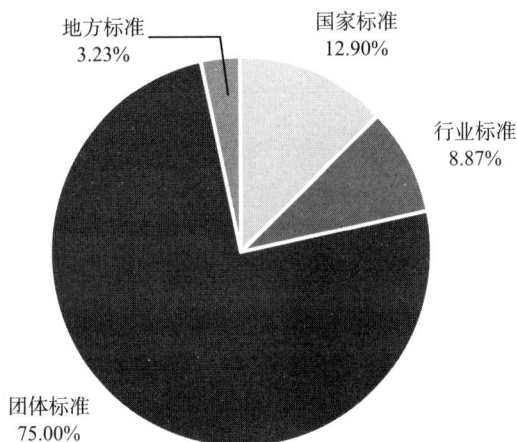

图 3　2022 年施行的各类化妆品标准及占比

数据来源：香山化妆品产业研究院。

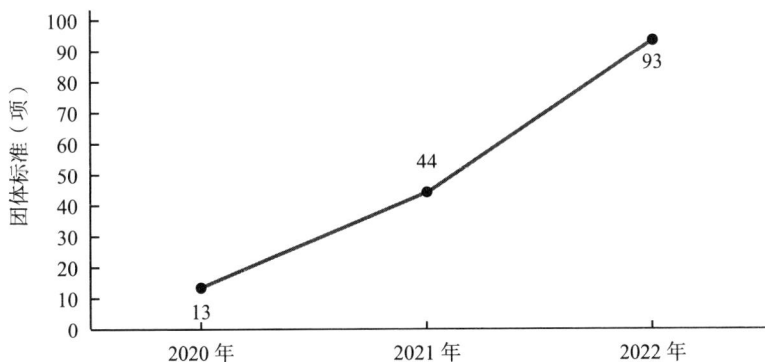

图 4　2020—2022 年施行的化妆品团体标准

数据来源：香山化妆品产业研究院。

二、中国化妆品标准体系建设面临的挑战

从构成化妆品标准体系的国家标准体系和其他标准体系分析，总结中国化妆品标准体系建设过程中面临解决标准体系各自为政亟待统筹规划、基础标准配套亟待完善和持续丰富高质量标准供给的挑战。

（一）标准体系规划待统一

从国家标准体系上看，2022 年施行的化妆品国家标准分别由国家药监局、TC63 全国化学标准化技术委员会、TC257 全国香料香精化妆品标准化技术委员会、TC374 全国质量监管重点产品检验方法标准化技术委员会等部门或单位归口管理（图 5），标出多门，标准体系缺乏统一规划和管理。技术归口单位是化妆品标准制修订的承担主体，也是化妆品标准体系组织架构的重要组成部分，缺乏统筹主体和统一规划，各个构成标准体系的子标准体系以及各层次之间的标准容易产生矛盾和冲突，例如同一物质不同检验方法、强制性检出限不一致等情况。

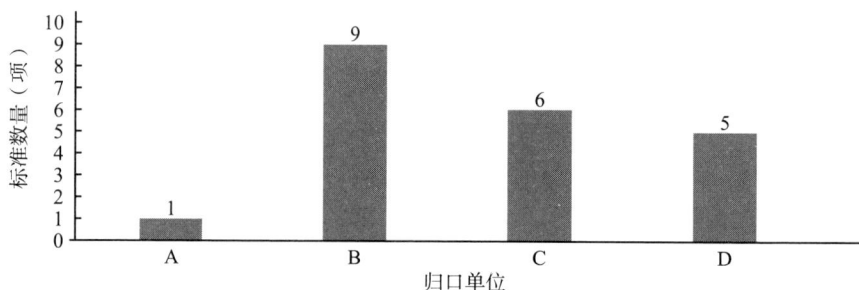

A. TC63 全国化学标准化技术委员会；B. TC257 全国香料香精化妆品标准化技术委员会；
C. TC374 全国质量监管重点产品检验方法标准化技术委员会；D. 国家药品监督管理局。

图 5　2022 年化妆品国家标准归口单位及标准数量

数据来源：香山化妆品产业研究院。

（二）基础标准配套待完善

基础标准包括术语标准、符号标准、分类标准和试验标准等，基础标准是支撑化妆品标准体系的重要基础和必要条件。根据《标准体系构建原则和

要求》统计表方式统计，仅从 2022 年施行的化妆品标准看，包括试验标准 74
项，原材料 19 项，产品标准 13 项，生产制造、销售标准和管理类标准各 6
项，无化妆品术语标准、符号标准和分类标准等新制修订标准。现行有效的
《化妆品名词术语》（GB/T 27578—2011）、《消费品使用说明 化妆品通用标
签》（GB 5296.3—2008）等标准已使用超过 10 年。根据图 6 显示，化妆品基
础配套及研究待完善。

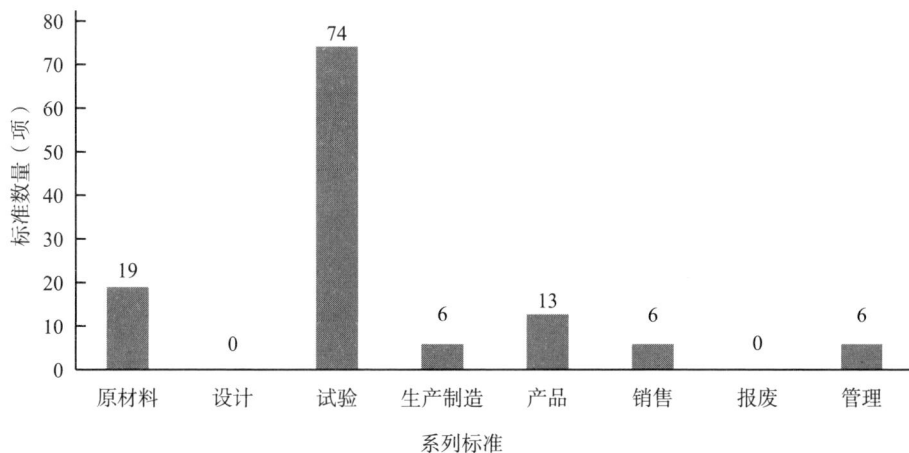

图6   2022 年化妆品产品系列标准及数量

数据来源：香山化妆品产业研究院。

（三）高质量标准供给不足

强制性标准是底线标准，高质量标准是技术要求高于底线标准的标准，
把底线标准当成高质量标准来执行，不可能促进行业高质量发展，只有快速
持续发展高质量标准，才能支撑行业高质量发展。从 2022 年施行的 124 项标
准来看，面对接近 5000 亿规模、25000 多个品种的化妆品市场，高质量标准
明显不足。仅从中国化妆品原料标准看，2022 年国家施行 19 项团体标准、1
项行业标准、0 项国家和地方标准，当前已经收录到禁用目录、限用目录和准
用目录的化妆品原料 1500 多种，而对应的原料标准不足 10%，标准的制修订
跟不上行业发展的需求，关键原料标准供给不足。

三、中国化妆品标准体系建设的发展趋势

从标准组织主体、标准体系结构和标准实施等三个层面分析，中国化妆品标准体系建设有走向统筹管理、发展高质量标准和标准实施趋实的发展趋势，尤其强调有组织地规划标准体系建设和制修订标准。

（一）标准体系进入统筹规划

当前中国化妆品行业正迈向高质量发展，健全完善的化妆品标准体系是支撑高质量发展的重要组成部分，因此明确主体，统筹设计，谨密规划，有序推进覆盖源头、过程、产品、服务等上下游核心供应环节的标准体系建设将是未来的发展趋势，统筹规划标准体系建设，有组织地推进标准制定，促进行业高质量发展。2022 年 3 月 15 日，国家药监局发布《国家药监局综合司关于公开遴选化妆品技术规范委员会委员的通知》，正式启动化妆品技术规范委员的组建工作，进一步加快推进化妆品标准体系建设的统筹规划工作。

（二）高质量标准越来越多

随着科技的不断创新以及市场、消费者对化妆品品质需求的不断提升，标准体系日趋完善，化妆品行业发展更倾向于高质量发展，高质量标准的需求将不断增多。例如，2022 年施行的团体标准中，植物原料提取标准在原料标准总量中占比 83.33%，可以看出，高质量的植物原料标准将越来越多，其他如数据安全标准、网络信息安全标准、绿色环保标准、低碳排放标准、社会责任标准、可持续发展标准等高质量标准也将越来越多。高质量标准越多，化妆品标准体系建设管理水平越高，支撑化妆品行业高质量发展的作用越大。

（三）标准实施越来越实

化妆品行业高质量发展，将更加强调标准实施效果，标准实施越高效，对行业高质量发展的支撑作用越大。标准实施对于确保化妆品的质量、安全

和可靠性具有重要意义，通过规范化的标准实施，可保障化妆品从研发到售后等各个环节符合相关要求，过程更加规范、高效，能够及时发现和纠正潜在问题，提升化妆品质量水平，提高产品的可持续性和环境友好性。2022 年 7 月，国家发布《关于印发贯彻实施国家标准化发展纲要行动计划的通知》，明确了要强化标准实施与监督，推进标准高效实施。

四、加强中国化妆品标准体系建设的策略

基于标准体系建设过程中面临的挑战和未来的发展趋势走向，我们认为，无论是标准制定的组织者、标准实施的监管者，还是执行标准的使用者，都应该顺势而为，共同建设完善符合中国化妆品产业高质量发展的标准体系。

（一）加强标准体系的顶层设计

深化认识中国现代化对化妆品行业的发展诉求和对标准体系建设的新要求，各级标准主管部门要加强各层级标准体系的顶层设计，有步骤有计划地推进化妆品标准体系建设，尤其要注意关键原料标准和高质量标准供给不足的问题，坚持用化妆品监管法规制度巩固标准体系建设成果，真正建立"最严谨的标准"。

（二）加强引导提高标准化意识

标准实施的监管部门应加强引导化妆品行业从业人员和相关利益相关方增强标准化的认识，广泛开展宣传教育，建立标准化知识库和交流平台。同时与标准化科研机构、行业协会、检测机构等建立合作关系，共同开展标准化培训、实施和监督等工作，形成合力，推动标准化意识的普及和提高。

（三）加强标准学习促实施落地

各类市场主体要加强学习化妆品相关的法规政策、技术标准和质量管理知识，不断提升化妆品专业知识和技能，了解最新的化妆品标准要求和技术发展趋势，主动对标国内外先进标准，不断更新知识储备，并按标准要求自

觉用标，在实际工作中积极贯标，避免违规违法，真正走向高质量发展。

〔作者单位：丘磊生　苏剑明，香山化妆品产业研究院；
朱淑贤　陈景权，东方皮肤医学研究（广东）有限公司；
谢志洁，中国药品监督管理研究会化妆品监管研究专业委员会〕

扫码看参考文献

监管科学篇

2022 年中国化妆品监管科学研究进展

李彬　黄浩婷　黄泳仪　苏剑明　谢志洁

摘要： 本文介绍了中国化妆品监管科学的发展概况及 2022 年的研究内容，重点展示了其在新工具、新方法和新标准等方面的研究成果。分析了 2022 年化妆品监管科学存在的问题，如新兴技术研究需要加强、新兴销售渠道监管研究需要加强、可持续发展研究需要加强等。提出了未来中国化妆品监管科学研究的趋势，包括信息化数字化建设、重视可持续发展研究以及加强社会力量参与监管科学研究等。

关键词： 化妆品　监管科学　药品监管　科学行动计划

在第六届中国药品监管科学大会上，《中国药品监管的科学化进程与发展前瞻》报告指出"监管科学是应对科技创新、产业发展、健康需求等多方位挑战的时代产物，是监管机构基于药品安全监管职责和满足公众健康需求使命而主动采取的变革性措施。监管科学作为新兴的前沿交叉科学，不能孤立存在于监管事务之外，必须在监管事务中实际运用，为科学监管和监管决策提供新的科学证据。监管科学新工具、新方法、新标准的开发应用直接决定了新兴科技能否及时引入监管决策，是监管机构履行职责和使命的现代化装备和手段，最终可帮助监管机构履行监管事务和监管决策提高效益。"因此，化妆品监管科学可以理解为是针对化妆品前沿技术、新兴业态开发建立新工具、新方法、新标准的科学，旨在为监管决策提供科学和技术支持。本文从新工具、新方法、新标准三个维度，对中国化妆品监管科学的发展进程特别是 2022 年研究进展进行现状扫描、问题探讨、趋势分析，为后续中国化妆品监管科学研究发展提出意见建议。

一、中国化妆品监管科学的发展概况

（一）中国化妆品监管科学发展进程

我国化妆品监管科学在 2019 年才正式启动，虽然仍处于起步阶段，但发展速度较快，也取得了显著成效，见图 1。经过 4 年努力，我国药品监管科学行动计划已形成了重点研究项目、研究基地、重点实验室"三驾马车"并驾齐驱的创新支撑体系。目前监管科学行动计划已立了 10 个重点项目，其中化妆品领域 2 个，占 20%；认定了 14 家监管科学研究基地，其中化妆品监管科学研究基地包括北京工商大学和江南大学 2 家，占 14%；认定了 117 家国家药品监督管理局（简称国家药监局）重点实验室，其中化妆品 10 家，占 8%，具体见表 1。

在转化应用系列新工具、新标准、新方法等方面也取得了一定的成果，据国家药监局统计，截至 2021 年 10 月，中国药品监管科学行动计划首批重点项目已形成新工具、新方法、新标准 101 项，其中药品领域 50 项，医疗器械 35 项，化妆品 16 项，已有 45 项发布并应用于药品监管工作中。

表 1 化妆品监管科学行动计划中化妆品监管科学重点实验室名单

批次	序号	实验室名称	依托单位
第一批	1	化妆品风险评估重点实验室	广东省药品检验所
	2	化妆品监测评价重点实验室	上海市食品药品检验所
	3	化妆品监测评价重点实验室	深圳市药品检验研究院
	4	化妆品动物替代试验技术重点实验室	浙江省食品药品检验研究院
第二批	5	化妆品研究与评价重点实验室	中国食品药品检定研究院
	6	化妆品原料质量控制重点实验室	山东省食品药品检验研究院
	7	化妆品质量控制与评价重点实验室	北京大学第一医院
	8	化妆品安全评价重点实验室	南方医科大学
	9	化妆品质量研究与评价重点实验室	江南大学
	10	化妆品人体评价和大数据重点实验室	四川大学

2017 年

2017 年
中国工程院向原国家食品药品监督管理总局提交《药品监管科学发展战略研究报告》

2019 年

2019 年 4 月
国家药监局启动实施中国药品监管科学行动计划，确定首批九个重点研究项目，其中包括化妆品领域的安全性评价方法研究

2019 年 7 月
国家药监局正式下发《关于实施中国药品监管科学行动计划的通知》（国药监科外【2019】23 号），明确目标任务、工作原则、重点项目、时间安排及保障措施

2019 年 7 月
国家药监局认定首批 45 家重点实验室，其中化妆品重点实验室 4 家

2019 年 12 月
国家药监局印发《国家药监局重点实验室管理办法》，规范国家药品监督管理局重点实验室的申请与评审、运行与管理、考核与评估等管理工作

2020 年

2020 年 1 月
认定 12 家监管科学研究基地，其中北京工商大学和江南大学作为国家药品监督管理局化妆品监管科学研究基地

2021 年

2021 年 2 月
认定第二批 72 家重点实验室，其中化妆品重点实验室 6 家

2021 年 6 月
国家药监局下发《关于实施中国药品监管科学行动计划第二批重点项目的通知》（国药监科外【2021】37 号），其中化妆品领域的有一个：化妆品新原料技术指南研究和化妆品安全监测与分析预警方法研究

2021 年 12 月
认定 2 家监管科学研究基地

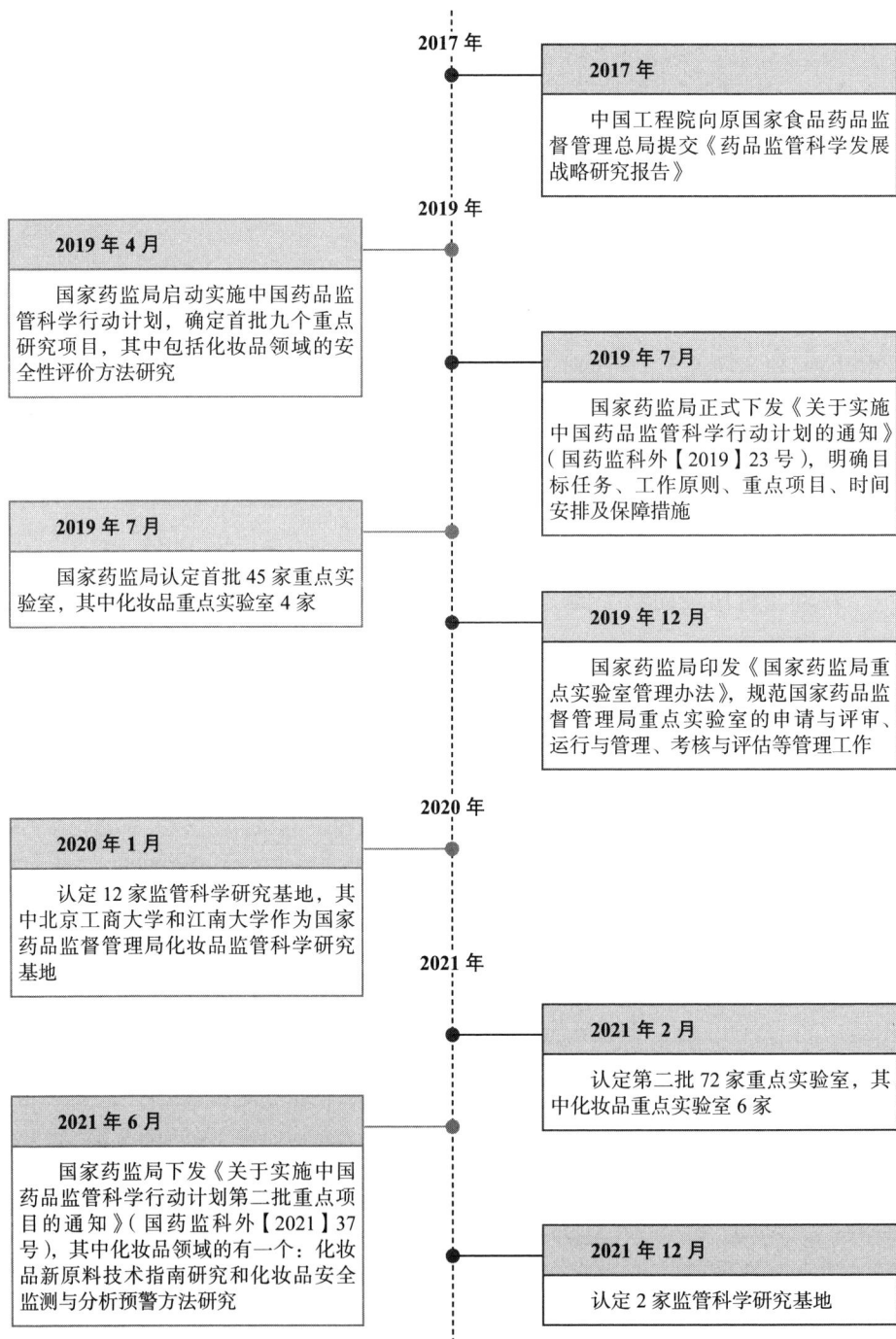

图 1　中国化妆品监管科学行动的发展历程

（二）2022 年中国化妆品监管科学研究内容

2021 年 6 月，国家药监局发布了第二批 10 个重点项目，本次项目执行周期原则上为 2 年，其中包括化妆品新原料技术指南研究和化妆品安全监测与分析预警方法研究。该项目由国家药监局化妆品监管司牵头，中国食品药品检定研究院（简称中检院）和国家药监局药品评价中心、食品药品审核查验中心等 18 家相关单位参与实施，2022 年化妆品监管科学的主要研究任务也基于该项目开展，具体见表 2。

表 2　中国药品监管科学行动计划——第二批重点项目研究内容及进展

化妆品新原料技术指南研究和化妆品安全监测与分析预警方法研究	
子任务	子项目
任务 1：化妆品植物原料、生物技术原料质量标准体系发展规划和质量标准研究	项目 1：替代毒理学方法体系研究 形成《化妆品植物原料质量标准体系发展规划》 开展藻类、积雪草等原料的标准体例制定
	项目 2：风险评估体系研究 探索建立我国化妆品生物源性原料的标准体系 制定生物源性原料通用标准
任务 2：创新技术化妆品新原料技术指南和审评指导原则	项目 1：注册备案管理体系的研究建立 制定《化妆品新原料安全评价技术指南（初稿）》，从三个维度即新原料组成、起始物和制备途径对新原料定义的内涵与外延进行详细界定
	项目 2：相关信息化系统优化升级 对新原料的制备工艺、质量控制标准、安全评价和安全监测等相关内容做进一步细化规定与要求，以满足新法规下化妆品行业发展和监管需求
任务 3：化妆品安全监测与分析预警方法研究	项目 1：初步建立化妆品高风险物质筛查平台
	项目 2：形成化妆品快速筛查方法和产品评价技术规范
	项目 3：初步建成化妆品风险舆情监测系统
任务 4：化妆品不良反应监测	完成《国外化妆品不良反应监测制度汇编》
	起草一项化妆品不良反应判断标准（初稿）
	制定了化妆品不良反应监测配套指南文件
任务 5：化妆品检查技术支撑体系构建研究	完善《化妆品注册备案现场核查管理规定》，规范化妆品注册备案现场核查
	已起草染发化妆品、烫发化妆品、祛斑美白化妆品、防晒化妆品等 8 项检查技术指南初稿

（三）2022 年中国化妆品监管科学研究成果

基于对国家药监局及其直属单位网站以及相关学术研讨会议等公开信息的不完全收集整理，2022 年中国化妆品监管科学研究主要取得了以下研究成果。

1. 新工具

中检院优化重构了原化妆品行政许可系统，打造了全新的化妆品智慧申报审评系统（ECSIE），建立起一系列智慧审评要点，梳理了数字化审评逻辑，探索信息技术在化妆品技术审评中的应用。新版国家化妆品不良反应监测系统上线运行，化妆品电子注册证正式实施。四川大学重点实验室探索研究基于互联网舆情知识图谱的化妆品风险预警，通过利用大数据和互联网舆情信息，提前预警化妆品可能存在的风险。深圳市药品检验研究院开展高风险物质评估机制研究，并据此进行了风险物质评估实测，根据评估建议，硝基甲烷被列入《化妆品禁用原料目录》（2021 年版）。

2. 新方法

中检院提高化妆品靶向和非靶向风险物质的筛查识别能力，已构建的化妆品安全风险化合物数据信息库已涵盖 1000 多种风险物质，能够实现对风险物质的快速广谱筛查。江南大学研究基地以筛选出的《已使用化妆品原料目录（2021 年版）》中 462 种生物源性原料为基础，提出了相关释义、分类、命名原则，并将按类别建立风险物质筛查、安全评估、质量评价与控制等方法及标准体系。广东省药品检验所开展化妆品安全突发事件应急检验模式研究与构建，其经验做法在全省得到推广。上海市食品药品检验所开展了化妆品中违禁添加的抗感染药物的筛查与检测研究，改善化妆品中抗感染类药物检测方法，建立了 160 余种抗感染类药物的液相色谱 – 四极杆 – 飞行时间质谱法。浙江省食品药品检验研究院开展了动物替代技术在化妆品风险监测中的应用研究，建立了体外方法体系，解决了单一体外方法应用受限的问题，为化妆品功效评价提供技术支持。

3. 新标准

国家药监局成立化妆品技术规范委员会。发布了《化妆品中莫匹罗星等 5 种组分的测定》等 5 个化妆品补充检验方法，进一步完善化妆品补充检验方法体系。还发布了《化妆品生产许可管理基本数据集》等 5 个信息化标准，填补了化妆品监管信息化标准体系的空白。中检院起草了《儿童化妆品技术指导原则（征求意见稿）》。国家药监局药品评价中心制定了《化妆品注册人、备案人化妆品不良反应收集和报告指导原则（试行）》。国家药监局食品药品审核查验中心起草《化妆品监督检查管理规定》《化妆品检查机构建设规范》《化妆品检查员继续教育纲要》等文件，为制定监督检查政策和制度提供依据。北京工商大学研究基地选取使用频次高、使用量大、安全风险较大的代表性植物原料建立相应标准体系。山东省食品药品检验研究院开展化妆品原料质量控制技术及标准研究，参与制定了牡丹系列原料、玻色因系列原料、蓝酮肽原料等团体标准。

二、中国化妆品监管科学研究面临挑战

中国化妆品监管科学研究虽然已经取得了明显进步，但与化妆品产业的快速发展和国际先进水平相比较，面临着在新兴技术、线上营销、可持续发展等方面的监管科学研究相对滞后的挑战。

（一）新兴技术监管科学研究要加强

目前化妆品监管科学研究主要集中在风险评估、动物替代试验、原料质量控制、安全评价、人体评价等基础性技术问题上。然而，随着科技的不断进步和新技术的涌现，纳米技术、生物技术等前沿技术在化妆品领域的应用日益增多，这些新技术是保持化妆品产业竞争力的关键，但可能带来新的安全隐患。目前我国化妆品监管科学针对这些新兴技术的研究不多，在跟踪研究国际领先技术方面也需要加强。

（二）线上渠道监管科学研究要加强

目前以线上网络销售渠道为主的消费者比例已超过线下专柜、线下商超，内容分享平台和直播电商近年来得益于明星带货和种草等概念也受到越来越多消费者的喜爱。电商渠道的快速发展和多样化的营销手法使得监管面临新的挑战，如虚假宣传、夸大功效或隐瞒风险等问题，现有的监管框架可能无

法适应电商和直播销售的特点和需求。但目前监管科学针对新兴销售渠道监管的研究较少，网售化妆品和直播销售的监管及研究需要加强。

（三）可持续发展监管科学研究要加强

可持续发展是化妆品产业发展的重要方向。国际上化妆品发达地区无不在强调可持续发展，并为此开展了大量研究，如环境友好型化妆品的研发，推动绿色、可再生资源的应用，减少对环境的负面影响，研究并制定相应的环境标准和评估方法等，从而确保化妆品生产和消费的环境友好性，促进行业可持续发展。我国目前监管科学研究领域对可持续发展方面的研究相对较少，对于绿色生态和环保理念方面的探索和研究还需要加强。

三、中国化妆品监管科学研究发展趋势

化妆品监管科学的研究是一个长期的、全面的系统工程，不可能一蹴而就。从中国化妆品监管现实需求来看，未来化妆品监管科学在研究手段上将更加注重数字化的应用，在研究追求上将更加追求可持续发展的目标，在研究力量上更加强化社会力量的参与。

（一）注重信息化数字化建设，引领监管现代化

《药品监管网络安全与信息化建设"十四五"规划》明确提出"以信息化引领药品监管现代化"，信息化和数字化是提升监管效能、促进产业发展的关键手段。在化妆品领域，化妆品注册备案实现"一平台"办理、"互联网＋政务服务"平台不断完善，信息化标准体系逐步建立，电子注册证正式实施，化妆品监管正朝着以信息化引领监管现代化的道路迈进。

（二）追求可持续发展研究，促进行业高质量发展

随着化妆品产业的扩大和社会对可持续发展的日益关注，消费者对于化妆品在追求安全性的同时，日益重视绿色环保、功能性和个性化等方面。因此，化妆品监管科学研究也将在保障安全的基础上，追求更综合的促进行业高质量发展的方向。可持续发展研究将成为监管科学研究的重点，促进化妆

品产业迈向高质量发展道路。

（三）强化社会化力量的参与，形成综合研究网络

近年来，国家药监局设立监管科学研究基地、重点实验室，就是充分利用地方监管力量和高校资源扩大了研究力量。目前，企业潜在的活力尚未充分激发，社会组织的参与度还相对较低。监管科学是综合学科的知识体系，又是创新实践的系统工程，需要政府部门、高校、企业、社会组织等共同参与研究，形成多方合作参与的更加综合、全面的研究网络将成为监管科学研究的重点。

（作者单位：李彬　黄浩婷　黄泳仪　苏剑明，

香山化妆品产业研究院；

谢志洁，中国药品监督管理研究会化妆品监管研究专业委员会）

扫码看参考文献

新的应用场景下化妆品的风险研究进展及管理展望

赖维　叶聪秀

摘要： 随着中国人民生活水平的不断提高，医学美容技术的发展，各种新的美容方式层出不穷，化妆品的使用跟着出现了多种新的应用场景。但目前关于新的应用场景的研究和报道相对较少。本报告主要通过新应用场景的主要分类、新的应用场景下使用化妆品可能产生的风险及目前的风险管理现状来分析化妆品在新的应用场景下的现状、矛盾及未来展望。随着新应用场景下化妆品使用需求的不断增加，未来需要政府、化妆品企业、化妆品经营者以及化妆品不良反应监测机构多方的共同努力，以生产出更多安全的适用于不用应用场景的化妆品。

关键词： 化妆品　应用场景　风险　风险管理

随着中国人民生活水平的不断提高，医学美容技术的发展，各种新的美容方式层出不穷，化妆品的使用也跟着出现了多种新的应用场景。本文就新的应用场景的分类，新的应用场景分类下使用化妆品可能产生的风险，我院2020—2022年新的应用场景下化妆品的风险现状调查结果，以及目前监管现状的阐述，最后提出对此类新的应用场景下化妆品风险管理的展望。

一、中国化妆品应用场景的发展情况

（一）化妆品常见的应用场景

鉴于对化妆品的认知，化妆品是指以涂擦、喷洒或者其他类似方法，施用于皮肤、毛发、指甲、口唇等人体表面，以清洁、保护、美化、修饰为目的的日用化学工业产品。因此，化妆品的普通应用场景是应用在健康的皮肤、敏感性皮肤或"痘痘肌"等。

（二）化妆品新的应用场景

近年来，随着医学美容技术的发展，各种新的美容方式层出不穷。化妆品的使用也跟着出现了多种新的应用场景。这些应用场景主要包括以下几大类。

1. 医学美容术后使用化妆品

医学美容手术主要分为有创和无创两种，其中无创医学美容手术主要包括光子嫩肤、热玛吉等，而有创医学美容手术主要包括点阵激光、射频激光等。在进行这些医学美容手术后，无论是在术后早期还是晚期，都有不同的皮肤护理需求，需要使用相应的化妆品。

2. 微针或微晶配合化妆品使用

通过微针、微晶等方式打开皮肤通道，将化妆品导入皮肤。

3. 超声或电离配合化妆品使用

通过超声导入、电离导入等方式，将化妆品导入皮肤。

4. 可溶性微晶贴

以透明质酸钠为基质材料，通过特殊工艺制备成可溶性微晶护肤类化妆品。此类产品使用至皮肤时，会在皮肤表面形成微孔道，微晶功效性或活性成分会在微孔道中溶解、渗透到达皮下。

5. 其他器械配合使用化妆品

例如，某些眼霜会配合使用高频振动器械促进产品的吸收。

二、化妆品在新的应用场景下可能产生的风险

（一）有创应用场景可能产生的风险

上述应用场景中，有创医学美容术后使用化妆品、微针或微晶配合化妆品使用、可溶性微晶贴的共同特点是，会使皮肤产生创面，皮肤通道会被打开。在皮肤通道被打开后，化妆品中的有些成分，例如防腐剂、乳化剂、防晒剂等本身不会引起正常皮肤反应的物质，会通过打开的皮肤通道进入表皮

深层甚至真皮，引起各种皮肤刺激及炎症反应，甚至由于透皮吸收的增加，引起皮肤以外的全身系统反应；化妆品中极少量的微生物容易透过皮肤屏障，引起皮肤甚至全身的感染；化妆品中某些大分子物质，还容易在皮肤通道中堆积，引起皮肤的异物反应，形成肉芽肿等。

（二）无创应用场景可能产生的风险

上述应用场景中，无创医学美容手术后使用化妆品、超声或电离配合化妆品使用、其他器械配合使用化妆品，虽然不会形成皮肤创面，但是对皮肤屏障会形成不同程度的损伤。普通化妆品应用在皮肤屏障受损的皮肤上，更容易引起皮肤刺激及过敏反应。

三、新的应用场景下化妆品的风险现状初步调查

（一）新的应用场景下化妆品的风险调查方法

通过对中山大学附属第三医院（天河院区）2020—2022 年收集的接受过医学美容治疗后使用化妆品发生化妆品不良反应的病例进行分析。重点关注在医学美容治疗后这类新的应用场景下，化妆品不良反应的发生概率及特性。

（二）新的应用场景下化妆品的风险调查分析

1. 新的应用场景下化妆品不良反应的发生率

总体数据显示：2020 年度收集的 137 例化妆品不良反应病例中共发现 16 例与新的应用场景相关，发生率为 11.68%；2021 年度收集的 196 例化妆品不良反应病例中共发现 18 例与新的应用场景相关，发生率为 9.18%；2022 年度收集的 153 例化妆品不良反应病例中共发现 16 例与新的应用场景相关，发生率为 10.46%（图 1）。2020—2022 年平均发生率维持在 10% 左右。

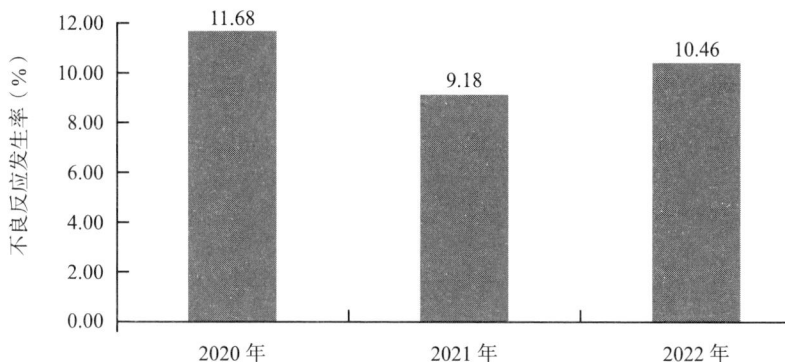

图 1　2020—2022 年新的应用场景化妆品不良反应发生率

2. 新的应用场景下化妆品不良反应的具体特性

数据显示，2020—2022 年发现的 50 例新的应用场景下化妆品不良反应中，女性占 97.8%，男性占 2.2%；年龄范围为 21~54 岁，平均年龄为（33±8.8）岁；其中有 30.4% 既往无化妆品过敏史，21.7% 既往有化妆品过敏史；自觉症状主要为瘙痒（80.4%），其次为灼热（10.9%）、疼痛（4.3%）和干燥感（2.2%），详见图 2；97.8% 发生在面部；皮损表现主要为红斑，占 93.5%，罕见丘疹（4.3%）和色素沉着（2.2%），详见图 3；化妆品类别超过 45.7% 为国产普通用途化妆品，13% 同时涉及多个产品类别，4.3% 为进口普通用途化妆品，详见图 4；化妆品用途 / 功效主要为护肤类，超过 82.6%，其次为祛斑美白类，占 10.9%，防晒类，占 4.3%，详见图 5；化妆品的来源，97.8% 来源于美容美发机构；其中只有 50% 的化妆品可以查到备案号或注册号。

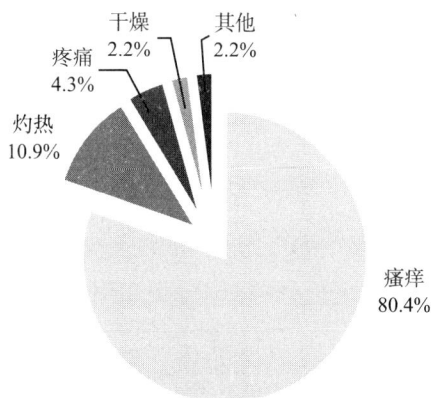

图 2　新的应用场景下化妆品不良反应自觉症状占比

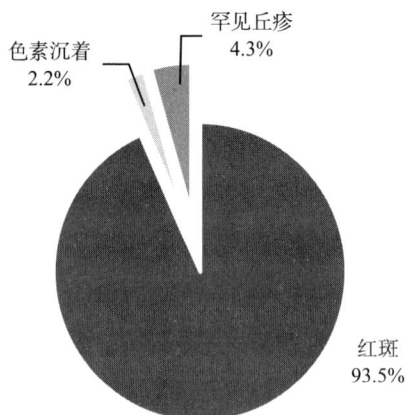

图3 新的应用场景下化妆品不良反应皮损表现占比

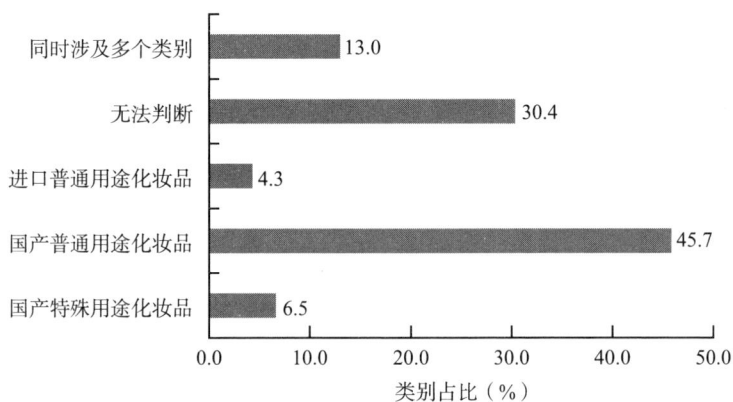

图4 新的应用场景下化妆品类别占比

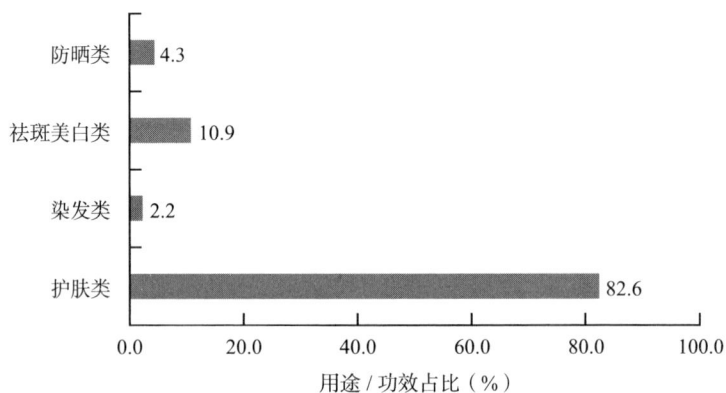

图5 新的应用场景下化妆品用途／功效占比

四、新的应用场景下化妆品的风险管理现状

（一）上报率低

由于消费者个人，化妆品注册人、备案人，受托生产企业，化妆品经营者，甚至少部分医疗机构对于新应用场景下皮肤的变化认识不足，不能鉴别新应用场景下化妆品不良反应与可疑化妆品的相关性，不重视化妆品不良反应患者的医学美容治疗既往史等多方面原因，导致新的应用场景下化妆品不良反应出现漏报或错报的情况。

（二）监管困难

由于新的应用场景层出不穷，使用方式隐秘、取证困难，同时缺乏相关的监管指导文件，导致监管部门对这些新应用场景的化妆品的监管困难。

五、新的应用场景下化妆品的发展趋势和风险的矛盾

近年来，随着中国人民生活水平的不断提高，医学美容的需求越来越大。据统计，我国的医疗美容手术每年以超过 200% 的速度增长，且有逐渐年轻化的趋势。据调查，在校大学生中已经接受过医疗美容的人数，北京为 4.2%，成都为 10.1%，广州为 9.4%，呼和浩特为 9.8%。据艾媒咨询数据显示，医美市场用户规模在 1813 万人左右，预计 2023 年我国医美用户将突破 2300 万人。由此可见，对于医学美容术后等新应用场景下皮肤护理的需求也会随之井喷式增加。但是，目前的初步调查显示，新应用场景下化妆品的使用，具有风险高、发生率高、临床表现较重、以国产普通用途护肤类化妆品为主、主要来源于美容美发机构及化妆品合法性较低等特点。两者之间存在明显的供需矛盾，因此未来的发展趋势应该是结合政府、化妆品企业、化妆品经营者以及化妆品不良反应监测机构之力，共同推进新的应用场景下化妆品的高质量发展，让化妆品为各种美容方式保驾护航，与各种美容方式相得益彰，成就中国人民的"美丽"梦想。

六、新的应用场景下化妆品的风险管理展望

（一）加强研究

由于目前关于此类应用场景化妆品的风险研究及报道非常少，因此建议加强此类应用场景，包括有创或无创应用场景下化妆品安全性的系统研究，为将来新的应用场景下化妆品的监管政策的制定提供理论依据。

（二）分类监管

根据不同的应用场景，采取不同的监管方式。风险程度低的，建议纳入特殊用途化妆品进行注册管理，并提高此类化妆品的安全性检测要求，如需要提供人体皮肤斑贴试验检测报告，同时提高此类化妆品的功效宣称检测要求，要求提供人体功效评价报告等；风险程度高的，建议纳入械字号产品管理；属于违规应用的，应坚决打击处理。

（三）制定各种相关指南

针对各种不同的应用场景，制定各类相适应的指南。例如，可制定新应用场景下化妆品的标签管理指南，对于新的应用场景下化妆品的标签进行特殊管理，加上特有的标志、注明特殊使用场景等。可根据不同应用场景对皮肤造成不同深度的创伤、各阶段皮肤护理特点等制定适用于不同应用场景化妆品的使用指南，以规范不同应用场景下化妆品的正确使用，减少风险的发生。

（作者单位：赖维　叶聪秀，国家化妆品不良反应监测评价基地、中山大学附属第三医院化妆品评价中心）

扫码看参考文献

基于互联网舆情知识图谱的化妆品
风险监测系统研究及应用

李利　闵圣捷　黄楠　方波　李琛鸽

摘要：随着化妆品市场的不断扩大，化妆品引起的不良事件仅依赖事后上报的监测模式已不能满足风险防范的需求。本文提出了一种基于互联网舆情知识图谱的化妆品风险监测系统，经过初步验证，基于该知识图谱，可以实现对化妆品不良事件的实时监测，及时发现和应对潜在的化妆品风险。

关键词：化妆品　风险评估　风险监测　化妆品舆情　知识图谱

一、化妆品政策监管环境发展趋势

在中国，随着《化妆品监督管理条例》（简称《条例》）的实施，相关的监管部门也纷纷作出了响应。我们对国家药监部门、市场监管部门等在2022—2023年5月期间共发布和实施的19项相关法规和通告进行了详细分析。值得注意的是，在最新发布的法规中，主要突出了对《条例》所涉及的原料、产品、生产、经营等方面的全面严格事前和事中监管要求的落实。同时，全新版本的国家化妆品不良反应监测系统已经上线运行，旨在提升化妆品不良反应报告、分析和评价的工作效率，也彰显了对化妆品事后监管环节的高度重视。

然而，事后监管的难度往往高于事前和事中的监管。特别是在互联网高速发展的背景下，化妆品的销售渠道已经由传统的实体店铺拓展到各种线上电商平台、社交媒体和直播平台。这种销售渠道的多元化，使得化妆品从生产到消费的全链条更加复杂，对监管机构的技术能力和管理水平提出了更高的要求。同时，网络销售的跨地域性和匿名性也为违规行为提供了空间，进一步增大了事后监管的难度。因此，实现有效的事后监管需要化妆品监管机构具备全面深入的市场洞察力，细致精准的监管手段，以及强大的技术支持。这是一项颇具挑战的任务，但只有如此，才能确保化妆品的全生命周期得到有效监管，从而更好地保护消费者的权益，确保化妆品的安全和质量。

二、化妆品不良反应监测及面临的问题与挑战

在化妆品事后监管环节中，对化妆品不良反应的风险监测尤其关键。它直接关系到消费者的健康和安全，是化妆品安全的一道重要防线。

1. 化妆品不良反应的定义

化妆品不良反应是指人们在日常生活中正常使用化妆品所引起的皮肤及其附属器官的病变，以及人体局部或全身性损害。不包括生产、职业性接触化妆品及其原料和使用假冒伪劣产品所引起病变或者损害。

《化妆品皮肤病诊断标准及处理原则》中对化妆品不良反应的诊断标准进行了阐述，并将化妆品不良反应分为化妆品接触性皮炎、化妆品痤疮、化妆品毛发损害、化妆品甲损害、化妆品光感性皮炎、化妆品皮肤色素异常、化妆品荨麻疹等。

2. 化妆品不良反应的普遍性

（1）化妆品用量越来越大　化妆品已经成为人们日常生活中不可或缺的一部分。从环境工作小组（EWG）公布的数据来看，女性平均每天使用12种个人护理产品和（或）化妆品，其中包含168种不同的化学物质。如果一位女性每天都化妆，平均经过皮肤吸收的化学物质可达2.3千克/年。而男性虽然较少使用此类产品，但平均每天仍会使用6种个人护理产品，大约会接触到85种化学物质。

（2）化妆品用户群体越来越广　目前的化妆品用户群体已经不仅仅局限于成年人群体，还包括青少年和儿童（据统计，青少年平均每天使用17种个人护理产品）。这一群体对于化妆品的需求则更倾向于天然、温和的化妆品来保护自己的皮肤健康。

（3）化妆品不良反应越来越多　如今的化妆品不良反应事件随处可见。在各大电商网站评论中、化妆品测评应用程序以及社交媒体，经常出现化妆

品不良反应相关的评论和报道。化妆品不良反应事件不仅引发了消费者的担忧和不信任，也使得化妆品企业面临着巨大的舆论压力和声誉风险。

（4）化妆品不良反应上报率低　不管是医院皮肤科的医疗诊断病例、消费者投诉，亦或是电商网站评论中的不良反应使用反馈，都只是冰山一角。绝大部分用户在发生不良反应后仅仅只是停止使用该款化妆品，而不会到专业的皮肤科进行医疗诊断或是上报。

3. 化妆品不良反应监测面临的问题

随着大众越来越注重产品的安全性，对于化妆品不良反应的监测将成为今后的工作重点。但如今，对于化妆品不良反应事件监测却面临诸多问题。

（1）化妆品不良反应发现模式被动　一般来讲，医院皮肤科处于被动式的接诊状态，而化妆品评价中心则依赖不良反应患者的主动上报，这就导致了对于市场上的化妆品不良反应事件感知比较被动，对于未上报的化妆品风险预见性不强。

（2）化妆品不良反应检测成本较高　对于化妆品不良反应的检测，一般的流程为患者出现不良反应—医院挂号—皮肤科医师接诊—反应室填写信息并拍照—进行斑贴测试—上报及存档—48小时后出具报告—医师再次处理—得出诊断结论。从整套流程中可以看出，这种模式是比较繁琐的，且医护人员还需对患者进行48小时的流程跟进，耗时耗力，成本较高，无法大规模开展。

（3）化妆品不良反应数据来源不完整　对于化妆品不良事件数据采集，传统数据来源主要为医院就诊记录以及不良反应事件上报，这就面临样本数据较少、数据来源不完整的问题。而在信息化飞速发展的今天，除了医院皮肤科就诊记录、用户投诉反馈以外，还有各大电商网站、化妆品测评APP、社交媒体上的信息也能反映很大一部分化妆品不良反应风险，方便在数据来源渠道上进行拓展。

三、基于互联网舆情知识图谱的化妆品风险监测系统

为解决化妆品不良反应监测中面临的问题，本文提出基于互联网舆情知识图谱的化妆品风险监测系统，该系统通过收集和分析互联网上的化妆品相

关舆情，并整合化妆品产品数据、检测数据、上报数据以及互联网舆情数据，构建一套化妆品大数据智能监管知识图谱，通过该图谱，可以快速分析并发现可能存在的化妆品安全隐患。

（一）整体流程

基于互联网舆情知识图谱的化妆品风险监测系统整体流程如图1所示，其中主要包含数据采集与治理、化妆品监管知识图谱构建、风险预警模型构建三大部分。

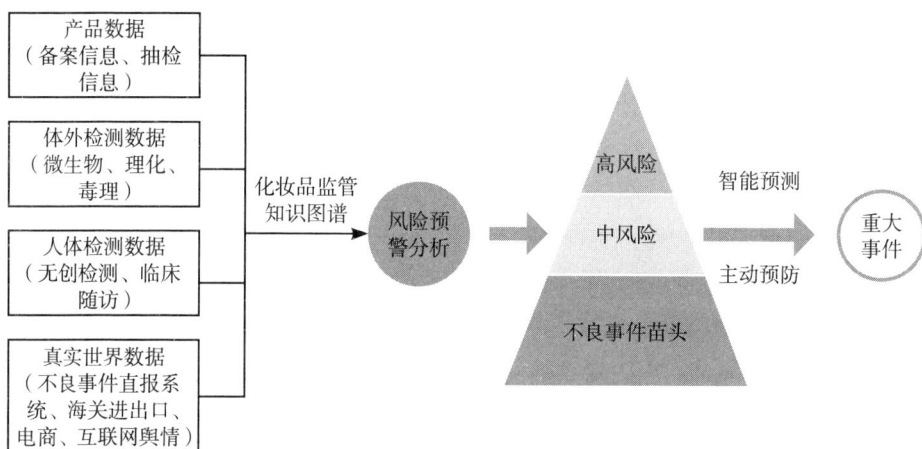

图1 风险监测系统整体流程图

（1）数据采集与治理 通过进行实时的数据采集与数据治理，将产品数据（如化妆品备案信息、抽检信息等）、体外检测数据（如微生物、理化、毒理检测数据）、人体检测数据（如无创检测、临床检测数据）以及其他数据（如化妆品评价中心的不良反应事件直报系统、海关进出口、电商网站评价、互联网舆情等数据）进行整合，通过数据过滤与清洗，最终转换为可用的数据。

（2）化妆品监管知识图谱构建 将数据加工为知识图谱所需的三元组格式，构建涵盖产品信息、患者信息、症状信息的知识图谱。

（3）风险预警模型构建 通过构建实时舆情监测模型、计算预警指标、构建舆情预警模型，实现对具备不良反应舆情风险化妆品预警功能。同时，通过因子分析等方法，从变量群中提取共性因子，帮助发现疑似过敏原成分。并利用图谱算法构建智能问答系统。

（二）互联网舆情

（1）数据采集　主要包含对数据源的整理以及实时采集。其中数据源包含：①电商网站数据，如淘宝网、京东、拼多多、天猫商城、唯品会、苏宁易购；②化妆品测评 APP，如美丽修行、真我 APP、小红书、种草、闺蜜美妆、美肤家、抹茶美妆等；③社交媒体，如新浪微博、微信公众号、抖音、快手、百度贴吧、知乎等。

（2）数据处理　包含对数据的常规清洗，并使用自然语言处理（NLP）算法对评论数据中的虚假评论进行过滤，再对评论主题进行识别，筛选出与化妆品功效相关的评论，最后，还对评论进行了情感分析，确定用户对产品的情感倾向。

（三）知识图谱

（1）实体抽取　预先对舆情知识图谱进行本体构建，初步构建了人、产品、成分、功效、安全风险、评论主题六大本体。其中人指的是产品评价者，可以是线下真实世界的患者，也可以是网购的用户，人这个本体包含诸多评价者相关属性信息，如年龄、性别、肤质等。产品包含产品相关信息，如品牌、产地、价格、剂量等。成分、功效、安全风险也均是类似。评论主题则为所有产品评价的"不良反应主题 + 情感倾向"，如"过敏，好（正）"，就代表原评价是说这款产品不过敏，属于正向评价。构建完本体之后，将数据中的相应内容按照本体构造进行提取，最终形成实体。

（2）关系构建　构建本体之间的关系。如"人 – 使用 – 产品""产品 – 包含 – 成分""成分 – 具有 – 功效""成分 – 导致 – 安全风险""产品 – 有 – 评论主题""安全风险 – 关联 – 评论主题"。

（3）知识表示　将实体和关系转换成图谱节点和边的形式，构建知识图谱拓扑结构（图 2），后续的模型应用都在此基础上展开。

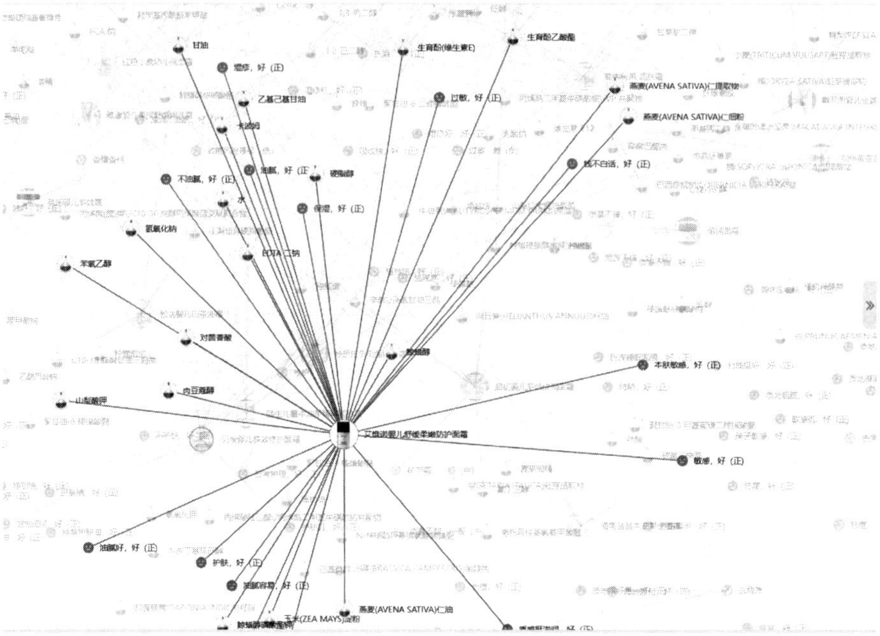

图2　儿童保湿类专题知识图谱

（四）模型应用

1. 化妆品风险预警

（1）实时舆情监测　对于互联网上的舆情数据进行实时采集，能够支持在系统中实时查看到最新的负面舆情。

（2）指标计算　通过与化妆品业务专家沟通，整理出了一系列可以衡量化妆品风险的指标，如差评数、差评率、差评率走势、差评主题、差评情感分等，这些指标可以直接衡量产品的化妆品风险态势，所以当模型推出预警之后，还能进一步通过知识图谱进行分析与研判。

（3）智能模型

①不良风险预测模型：使用图谱算法，对化妆品差评率走势、差评主题类型、用户负面情感程度进行多方面建模，预测化妆品的不良风险。

②不良事件苗头预警模型：使用网络动力学等模型分析化妆品网络舆情事件的热度，并预测该舆情接下来是否会大范围传播，最终形成热点。

2. 疑似过敏原分析

（1）共性成分分析　使用因子分析等方法，从变量群中提取共性因子。通过分析不良反应率高的产品中出现的共性成分，来找到疑似过敏原，再使用斑贴测试进行验证。

（2）特征重要性分析　先用化妆品成分构建不良反应预测模型，再计算每一个成分特征在模型中的重要性，从而确定哪一种成分对产品产生不良反应贡献的权重最大。

四、展望

化妆品监管的未来将呈现出更深入、更智能的发展趋势。在监管策略中，事后监管的手段将得到进一步深化，配合线上销售平台的全方位监管，以及互联网舆情数据，如化妆品评价的有效利用，使得监管部门可以更加准确地把握市场动态，及时识别和管理潜在风险。

同时，新兴的大数据和人工智能技术将与化妆品不良风险监测业务深度融合，带来更多的应用可能性。通过大数据算法，化妆品行业专家将能够进行更精准的风险预警和分析，同时，他们的专业知识和经验也会对算法的优化和升级起到指导作用。这样的相互协作和不断迭代将成为未来化妆品风险预警和分析的主流模式，极大提高了监管工作的效率和精度，从而更好地保障消费者的权益。

（作者单位：李利　闵圣捷　黄楠　方波　李琛鸽，
国家药品监督管理局化妆品人体评价和大数据重点实验室、
四川大学华西医院－化妆品评价中心）

扫码看参考文献

科学监管篇

◎ 2022 年中国化妆品注册备案研究报告

◎ 2022 年中国化妆品上市后监管研究分析报告

◎ 化妆品检查机构及检查机制建设调研报告

2022 年中国化妆品注册备案研究报告

蓝云萍　　龙清平　黄晓敏　　何秋星　　谢志洁

摘要：[目的] 分析研究 2022 年中国化妆品注册备案进展、挑战和未来趋势，提供发展应对策略。[方法] 基于 2022 年注册备案法规变化，对 2021 年及 2022 年注册备案相关数据进行对比研究。[结果] 2022 年中国化妆品注册备案呈现法规更完善、秩序更规范、产品更高质的态势；但也面临注册备案市场主体能力不足、监管能力需要提高的挑战。[结论] 加强市场主体能力建设、提高注册备案工作效率及完善产业结构，促进行业高质量发展的建议。

关键词： 化妆品　注册备案　秩序规范　产业结构　主体能力

注册备案是《化妆品监督管理条例》（简称《条例》）确立的最重要的化妆品上市后监管措施。2022 年是实施《条例》的第二年，众多与《条例》相配套的制度如原料备案、标签整改等多项注册备案制度的执行都在这一年，化妆品行业高度关注全新法规制度是否得到落实、注册备案秩序是否得到规范、产业发展是否得到促进，本文顺应行业诉求，以国家药品监督管理局（简称国家药监局）公开的化妆品注册备案数据为依据，对 2022 年中国化妆品注册备案进展、挑战、趋势进行了研究分析并提供了相应的发展应对策略。

一、2022 年中国化妆品注册备案工作情况

（一）总体情况

1. 注册备案法规更加完善

2022 年是化妆品行业的一个关键年，从原料备案到标签整改和多项法规

执行都在这一年。《化妆品安全评估技术导则》要求自 2022 年 1 月 1 日起开展化妆品安全评估,《化妆品功效宣称评价规范》要求自 2022 年 1 月 1 日起对化妆品的功效宣称进行评价,《化妆品标签管理办法》自 2022 年 5 月 1 日起施行,《儿童化妆品监督管理规定》自 2022 年 5 月 1 日起施行,与此同时,国家药监局关于实施《化妆品注册备案资料管理规定》有关事项的公告要求化妆品备案人应在每年 3 月 31 日前提交备案时间满一年普通化妆品的年度报告。这些相关规定及办法都对化妆品注册备案提出新要求。

2. 注册备案秩序平稳有序

2022 年化妆品注册备案数量见图 1。2022 年共注册备案化妆品 439575 件,较 2021 年同比下降 9.3%。从进口国产维度分析,2022 年,进口化妆品注册备案 12181 件,同比下降 39.1%;国产注册备案 427394 件,同比下降 8.0%。从产品类别维度分析,2022 年,特殊化妆品注册 4881 件,同比下降 23.2%;普通化妆品备案 434694 件,同比下降 9.1%。从是否自主生产维度分析,如图 2 所示,2022 年,代加工产品备案 84120 件,同比下降 31.3%,自主生产产品备案 358197 件,同比基本持平。上述数据表明,2022 年,在全新法规和新型冠状病毒感染疫情(简称新冠疫情)的双重影响下,无论是注册备案主体还是注册备案监管部门都面临一段适应期,注册备案虽然在数量上出现小幅下降,但总体保持在合理区间,注册备案秩序是规范有序的,市场反馈也是相对平稳的。

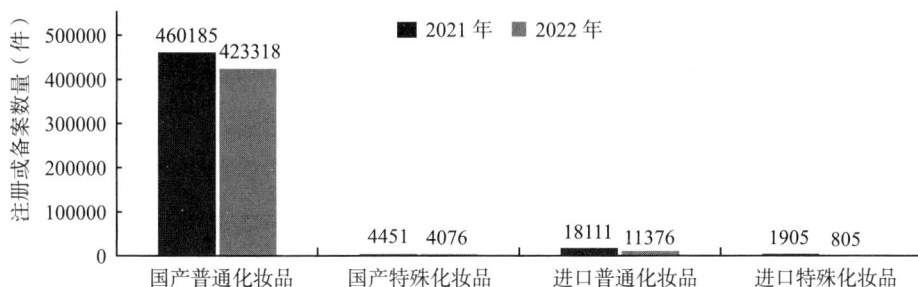

图 1　2021—2022 年中国化妆品注册或备案数统计图

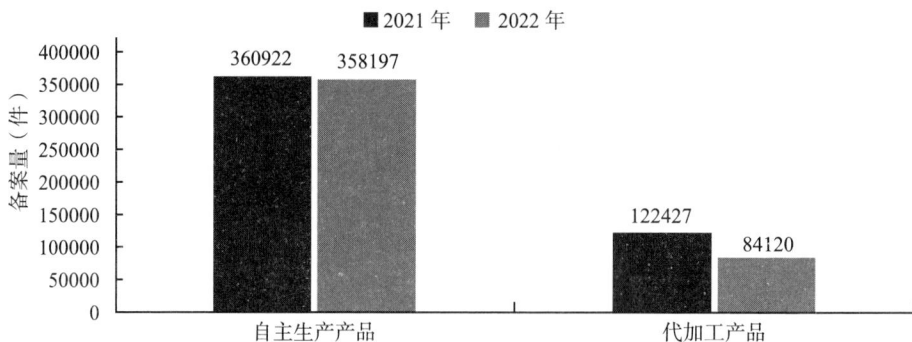

图2 2021—2022年国产化妆品自主生产与代加工备案数量统计图

3. 新原料备案爆发式增长

2022年共备案42件化妆品新原料，是2021年原料备案数（6件）的7倍，其中国产20件，进口22件。从使用目的来看，2022年备案原料主要集中在发用调理剂、清洁剂、乳化剂、抗氧化剂、保湿剂等，2021年备案原料主要集中在清洁剂、保湿剂、抗氧化剂等，使用目的范围呈现扩大趋势。从原料类型来看，2022年备案成分仍以化学原料为主，有27件，占64.29%；以生物技术原料为辅，有9件，占21.43%；动物原料、植物原料并列第三，各有3件。2021年备案的成分同样以化学原料为主，有5件，占比83.3%；其余1件为植物原料；总体来看，化妆品新原料来源更加广泛，除了化学原料，化妆品企业也重视对动物原料、植物原料及生物技术原料化妆品的研发。

（二）2021—2022年化妆品注册备案量前十品类分析及趋势研究

2022年化妆品注册备案前十的品类见图3，具体是护肤类（液态精华、乳液／面霜、贴片面膜）、清洁类（洁面、洗发水、沐浴露）和彩妆类（唇膏／口红、指甲彩妆、唇彩／唇蜜／唇釉）等。与2021年相比如图3所示，排名前三的也分别是液态精华、乳液面霜和贴片面膜，可见，化妆品的市场需求仍集中在大众关心的基础护肤功效产品，基础护肤品类仍为重点。值得注意的是，前十品类中，2021年面部护理套装及化妆水／爽肤水在2022年被唇彩／唇蜜／唇釉及香水替代，彩妆、个人护理等品类备案量也在迅速增长，国产普通化妆品产品迭代更新加快。

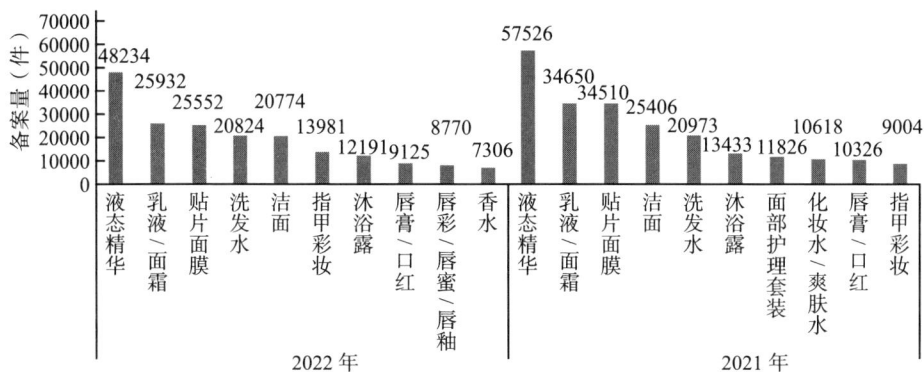

图 3　2021—2022 年国产化妆品备案量前十品类数据图

（三）2021—2022 年化妆品注册备案量前十产品功效分析及趋势研究

2022 年注册备案量前十位的产品功效见图 4，具体是保湿、美容修饰、清洁、芳香、护发、抗皱、紧致、舒缓、修护和控油，保湿备案数远超其他功效备案数，占总量的 47.3%，由此可见对保湿功效需求的产品较多，消费者对产品功效最关注基础护肤板块。值得注意的是，与 2021 年相比，美容修饰、芳香、护发功效的需求上升，美容修饰功效的产品备案数由 2021 年的第六名上升到 2022 年的第二名，芳香、护发功效产品备案数跃升到第四名、第五名，首次进入前十榜，祛痘、滋养功效的产品备案数则跌出了前十榜。

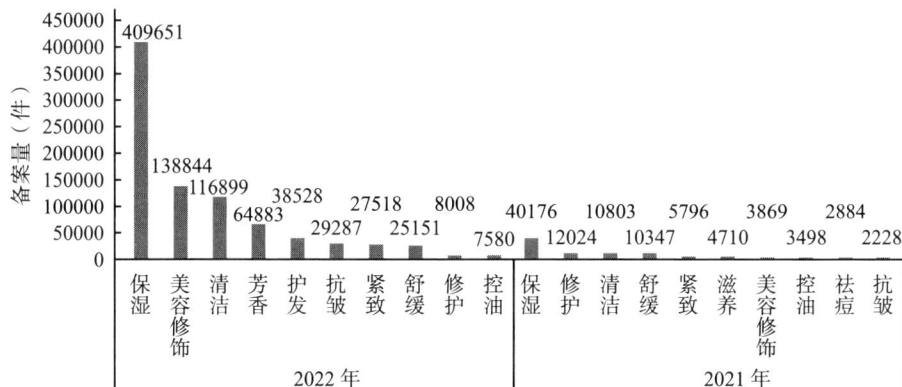

图 4　2022 年化妆品注册备案量前十产品功效数据图

数据来源：香山化妆品产业研究院。

（四）2021—2022 年各省国产化妆品注册备案情况

广东省以绝对领先优势占据榜首，上海市与浙江省存在逐鹿之争。由上图可知，2022 年国产普通化妆品备案数量为 423318 件，广东省有 330860 件，占总数的 78.2%。总体上看，沿海地区（广东、浙江、上海、江苏、山东、福建等）的国产普通化妆品备案数量比内陆省份（西藏、青海、新疆、内蒙古等）的要多，呈沿海地区往内陆地区递减的趋势。值得注意的是，2021 年国产普通化妆品备案数量排在第二位的是上海市，在 2022 年被浙江省赶超，有发展就有竞争，有领先自然有经验可参考，落后省份都通过借鉴先发展省份的政策措施促进本省的化妆品产业快速且高质量发展。

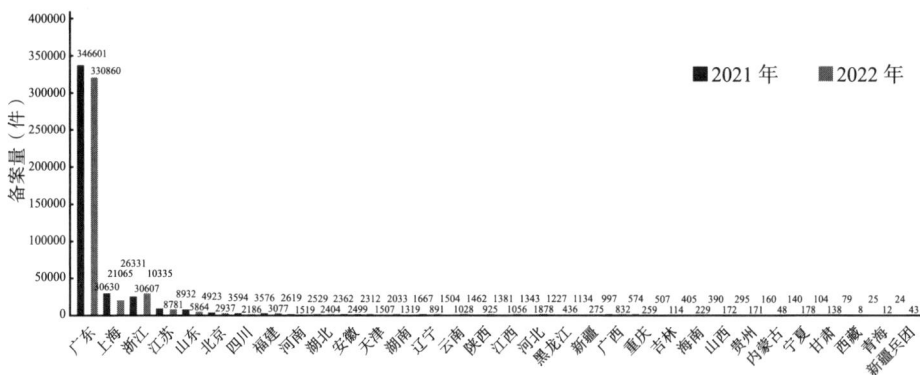

图 5　2021—2022 年各地区化妆品备案量数据图

二、中国化妆品注册备案工作面临的挑战

从 2021 年到 2022 年，经过两年的过渡磨合期，化妆品注册人或备案人正逐渐适应新法规、新平台的要求，但化妆品注册备案工作还面临着部分挑战。

（一）市场主体能力不足

自《条例》施行以来，系列配套文件相继发布实施，对化妆品备案资料提出了更高要求，如原料安全信息、功效宣称证明资料、安全评估资料等，都是专业性要求较高且涉及产品安全性的关键资料。2022 年注册备案总数小幅度下降的原因之一就是化妆品注册备案人的能力不足，未完全掌握理解法规要求，提交资料出现的共性问题主要表现为产品标签、安全评估等资料内容前后不一致、不完整。此外，大部分的中小型企业没有相关专业性人员，备案资料只依靠第三方机构提供的资料模板准备，真实性、科学性、可靠性难以保证，均会影响化妆品注册备案工作效率。

（二）监管能力要求更高

首先，新制度下监管部门面临 5 个工作日要完成资料整理并公开信息的压力，尤其是广东、上海、浙江等产业大省及地区的监管部门面临提升效率和提高质量的极大挑战。

其次，新制度下监管部门所属的技术部门面临核查资料数量增加和专业性要求更高的压力，核查资料由原来的标签和风险物质识别表增加到 8 项资料，资料的理论性和技术性也显著提高，安全评估报告核查需要毒理学理论知识，化妆品原料安全特性核查需要知悉化妆品可能的风险来源，而现场核查还要掌握 GMP 知识等。

第三，新制度下监管部门还面临着全国各地统一监管尺度特别是备案尺度的压力，全国各地监管部门所属的技术部门能力不平衡的问题还是比较突出的，由此带来的挑战也是明显的。

三、中国化妆品注册备案工作发展趋势

2022 年，越来越严格规范的法规及监管工作，相关主体针对法规要求对自身能力进行更新迭代，使得化妆品注册备案秩序更加规范、化妆品注册备案工作更加高效、产品更加高质，实现了化妆品行业的高质量发展。

（一）化妆品注册备案秩序越来越规范

2022 年与化妆品注册备案相关的多项法规颁布施行，化妆品注册备案工作迎来强监管的同时也获得了秩序的规范，化妆品注册备案工作历经阵痛期，往高质量方向发展。

（二）化妆品注册备案工作越来越高效

虽然 2022 年化妆品注册备案总数较 2021 年略有下降，但总体上化妆品注册备案工作在法规及监管部门引领下，注册备案工作机制越来越完善，数字工具应用到注册备案工作中，相关企业主体的配合下走向高效发展之路。

（三）化妆品注册备案产品越来越高质

2022 年化妆品监管强度加大，审核机制更加严格，规范了化妆品注册备案秩序的同时也倒逼企业产出越来越高质量的化妆品，2022 年化妆品注册备案量减少，但产品质量在提升，化妆品注册备案工作走向高质量发展之路。

四、提升化妆品注册备案管理水平的策略

化妆品注册人、备案人是化妆品注册备案工作最重要的主体，其能力的提升极其重要；监管人员能力应紧跟法规更新迭代，保证化妆品注册备案监管工作的高质高效；在宏观层面上，各主体关注注册备案相关数据趋势，针对市场需求，进行产业结构的提升，同样是化妆品高质量发展的关键一步。

（一）注册人、备案人积极学习新规

针对化妆品注册人、备案人履职质量安全义务能力不足的问题，应快速适应新规，提升注册备案质量，争取合规并往高质量发展方向上努力。此外，地方监管定期组织针对化妆品注册人、备案人的培训工作，有助于快速提升其能力。

（二）监管人员积极提升业务能力

化妆品监管部门可组建专家队伍，监管人员积极补齐业务能力短板，与专家队伍进行深度交流，提升自身能力；同样，为强化监管人员能力，应多组织培训练习，明确掌握每个环节的审核要点，把控审核原则，全面提升监管人员审核能力与备案后监督管理能力，更好地完善监管闭环，确保产品安全责任落实到位。

（三）关注消费需求，完善产业结构

化妆品备案功效及品类的变化，体现了行业热点，也是消费者需求的转变；在品类中，彩妆类有明显上升趋势，消费者对彩妆的需求越来越高；在功效中，虽然仍是以基础功效护肤为主，2022 年护发功效备案量的上升标志着消费者关注不仅仅在脸部；除此之外，化妆品原料类型也越来越广泛，依赖于我国的本土资源，植物原料也是一大热点，企业可关注植物原料的研发，并顺应消费者对"纯净美妆"的需求，生产相关功效产品；敏锐地关注相关数据变化，通过消费洞悉背后市场需求，在促进产业发展同时保证高质高效，是化妆品行业目前及未来的重点。

化妆品是健康相关产品，其质量水平关系到消费者的健康安全，必须严格监管。化妆品企业放下抱怨、放弃幻想，专注于合规并向高质发展；监管部门也以高要求对待监管工作，秉承科学监管、问题导向、风险防控、立破并举等原则，夯实企业生产经营主体责任，创新监管方法，加强全过程管理，保障产品质量安全。保证消费者用妆安全，促进化妆品行业高质量发展。

（作者单位：蓝云萍 何秋星，广东药科大学、香山化妆品产业研究院；

龙清平，中山市职业技术学院；

黄晓敏，香山化妆品产业研究院；

谢志洁，中国药品监督管理研究会化妆品监管研究专业委员会）

扫码看参考文献

2022 年中国化妆品上市后监管研究分析报告

陈海燕　丘磊生　苏剑明　李彬　谢志洁

摘要：[**目的**] 分析研究 2022 年中国化妆品上市后监管情况，总结监管现状、监管痛点和发展趋势，提供意见建议。[**方法**] 基于对 2022 年中国化妆品质量抽检、日常监督和案件查处的监管数据，从守法者、执法者的角度进行研究。[**结果**] 2022 年化妆品日常监督保持高压态势，对违法案件查处保持从严态势，保障了产品质量安全稳中向好的局面，但也面临引导加强从业人员法治意识、促进生产质量管理规范落实和强化网络销售监管等问题与挑战，未来化妆品监督将呈现线上线下融合监管、多方共同监管和数字化赋能智慧监管的趋势。[**结论**] 提出增强从业人员守法意识、加强规范生产质量监管和多措筑牢质量安全底线的策略。

关键词：化妆品　监管　监督　抽检　违法查处　研究

　　质量抽检、日常监督和案件查处是化妆品上市后最重要的三大监管措施，在保障公众化妆品使用安全、促进化妆品产业健康发展上发挥着重要作用。本文以国家药品监督管理局（简称国家药监局）网站上公开的 2022 年化妆品质量抽检、日常监督和案件查处数据为研究对象，研究分析 2022 化妆品上市后的基本情况、风险挑战、发展趋势并提出应对策略。本文数据除特别说明外，均来自国家药监局网站公开信息。

一、2022 年中国化妆品上市后监管概况

　　2022 年，全国化妆品监管部门按照从严监管、问题导向、风险管控的要

求，认真履职尽责，继续保持化妆品上市后监管的高压态势，化妆品质量抽检、日常监督和案件查处等工作依法依规有序开展，有效规范和保障了化妆品上市后的安全秩序。

（一）产品质量安全稳中向好

2022 年，国家药监局针对染发类、彩妆类、防晒类等 11 类化妆品开展抽检，共抽检 20368 批次，合格率为 97.6%，反映中国化妆品质量安全稳中向好并保持较高水平。

从化妆品类别上看，最高合格率为祛斑美白类产品 99.9%，其他产品合格率均在 90% 以上，染发类仍是高风险产品，但相比 2021 年，合格率提高 3%；彩妆类与 2021 年相比，合格率提高 0.7%，见图 1。

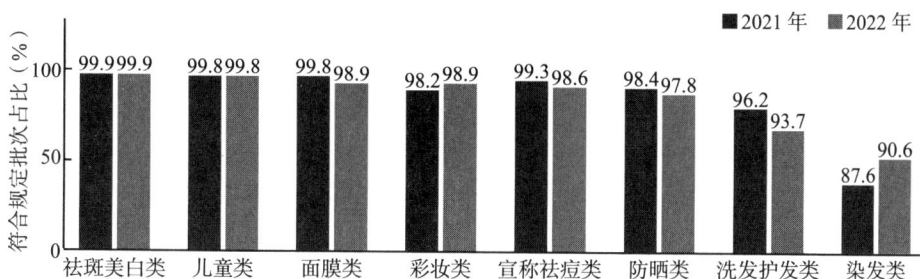

图 1　2021—2022 年质量抽检 8 类化妆品符合规定批次占比统计图

从抽检不合格原因上看，主要集中在生产配方与申报配方不一致、防腐剂不合格、检出禁用物质及微生物超标等四大类上，占 93%，见图 2。

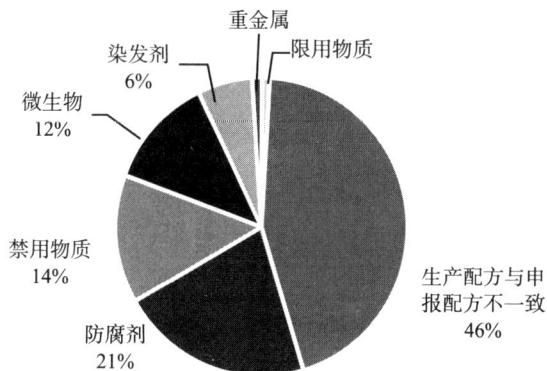

图 2　中国化妆品质量抽检不合格项目占比图

1. 生产配方与申报配方不一致

243 批次产品存在生产配方与申报配方不一致，占不合格次数的 46%，主要涉及染发类和防晒类，见图 3。染发剂和防晒剂是产品的核心，涉及的染发剂多为苯基甲基吡唑啉酮、对苯二胺、2,6- 二氨基吡啶、$N,N-$ 双 (2- 羟乙基) 对苯二胺硫酸盐、2- 氯对苯二胺硫酸盐。防晒剂多为 4- 甲基苄亚基樟脑、丁基甲氧基二苯甲酰基甲烷、甲氧基肉桂酸乙基己酯、奥克立林。

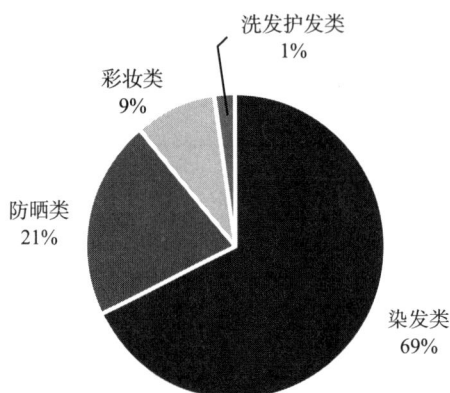

图 3　生产配方与申报配方不一致涉及的产品类别占比图

2. 防腐剂不合格

114 批次产品存在防腐剂不合格，占不合格次数的 21%，主要涉及洗发护发类，高达 90%，见图 4。涉及的原料为卡松、苯甲酸及其盐类和酯类、4- 羟基苯甲酸丙酯、吡硫鎓锌。

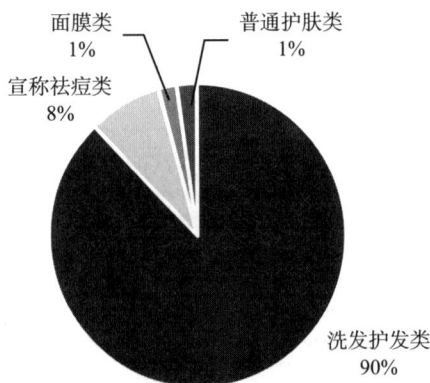

图 4　防腐剂不合格涉及的产品类别占比图

3. 检出禁用物质

77 批次产品存在检出禁用物质，占不合格次数的 14%，主要涉及洗发护发类和宣称祛痘类，见图 5。洗发护发类涉及的原料多为三氯生、卡松、邻氨基苯酚。宣称祛痘类涉及的原料多为抗生素、糖皮质激素和抗过敏药物，如甲硝唑、地塞米松和赛庚啶。

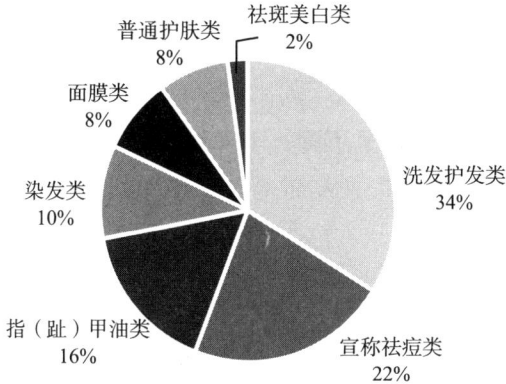

图 5　检出禁用物质涉及的产品类别占比图

4. 微生物超标

62 批次产品存在微生物超标，占不合格次数的 12%，主要涉及牙膏和面膜类，见图 6。涉及的不合格项目都是菌落总数超标。

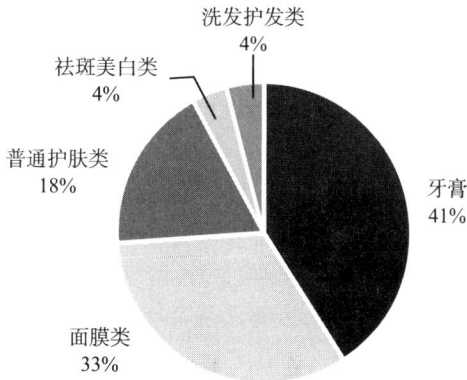

图 6　微生物超标涉及的产品类别占比图

上述抽检不合格原因可进一步细分为两类：一类是物料审查制度问题，如生产配方与申报配方不一致、防腐剂不合格、检出禁用物质，都是原料方面出现问题；另一类是生产质量管理问题，如微生物超标，代表产品生产或流通过程中受污染程度，间接反映出化妆品生产管理制度执行不到位的问题。

（二）日常监督保持高压态势

2022年，国家药监局通过风险信息研判，积极准确及时开展监督检查，特别是飞行检查，继续保持日常监督的高压态势。全国共检查化妆品生产企业8493家次，飞行检查化妆品生产企业1643家次，同比2020年增加了6.14%，完成整改企业2255家次，同比2020年增加了40.59%，见图7。企业整体违规问题数量较去年明显下降，下降约91.2%，存在问题主要集中在物料审查制度、生产管理制度、产品质量管理等方面，见图8。

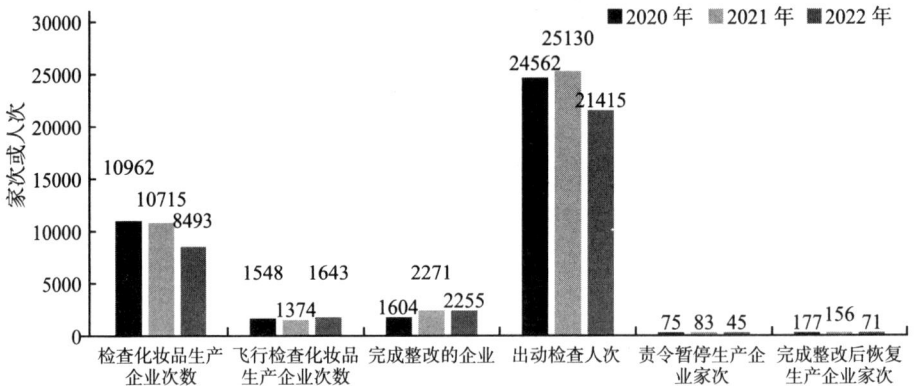

图7　2020—2022年中国化妆品日常监督情况统计图

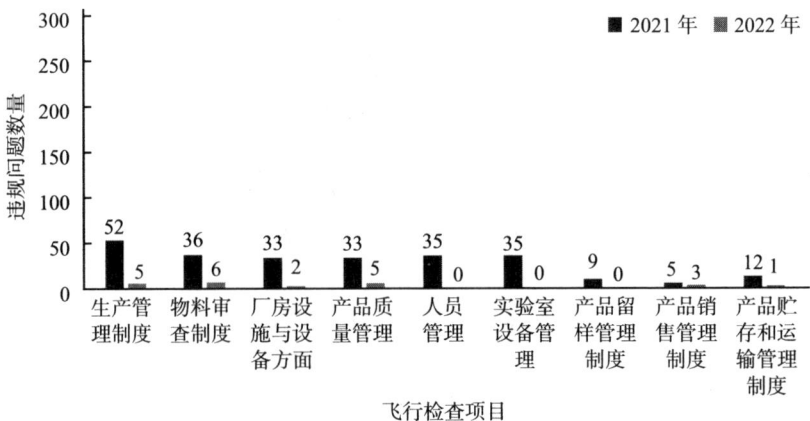

图8　2021—2022年飞行检查违规类型分布

（三）案件查处保持从严态势

2022 年，全国化妆品监管部门高效查办大案要案，保持案件查处的从严态势，严惩重处违法违规行为。全国共查处化妆品违法案件 28289 件，同比增长 23.86%。从查处货值金额来看，2022 年涉案货值金额共计超过 10 亿元，其中，涉案货值金额 1 亿元以上的案件数量为 3 件，同比增长 200%，如在 2022 年 7 月，惠州市、县（区）两级市场监管部门联合公安等部门，成功捣毁惠阳区镇隆镇、仲恺陈江镇、潼侨镇等地某侵权假冒进口化妆品生产窝点，该案总涉案货值超 1 亿元。

二、中国化妆品上市后监管面临的挑战

研究分析 2022 年化妆品上市后监管的基本情况，2023 年乃至今后一段时期，中国化妆品上市后监管将面临市场主体法治意识不强、生产质量管理规范亟待落实和网络销售监管力度亟待加强等三大问题的挑战。

（一）从业人员法治意识亟待增强

化妆品企业的蓬勃发展极大地推动了市场经济的繁荣，但从 2022 年质量抽检、日常监督结果来看，不合格主要问题集中在物料审查制度、生产管理制度和产品质量管理等方面，这些问题绝大多数都是主观故意而为之的，是法规意识、规范意识、制度意识不强的表现。因此，市场主体及其从业人员的法治意识亟待增强。

（二）生产质量管理规范亟待落地

化妆品日常监督的情况显示，物料审查制度问题发现缺陷数量最多，各环节发现缺陷类别及存在的主要问题见表 1。2022 年，中国已经颁布了《化妆品生产质量管理规范》，明确了全过程的控制和追溯等要求，但是，如何在生产企业全面、准确、规范地落地实施面临严峻挑战。

表 1　各环节发现缺陷类别及存在的主要问题汇总

序号	各环节发现缺陷类别	存在的主要问题
1	物料与产品管理环节	物料存放未按照规定进行标识，货位卡标识信息不全，缺少批号、检验状态等；未书面标识储存要求或未按规定的储存条件存放等；物料盘点不及时，原料库中存在过期原料；留样未分类存放、数量不足、记录不完整及留样室温湿度环境不能满足产品储存要求；物料采购验收把控不严，供应商管理不规范，未及时评价供应商，索证索票不齐全，缺少检验报告单、合格供应商信息；产品中存在禁用物质；领料与退仓制度及记录不完善等
2	质量管理环节	质量文件管理制度不健全，外来文件无法识别，部分质量文件未受控；未对生产进行记录或保存记录，批生产记录不完整，缺少物料批号、部分工艺参数、检验原始记录等信息，无法反映整个生产过程；部分原料无出入库记录，产品销售记录不齐全，产品不可追溯；未建立物料与产品检验标准或检验标准有误，检验原始记录不完整、取样不规范、检验用试剂或样品未按规定保存；不合格品处理未经质量管理部门负责人批准，不合格品未及时处理，处理记录缺失、未分区标识存放等；物料和产品放行记录不完整，放行未进行审核；生产记录中未记录所使用原料批号等
3	厂房与设施环节	仓储区不符合产品储存条件，缺少防虫鼠、防潮等设施，没有设置危险品单独存放区等；生产车间相关功能间布局不合理，未按照设定的功能使用相关功能间，更衣间消毒设施无法正常使用；车间环境管理不规范，未制定车间环境监控计划，洁净区与其他区未安装压差计，不能有效监测不同洁净度功能间的压差与空气净化系统的初中效压差变化；洁净区清洁消毒不到位，有明显污渍；成品库与包材库为同一仓库，没有分区标识；未严格区分人流和物流流向，不能有效避免交叉污染等
4	设备管理环节	制水系统管理不到位，无法提供第三方水质检测报告和水质自检报告；制水间未设置取水点，无法提供水质监测记录；纯水储水罐盖内表面有霉斑；水处理系统未按规定更换活性炭滤料；浓水和二级浓水流量计清洁维护不到位；乳化、灌装等设备清洁消毒不彻底；清洁状态未标识或标识信息不全，缺少相应的清洁消毒记录；检验用仪器未能满足检验方法的精度要求；压力表、温度计、数显电热培养箱等设备未检定校准，或校准条件与实际使用条件不符等
5	生产管理环节	未建立标准操作规程或工艺规程不齐全，缺少关键控制点；实际投料、工艺参数控制与备案配方及要求不一致；半成品储存无状态标识；未及时填写批生产记录或填写不完整；未对产品批的定义进行明确规定，无法有效识别不同批次产品；未按照标准操作规程对内包材进行清洁消毒等

序号	各环节发现缺陷类别	存在的主要问题
6	机构与人员环节	质量部门负责人不在岗,不能有效履行职责;企业无法提供质量负责人档案信息,无法提供人员培训记录;人员培训内容不全,缺少针对化妆品新法规的培训,技能培训和考核针对性不强,培训内容无岗位差异性;无法提供从业人员健康证明或体检表;无法提供外来人员进入生产仓储区域的相关记录等
7	产品销售、投诉、不良反应与召回环节	产品销售记录缺失或缺少产品批号等关键信息,未按照规定要求及时填写化妆品不良反应报告表并向化妆品不良反应监测机构报告

注:数据来源:中国医药报。

(三)网络销售监管力度亟待加强

线上渠道成为化妆品销售主导,网购用户规模和渗透率逐年上升。根据中国互联网络信息中心数据显示,截至 2022 年 12 月,中国网络购物用户规模达 8.45 亿,较 2021 年 12 月增长 319 万,占网民整体的 79.2%。但从涉及互联网案件数量和网购质量抽检数量占比来看,虽然线上化妆品经营监管较 2021 年明显加强,但线上监管资源的分配仍存在显著的不均衡状况,见表 2。化妆品网络销售火爆,网络销售监管力度亟待加强。

表 2 2021—2022 年中国化妆品涉及互联网案件情况

类型	2021年	2022年	同比(%)
案件数量(件)	22839	28289	23.86
其中:涉及互联网案件数量(件)	413	675	63.44
占比(%)	1.81	2.39	
质量抽检批次	20245	20368	0.61
其中:涉及网购批次	1350	2612	93.48
占比(%)	6.67	12.82	

三、中国化妆品上市后监管的发展趋势

网络时代，人们的消费习惯已从线下转向线上，网购的比重越来越大，推进线上与线下融合监管、鼓励多方参与共治、实现数字赋能监管是化妆品上市后监管未来的发展方向。

（一）线上线下融合监管

化妆品监管部门未来将采取线上与线下结合的策略，借助网络检测、人工智能、数据筛选、实地考察等途径，细致全面地审查经营范围涉及化妆品的销售店铺，以强化日常监督。组织化妆品经营者开展自查整改，清理未经注册或者未备案的、标签违法宣称的和存在质量安全风险的化妆品。突出问题导向，实施靶向监管，对网络化妆品经营者进行实地监督检查，重点检查产品合法性、产品标签标识以及进货查验记录制度执行情况。加强线下市场的监管，结合线上监管数据挖掘线下发展问题，实现更精准化治理，推动线上线下融合监管。

（二）多方共同监管转变

在"互联网＋"时代，化妆品的安全治理模式将进一步处理好政府、市场、社会三者的关系，在发挥政府监管主导作用的同时，将更加强调市场主体的责任，更加重视社会力量的参与，形成企业履责、行业自律及政府监管的市场协同治理体系，多方式开展普法主题活动，营造社会共治氛围。利用数字化手段，整合国家药监局与各省药品监督管理部门数据，打造便于检索查询的数字化系统，提升政府、企业及个人的便利性，为多方共同监管提供强大驱动力。

（三）数字化赋能智慧监管

数字化赋能智慧监管的方式已经成为现代化监管领域中不可或缺的一部分，监管部门将把大数据、人工智能、图像识别、云分析等先进数字化技术融入监管过程中，加强对监管信息的广泛采集和深度挖掘分析，提高发现问题和控制风险的能力。构建数字化、网络化、智能化的网络市场监管平台，推进数字化和政府监管治理的深度融合。

四、加强中国化妆品上市后监管的策略

基于中国化妆品上市后监管面临的挑战和发展趋势，无论守法者还是执法者均应顺势而为，在保障公众用妆安全和促进产业健康发展中发挥应有作用。

（一）增强从业人员守法意识

生产经营企业要落实质量安全责任主体要求，依照《化妆品生产质量管理规范》严控生产全过程质量。经营企业要建立并执行进货查验记录制度，确保产品来源合法、质量安全。监管部门需广泛开展法规宣贯会，增强企业主体责任意识，提高生产经营者法律法规素养，提升化妆品行业的质量安全水平。

（二）加强规范生产质量监管

生产经营企业要针对在监督抽查环节中频繁出现的违规行为，进行系统性分析和总结，找出关键性环节加以防范。监管部门可重点检查未按照注册或备案配方工艺组织生产、原料验收把关不严等行为，督促企业按照相关要求组织生产，杜绝私自更改配方生产等违法违规行为，提高化妆品生产全过程可追溯性。

（三）多措筑牢质量安全底线

加强智慧化监管建设，利用技术手段开展网络监测，通过数据检索、大数据筛查等方式对化妆品生产、经营的市场主体实施分级分类监管，提高排查的针对性、靶向性。针对非法添加和生产销售未注册或未备案产品等违法行为，组织开展专项整治，并强化结果公开，形成威慑力。多措并举，净化市场秩序，筑牢化妆品质量安全底线。

（作者单位：陈海燕　丘磊生　苏剑明　李彬，
香山化妆品产业研究院；
谢志洁，中国药品监督管理研究会化妆品监管研究专业委员会）

化妆品检查机构及检查机制建设调研报告

陈晰　田少雷　杨珂宇　田育苗

摘要： 监督检查是化妆品监管体系的重要组成部分，也是化妆品安全风险控制的重要手段。我国化妆品检查机构和检查机制建设仍在起步阶段。在广泛调研的基础上，本文对全国各省级药品监督管理局检查机构建设及监督检查开展机制的现状、存在困难和问题进行了分析，并提出了建议与对策，以期为促进我国化妆品检查机构建设及监督检查工作提供重要参考。

关键词： 化妆品　检查　机构　机制

为了贯彻落实《化妆品监督管理条例》和《国务院办公厅关于建立职业化专业化药品检查员队伍的意见》等法规文件要求，促进化妆品检查机制和制度、检查机构建设，国家药品监督管理局食品药品审核查验中心（简称国家药监局核查中心）于 2022 年牵头组织广东省药品监督管理局、广东省药品监督管理局药品检查中心、浙江省药品监督管理局、浙江省药品检查中心及上海市医疗器械化妆品审评核查中心等 5 个单位，开展了我国化妆品检查机制和检查机构建设调研。现将有关情况报告如下。

一、化妆品检查机构及检查机制建设现状

（一）化妆品检查机构建设情况

1. 检查机构设置情况

至 2022 年 3 月底（下同），全国 30 个省份已建立化妆品检查技术机构或者在药品检查机构设立化妆品检查部门，人员编制共 2414 人，其中从事化妆品检查工作的人数为 380 人，占检查机构总人数的 15.7%。从各机构承担化

妆品检查人员的数量来看，仅 6 家机构有 20 人以上；化妆品检查员不足 10 人的机构有 16 家之多。各机构化妆品检查员平均有 13 人，中位数 9 人。

省级检查机构职能分布见图 1，90% 以上的省级检查机构主要职责包括"两品一械"的检查工作，部分检查机构还承担"两品一械"的审评工作，少数还负责特殊食品的检查或审评、稽查办案、医疗机构制剂检查、药品经营质量管理规范（GSP）检查。

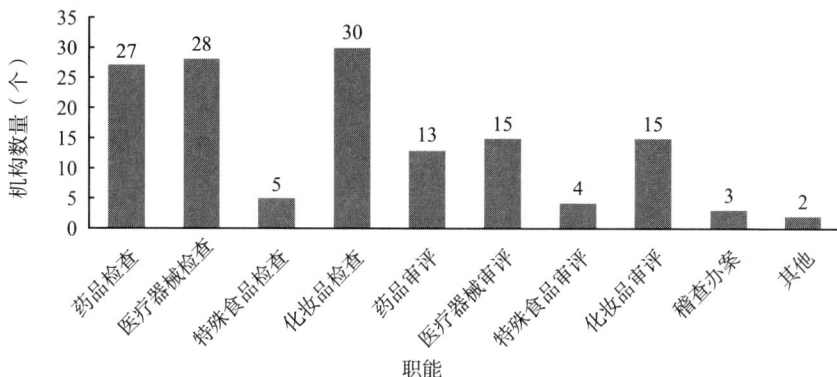

图 1　省级检查机构职能分布

2. 检查机构质量体系建设情况

目前各省级检查机构均已建立并实施质量管理体系、制订明确的质量方针和和质量目标、编制质量手册，29 家机构明确了质量管理者代表或质量管理负责人，21 家机构已接受第三方认证。保证检查质量的措施主要包括：一是制定并实施了检查工作程序文件；二是定期进行内审、外审及管理评审等；三是建立风险会商、专家评审制度；四是定期对相关法律法规和检查专业知识进行培训；五是开展相对人满意度调查，建立企业反馈检查组工作情况的机制。

（二）化妆品检查机制建设情况

1. 检查工作负责部门及组织实施部门

（1）检查工作负责部门　在全国 31 个省级药品监督管理部门中，27 个省份设立有化妆品监管处负责化妆品监管工作，4 个省份未设立独立的化妆品监管处。

各省局开展的化妆品检查主要包括生产许可检查、日常监督检查、备案后现场核查、有因检查、稽查办案等。生产许可检查负责部门主要为省局行政审批处或化妆品监管处。半数以上的省份日常监督检查、备案后现场核查、有因检查由省局化妆品监管处负责，其余省份则主要由检查机构（检查大队或检查分局等）承担。各省局稽查办案主要由稽查局负责。

（2）检查工作组织实施部门　全国有17个省份各类检查工作均由省药监局层面的处室、直属分局或者直属技术机构承担。14个省份委托市、区级市场监管部门组织实施。向下委托的原因为这些省份一般具有较多的监管相对人，监管任务较重，省局检查力量不能满足检查需求等。化妆品生产企业数量排名前10位的省份中有9个都在此列。

2. 检查启动原则及覆盖率要求

（1）日常监督检查　各省主要依据年度检查计划开展。对于生产企业实施检查的覆盖率大致可以分为五类情况：①3个省份为每年覆盖2~3次；②超过半数的省份为每年全覆盖；③5个省份为每2~3年全覆盖；④1个省份每5年全覆盖；⑤还有5个省份未设置覆盖率，而是根据产品风险、行业发展特点、企业信用评级等，对高风险企业增加检查次数。

（2）备案后现场核查　2021年5月1日《化妆品注册备案管理办法》实施前，各省一般可实现在产品备案后三个月内完成现场核查。此后，各省做法有所差异，大致可以分为3类情况：①江苏、浙江约半数的省份延续了原有做法，对新备案国产普通化妆品进行全覆盖式的现场核查；②广东、湖北、湖南、北京采用有因核查的模式，仅对备案后在技术审核中认为有安全隐患或资料真实性存疑的产品开展现场核查，一方面节约了检查资源，另一方面提高了靶向性，不失为一种有益探索；③西藏、宁夏对备案品种采用抽查方式，覆盖率为70%~80%。

（3）有因检查　一般根据监督抽检、投诉举报、风险监测、不良反应监测提供的线索启动检查，各省基本能做到有因即查。

（4）其他检查　各省主要按照国家药监局的部署开展了专项检查等，如2019年开展的原料管理专项检查、2021年开展的儿童化妆品专项检查。

二、化妆品检查机构及检查机制建设存在的问题与困难

（一）化妆品检查机构建设存在的问题与困难

1. 检查机构建设缺乏统一规划和标准

各省在设立化妆品检查部门时，在人员编制、检查职能划分、检查装备配备等方面缺乏统一的参考依据和标准。各省各自为政，主要凭省局和检查机构的谋划而定。

2. 质量管理体系尚不健全，检查工作存在随意性

仍有一些检查机构的质量管理体系有待健全，特别是大多数检查机构把质量体系建设的重心放在药品和医疗器械上，对化妆品检查的质量管理重视程度不足。工作存在一定的随意性，没有形成质量管理的闭环。

3. 专职从事化妆品检查的人员相对不足，投入化妆品检查的实际精力有限

检查机构中从事化妆品检查工作的专职检查员人数过少，与所承担的化妆品检查任务不匹配。许多检查机构的化妆品检查员同时兼任"两品一械"或保健食品的检查、备案审评职责。

4. 检查员薪酬津贴保障不足、激励机制不健全

虽然各级检查机构均在尝试建立用人激励机制，争取支持政策，但大多进展缓慢，这影响到检查员队伍的稳定性。

（二）化妆品检查机制建设情况存在的问题与困难

1. 化妆品检查相关法规尚待进一步健全

目前国家层面与检查相关规范性文件仅出台了《化妆品生产质量管理规范》《化妆品生产质量管理规范检查要点及判定原则》，但各省之间在检查分类、检查程序、检查重点、检查要求、检查标准等方面的执行上存在较大差异。

2. 部分省份检查员数量能力与监管任务不匹配

广东、浙江、江苏等企业及产品数量多的省份检查员人数相对不足；同时，化妆品检查员队伍组建时间尚短，经验、能力有限；检查员大部分为兼职，分散在不同单位，有自己的本职工作，抽调存在较大困难。

3. 各省检查组织模式差异较大影响检查整体成效

各省在检查人员整体水平、检查程序、检查标准、检查结果处理上存在较大差异。比如有些省份将省局监管职责下沉至市级市场监管局，甚至区级市场局，职责下沉，能力下降。一方面加大了基层市场监管部门的负担；另一方面部分基层人员在检查能力上的不足，也大大影响到监督检查的成效。

三、完善化妆品检查机构及检查机制建设的建议

（一）促进检查机构规范化建设的建议

1. 争取人员编制，扩充专职检查员队伍

建议各省份建立完善现有化妆品检查的机构或部门，积极向省政府编制管理部门争取更多编制，统筹考虑检查任务工作量及工作难度，科学测算各级检查员队伍规模，尤其是专职检查员队伍数量。同时，应当通过招聘、划转、调动等方式，引进优秀专业人才，充实专职检查员队伍。

2. 理顺职责分工，充分发挥检查机构作用

建议各省充分考虑目前承担各类检查工作的机构、部门的职责分工及人员的能力水平，理顺各部门职责关系，使检查机构的设置更加科学、职能更加优化、权责更加清晰，更好地发挥检查机构的作用。

3. 完善质量体系，保障检查工作质量

检查机构应当加强质量体系建设，制订质量方针和质量目标、检查相关标准操作规程、人员岗位职责、检查权责清单等文件。设立质量管理部门，制订质量控制措施。国家药监局核查中心应在检查机构建设方面向各省级检查机构提供指导。

（二）加快全国检查制度和机制建设的建议

1. 坚持法治思维，加快检查制度体系建设

（1）推进检查制度体系构建　建议国家药监局尽快出台检查管理办法、注册备案管理规定等规范性文件，同时鼓励各省份在统一的顶层设计下，因地制宜，制订起草切合本省实际的实施细则。

（2）加强法规宣贯，统一检查标准　加强对监管检查人员的法规培训，

避免或降低检查标准执行上的不一致，减少自由裁量权过大的问题。加强法规宣贯解读，促进《化妆品生产质量管理规范》在化妆品企业得到切实贯彻。

2. 坚持风险控制和问题导向理念，科学规划检查工作

（1）科学规划检查计划及要求　建议国家药监局综合考虑各省监管实际，定期发布检查工作年度规划，指导全国检查工作。各省以国家药监局的年度规划为基础，制订切实可行的年度检查计划。

（2）注册备案现场核查应坚持问题导向　重视化妆品注册备案现场核查工作，着力对注册备案中真实性、可靠性存疑或风险较高等的产品开展有针对性的有因现场核查。保障检查组人员配置和检查时间，以保证核查有实效。

（3）确保现场核查在生产许可中的应有作用　各省应当按照法规相关要求，认真做好现场核查工作。避免在新旧检查要点的转换过程中的惯性思维，无形中降低要求。

（4）日常监督检查应遵循风险控制理念　建议对不同风险的产品和不同信用等级的企业设置不同的监督检查频率，将有限的检查力量用在最需要的地方，集中优势力量布控风险较高的企业。

3. 坚持系统思维，探索全国检查协调联动机制

（1）落实检查员跨区域调派使用机制　在各省局遇到专业性强或重大、复杂任务时，限于本省检查资源不足，可以向国家药监局核查中心或外省局申请调派国家级检查员或省级检查员指导或协助开展工作。

（2）完善跨省检查协查机制　明确由发现安全风险的省份直接前往企业所在地开展现场检查的情形和由发现安全风险的省份委托企业所在省份监管部门进行协查的情形，规定相关协查程序及要求等，减少推诿扯皮，打通省际壁垒。

（3）探索建立联合检查、交叉检查的新模式　地域邻近、行业发展形势相似，且检查员水平相近的若干省份，可以探索采用联合检查的模式开展部分监督检查工作。国家药监局核查中心组织的各种检查可采取交叉检查的策略。

（作者单位：陈晰　田少雷　杨珂宇　田育苗，

国家药品监督管理局食品药品审核查验中心）

消费需求篇

◎ 2022—2023 年中国化妆品消费者需求洞察报告

◎ 广州市人群化妆品消费量调查报告

◎ 上海市人群化妆品暴露参数调查报告

2022—2023 年中国化妆品消费者需求洞察报告

张毅　李锦云

摘要：随着电商新业态的发展，直播平台逐渐成为中国化妆品行业宣传新方式。在消费者购买化妆品的渠道中，电商直播间正变得越来越重要。绝大多数化妆品用户更注重品牌产品的口碑及研发成分等内在因素，受明星代言、网红推荐的影响较小，消费者的购买行为更加理性。疫情结束之后，居民的消费需求得到释放，未来产品的成分安全、使用效果等将成为品牌吸引消费者的关键。

关键词：化妆品国产品牌　品质安全　男颜经济　直播电商

一、中国化妆品市场驱动因素分析

（一）人均收入的提升和生活方式的改变

由图 1 数据显示，2018—2022 年国民人均可支配收入不断增加。2022 年达到 36883 元，同比增长 5.0%。在同等消费欲的情况下，人均可支配收入增长，居民有能力购买化妆品，产生更多产品需求。同时，直播带货形式可有效激发消费者的化妆品需求，免密支付、当月消费下月还等快捷方式缩短了消费者下单犹豫的时间，快速物流、送货上门的服务使得消费过程轻松简单，潜移默化地提高了化妆品的市场规模。

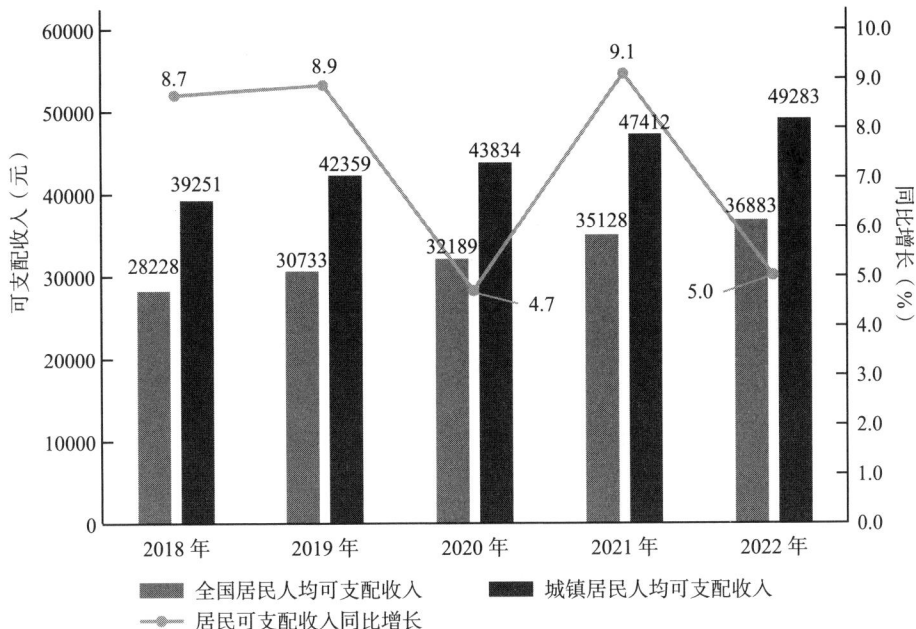

图 1 2018—2022 年中国人均可支配收入及增幅

数据来源：国家统计局，艾媒数据中心（data.iimedia.cn）。

（二）电商平台的流行和便利

中国的化妆品品牌主要依赖丁线上平台及直播带货的营销手段，电子商务平台的普及给产品营销带来了巨大的便利。低门槛的注册方式使得电商公司数量剧增，数据统计，2021 年中国新注册的电子商务公司高达 1144090 家；受经济下行影响，2022 年仅新增 744732 家电商企业（图 2）。

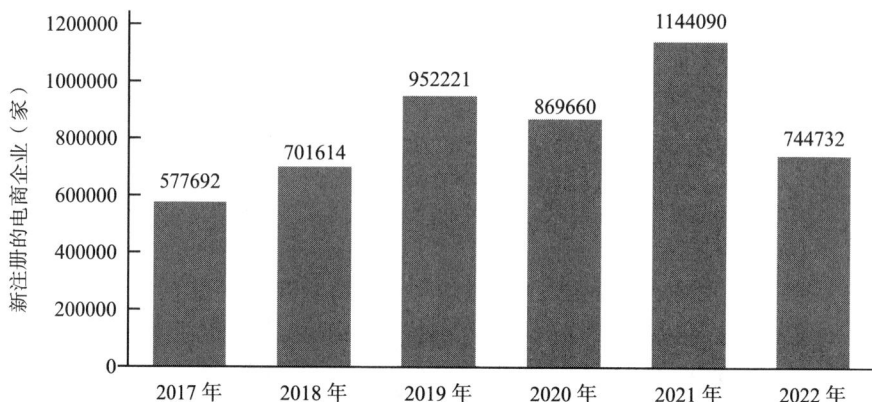

图 2 2017—2022 年中国新注册的电商企业

数据来源：艾媒数据中心（data.iimedia.cn）。

（三）品质安全和国内品牌崛起

消费者能在网络平台上自由讨论品牌产品，对产品安全及成效起着监督作用，品牌只有提升产品质量安全才能赢得消费者的信任和支持，得以长远发展。行业监管日趋严格，督促化妆品公司加强质量管理，自觉自律地保障产品品质安全，保护消费者权益。

整理天猫平台公布的销售额数据，2020 年，排名前十的美妆品牌中只有薇诺娜一个国产品牌；2022 年才出现第二个国产品牌珀莱雅，并且珀莱雅和薇诺娜分别以 14.04 亿元、10.96 亿元的销售额上榜，本土美妆品牌正在崛起（表 1）。

表 1 2020—2022 年"双十一"天猫平台排名前十美妆品牌

排名	2020年	2021年	2022年
1	雅诗兰黛	雅诗兰黛	欧莱雅
2	欧莱雅	欧莱雅	雅诗兰黛
3	兰蔻	兰蔻	兰蔻
4	WHOO（后）	WHOO（后）	OLAY
5	OLAY	资生堂	珀莱雅
6	SK–Ⅱ	薇诺娜	薇诺娜

续表

排名	2020年	2021年	2022年
7	雪花秀	OLAY	资生堂
8	资生堂	SK-Ⅱ	SK-Ⅱ
9	薇诺娜	海蓝之谜	修丽可
10	海蓝之谜	赫莲娜	海蓝之谜

注：数据来源：艾媒数据中心（data.iimedia.cn）。

二、中国化妆品消费者需求洞察

（一）化妆品消费者的购买力及支出情况分析

调研数据显示，化妆品消费者主要为有一定经济基础的群体。5000 元以下月收入的消费者仅占 2.2%。绝大多数受访者的月收入在 5000~10000 元之间，约为 46.4%；月收入在 15001~20000 元之间的占比 31.5%；月收入超过 20000 元的受访对象有 6.7%。整体来看，总共有 91.1% 的消费者月收入处于 5000~20000 元之间。不同收入层级的消费者具备不同的消费能力，对化妆品的品牌追求、价格偏好也随之改变。

经调查，每月花费 2000 元以上在化妆品购买上的消费者非常少，仅为 4%；花费 1000 元以上的也只占 14%；61% 的消费者每月支出 500~1000 元购买化妆品。化妆品的价格和消费者的换新频次都决定了其每月的化妆品消费支出金额（图 3）。

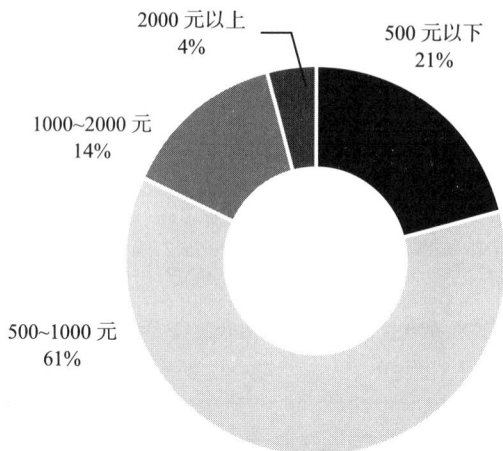

图 3　中国化妆品消费者平均每月化妆品支出

数据来源：艾媒数据中心（data.iimedia.cn）。

（二）消费者对化妆品的购买偏好及决策动机分析

根据问卷对消费者偏好的调研数据，21% 的消费者追求化妆品的使用体验及效果，其次是 18% 和 16% 的人偏好品牌的口碑品质及知名度，也有 16% 的消费者因信赖、偏好化妆品品牌而购买，剩余 29% 的消费者比较在意产品价格、容量及使用时长（图 4）。

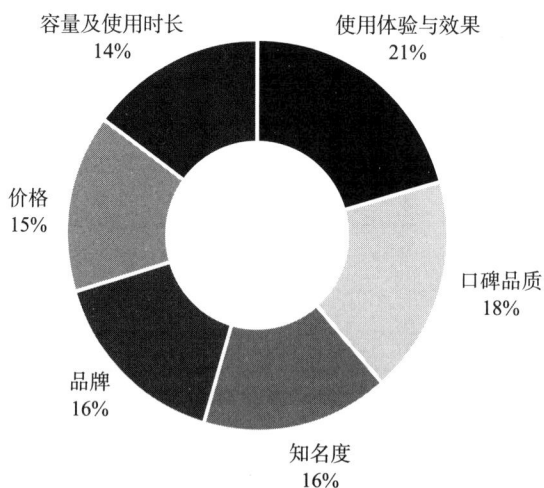

图 4　2023 年中国消费者化妆品购买偏好

数据来源：艾媒数据中心（data.iimedia.cn）。

决定购买化妆品时，53.2% 的中国消费者会考虑品牌口碑；47.5% 的消费者选择相信朋友的推荐；45.6% 的消费者关注产品的研发成分（图 5）。

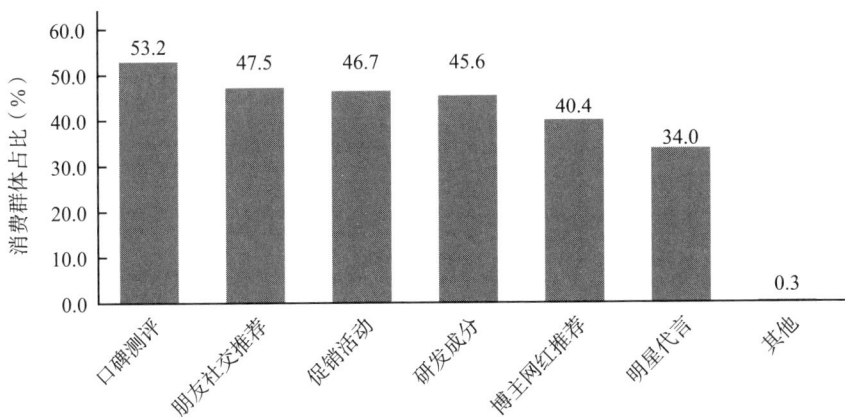

图 5　2023 年中国消费者购买化妆品决策的影响因素

数据来源：艾媒数据中心（data.iimedia.cn）。

化妆品的"成分"日益受到关注。化妆品有许多功效，如日常清洁、补水保湿、美白、肌肤修复、抗氧化、抗衰老等，消费者会根据自身的需求选择不同功效的产品。随着社交网络的普及，越来越多消费者学会分析产品功效，成为"成分党"。数据表明，烟酰胺、维生素 E、光果甘草根提取物等成分较去年同期相比被使用程度有所提升，2022 年消费者更关注美白、抗氧化等功效产品（表 2）。

表 2　2022 年化妆品功效成分排名前十列表

排名	产品成分	主要功效	排名较2021年同期变化
1	烟酰胺	美白、抗衰老、改善皮肤屏障	1
2	透明质酸钠（玻尿酸）	促进损伤修复、提供细胞保护	−1
3	生育酚（维生素 E）	保护细胞免受损伤、抗氧化剂	5
4	积雪草提取物	抗菌、抗过敏、疤痕修复、抗衰老	−1
5	光果甘草根提取物	美白、抗氧化、亮肤、祛斑	6
6	泛醇	促进脂肪代谢、保护皮肤黏膜	3

续表

排名	产品成分	主要功效	排名较2021年同期变化
7	神经酰胺 NP	维持皮肤屏障功能	0
8	水杨酸	杀菌、防腐、抗炎、美白、祛痘	2
9	角鲨烷	促进皮肤新陈代谢、抗氧化	−5
10	尿囊素	皮肤锁水、促进组织生长	−5

注：数据来源：美丽修行大数据。

在购买动机方面，50.2%的消费者购买化妆品是为了提升自身自信，有33.0%的人是因为工作需要才购买化妆品，有18.9%的消费者购买化妆品作为礼物赠送给他人（图6）。

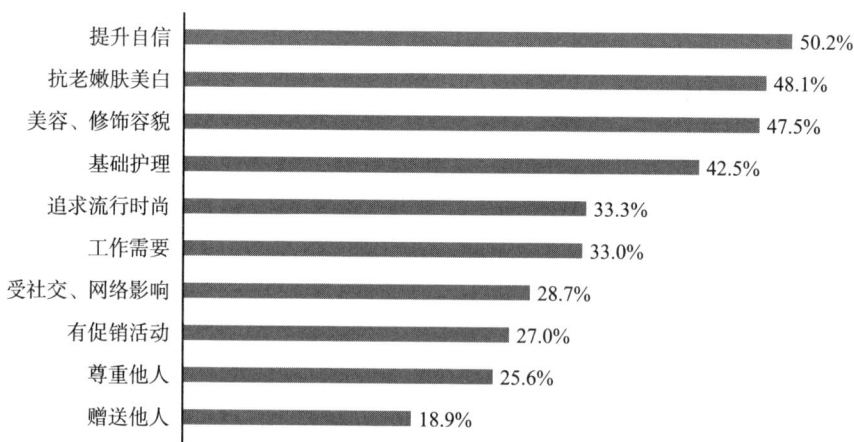

图6　2023年中国消费者购买化妆品决策的影响因素

数据来源：艾媒数据中心（data.iimedia.cn）。

三、中国化妆品市场发展趋势

（一）产业发展趋势分析

化妆品行业线上营销趋势明显，各品牌调整线上线下门店的布局。受疫情影响，线上经济热度增加，各品牌积极拓展线上销售渠道，并取得一定成效。根据问卷调查结果（图7），40.00%以上的消费者在购物APP、电商直播间、品牌官方网站及社交媒体平台上购买化妆品，属于通过线上渠道下单。随着电商新业态的发展，直播平台逐渐成为化妆品行业宣传新方式，流量去中心化显著，促使化妆品品牌商全方位布局线上销售渠道，加大投入到线上运营。

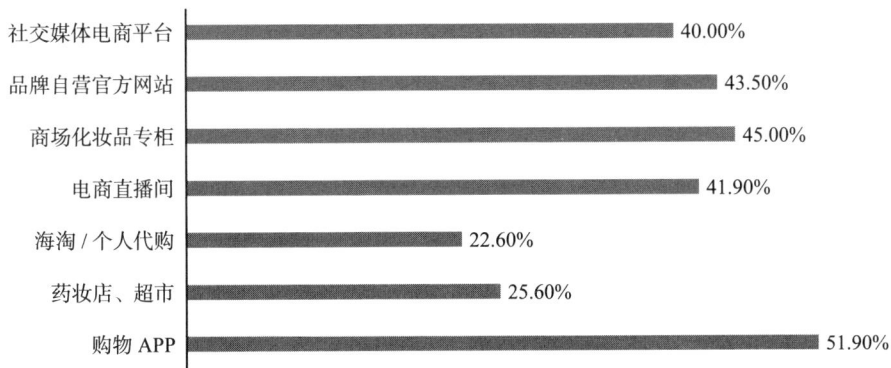

图 7　2023 年中国消费者化妆品购买渠道

数据来源：艾媒数据中心（data.iimedia.cn）。

化妆品产品监管严格，促使行业高品质发展。国家时刻关注化妆品行业的动态，为保障消费者权益，明确针对化妆品原料及安全标准、化妆品功效宣称、化妆品标签规范等方面出台政策法规，加大化妆品抽检监管力度，严格处罚违规企业。逐渐健全的监管体系促使化妆品企业加强内控，自觉严格把控产品质量，推动化妆品行业高品质发展。

国产品牌崛起，进一步与国际品牌竞争。国产化妆品凭借"国潮风"深受消费者喜爱，其平价路线使得销售规模急速扩大，在市场上占据一席之地。国际品牌研发技术、品牌知名度、消费者认可度较国产品牌更强，在高端化妆品市场依然有极大优势。同时，国际品牌为开拓市场，持续推出"亲民"的平价产品，挤占了中低端市场内国产品牌的生存空间，化妆品行业的竞争日益加剧。

（二）化妆品渠道发展趋势预测

新型冠状病毒感染疫情（简称新冠疫情）暴发以来，线上购物的便捷度大大提高，化妆品的线上销售渠道除了品牌官方网站，还有购物 APP、社交媒体购物平台等。数据表明（图 8），2017—2022 年中国化妆品通过电子商务进行销售的比例逐年提高，并且增势显著。2017 年线上销售的交易额仅占整体销售额的 23.5%，2022 年已经增长到了 47.2%。

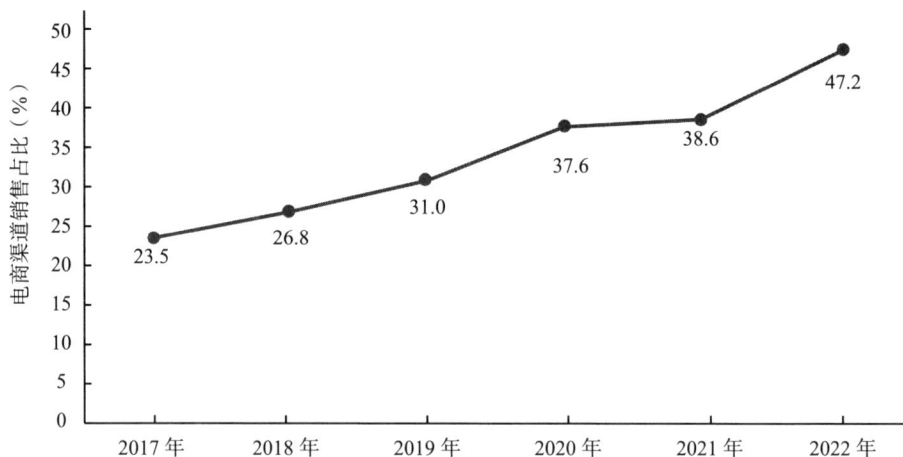

图 8　2017—2022 年中国化妆品电商渠道消费占比

数据来源：艾媒数据中心（data.iimedia.cn）

　　众多品牌开始调整线上线下销售渠道的布局，国际品牌通常在商场开专柜，国产品牌花西子美妆首度转向线下开创旗舰店。中国化妆品线下销售较为流行的方式是集合门店，它提供众多品牌不同门类的商品给消费者选择。数据显示（表 3），在 2022 年中国主要化妆品集合门店的数量统计中，覆盖面最广的是屈臣氏，全国有 4179 家门店；按门店数由大到小排序，第二、三名依次是 KKV 和丝芙兰。

表 3　2022 年中国主要化妆品集合门店数量

品牌	门店数（个）
屈臣氏	4179
KKV	378
丝芙兰	316
THE COLORIST（调色师）	278
WOW COLOUR	157
SN'SUKI	130
Beauty Choice	45
ONLY WRITE 独写	37
HAYDON 黑洞	21
H.E.A.T 喜燃	17

注：数据来源：艾媒数据中心（data.iimedia.cn）

（三）消费者需求和趋势预测

新冠疫情过去之后，人均可支配收入增加，居民消费水平及支付能力提升，在满足衣食住行等基本需求后，消费者有更强的经济实力购买化妆品等消费品。随着居民消费理念逐渐转变，以及消费结构的升级，消费者日益重视自身形象管理，购买化妆品改善个人形象、提升自信的意愿加强，预计将带动化妆品市场持续扩容。

化妆品不再只是女性需要，男性也已经开始使用彩妆美化自己的容貌，且逐渐注重个人皮肤护理，可以预见中国男性化妆品市场具有较大的发展空间。数据显示（图9），2021 年中国男性护肤品市场规模为 99.0 亿元，同比增长 23.8%，整体呈较快发展态势，预计 2023 年将突破 160.0 亿元。此外，数据显示，在 2022 年"6·18"购物节中，天猫平台上的男士护理产品整体销量实现 20 倍的高速增长。

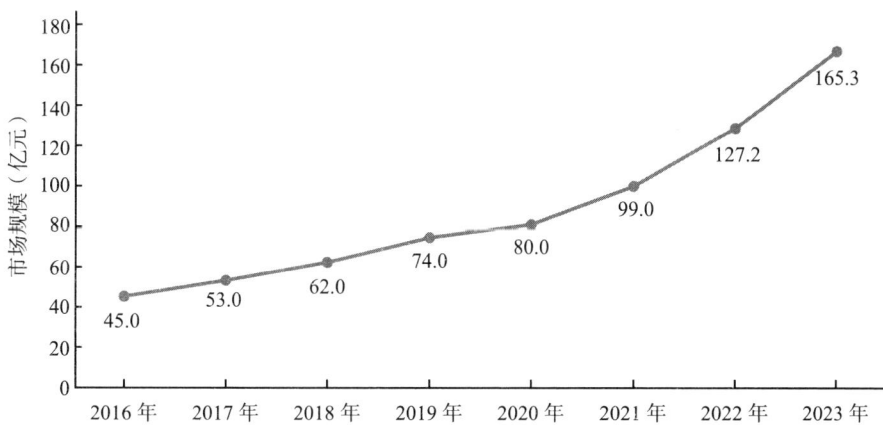

图 9　2016—2023 年中国男性护肤品市场规模及预测

数据来源：艾媒数据中心（data.iimedia.cn）。

消费者调研结果表明，2023 年中国化妆品用户更注重品牌产品的口碑及研发成分等内在因素，受明星代言、网红推荐的影响较小，消费者的购买行为更加理性。新冠疫情结束之后，居民的消费需求得到释放。未来，产品的成分安全、使用效果等将成为品牌吸引消费者的关键。

［作者单位：张毅　李锦云，艾媒咨询（广州）有限公司］

广州市人群化妆品消费量调查报告

何志妮　　杨杏芬　　邓俊锋

摘要： 为构建符合中国居民化妆品消费习惯的调查问卷，本研究设计了《化妆品全品类消费量调查问卷》（简称《问卷》），并对《问卷》的信效度进行评价。采用该问卷对广州市居民的化妆品消费量情况进行调查，并将所获得的数据标准化后与国外可及的化妆品消费量调查数据进行对比分析，探讨广州市人群化妆品消费量情况与国外人群的区别与联系。结果显示，广州市人群的化妆品模式及消费量均与国外人群之间存在差异，基于国外人群化妆品消费量数据在我国开展化妆品安全评估存在较大误差。提示开展中国人群的化妆品消费量调查十分必要且迫切。

关键词： 化妆品　消费量调查　调查问卷

近年来，我国化妆品行业发展快速，化妆品市场规模已位列全球第二。自 2021 年来，为保证化妆品质量安全，保障消费者健康，国家药品监督管理局（简称国家药监局）发布了一系列条例和公告，要求相关部门及责任人按规定落实化妆品的风险评估及功效评价。化妆品产品一般可认为是各种原料的组合，因此风险物质不可避免地随原料或在原料加工时引入产品。化妆品原料及风险物质的风险评估包括危害识别、剂量反应关系评估、暴露评估、风险特征描述四个步骤，其中暴露评估通过对化妆品原料和风险物质暴露于人体的部位、浓度、频率以及持续时间等进行估计，确定其暴露水平。化妆品消费量调查是重要的基础性工作，通过调查受访者在一段时间内实际使用化妆品产品的消费频次及消费量，为化妆品的暴露评估提供关键数据。不同国家或地区的居民因经济社会环境、文化习俗和生活习惯等存在差异，往往具有不同的化妆品消费习惯和使用水平。20 世纪初，国外许多学者开展了化妆品消费量调查，通过问卷调查、化妆品称重记录等方法，在美国、欧洲、荷兰、韩国、日本等国家或地区开展了居民化妆品消费情况调查。而中国化妆品消费量调查很少，大部分是基于单个风险物质的暴露量研究，缺乏全面化妆品消费量调查。因此，在我国化妆品消费量调查，可填补我国居民化妆品消费量数据的空白，对于化妆品安全评估和风险管理具有重要意义。

一、《化妆品全品类消费量调查问卷》的设计与评价

《化妆品全品类消费量调查问卷》（简称《问卷》）是为进行化妆品消费量调查而设计的，主要包括化妆品消费频率调查和化妆品消费量调查。《问卷》是由受访者主观填写的回顾性调查问卷，主体由76道封闭式问题组成，收集受访者一般信息、89种化妆品的消费频率信息和24种化妆品的消费量信息。采用单项选择题的方式收集受访者在半年内使用各化妆品种类的消费频率；采用可视化图例收集化妆品消费量信息并进行相对定量分析，图例针对不同剂型的化妆品制定，每种剂型选择3款化妆品进行称重，并计算其平均质量。受访者根据可视化图例报告日常使用化妆品时的单次消费量。如表1所示，本研究还根据受访者的体表面积、头发长度、牙齿表面积等，结合不同化妆品作用部位面积，对化妆品单位面积消费量进行标准化计算，有利于在不同的研究之间进行比较。因此，本《问卷》所得数据结合化妆品中风险物质浓度，可用于化妆品中风险物质的暴露评估。

本研究通过招募志愿者参加间隔一周的两次化妆品消费量问卷调查及持续7天的24小时化妆品消费频率及消费量调查，并检验两次化妆品消费量问卷调查中各化妆品条目结果间的一致性、问卷调查及24小时化妆品消费频率及消费量调查中各化妆品条目的一致性及相关性，评价问卷的可靠性和有效性。统计分析结果显示，《问卷》的稳定性及准确性较好，可以准确地反映受访者的化妆品消费情况。

表 1　化妆品单位面积消费量估算方法

项目	表面积估算公式	适用的化妆品类型
体表面积	男性体表面积（m^2）=0.0057×身高（cm）+0.0121×体重（kg）+0.0882 女性体表面积（m^2）=0.0073×身高（cm）+0.0127×体重（kg）−0.2106 根据中国新九分法，涉及部位体表面积占比：头3%，颈3%，面3%，双手5%，双前臂6%，双上臂7%，足7%，小腿13%，大腿21%；小面积部位的估计采用手掌估算法	作用于皮肤的化妆品
头发表面积	头发长度（cm）=身高×自然状态下头发大概位置 头发表面积（cm^2）=头发长度（cm）×（3.14×0.007679+0.003498）×100000	作用于头发的化妆品
牙齿表面积	男性：$51.3cm^2$ 女性：$47.7cm^2$	牙膏

注：单位面积消费量（mg/cm^2）=单次消费量（mg）/作用部位表面积（cm^2）。

二、中国广州市人群化妆品全品类消费量调查结果及其与不同国家化妆品消费量的区别与联系

采用《问卷》在广州市进行化妆品全品类消费量调查。根据广州市各区的人口总数、城镇化率、各年龄段人口占人口总量的比例、性别比例，选取越秀区、海珠区、天河区及白云区为本次调查的目标区域。根据年龄分布情况、按总人口2/10000的比例进行抽样，按10%的信息缺失率进行样本估计，最终计算获得本次研究的样本量应为1557人，其中越秀区161人、海珠区308人、天河区407人、白云区681人。实际回收问卷2042份，将不符合纳入要求及不符合答题逻辑的问卷29份剔除，最终纳入2013份问卷进行统计分析。其中越秀区419份，海珠区373份，天河区434份，白云区721份，其他区共66份。在本次调查中，消费频率最高的前十种化妆品依次为：洗手液、牙膏、香皂、保湿水、爽肤水、洁面乳、面霜、眼霜、肌底液、润唇膏；每周消费量最高的前十种化妆品依次为洗手液、沐浴露、牙膏、洗发水、护发素、洁面乳、护体乳、护发精油、身体磨砂膏、卸妆油。

有研究指出，出于化妆习惯的差异以及地区和气候差异，世界不同地区的化妆品消费模式存在差异。因此，将本次调查所得的广州市人群化妆品消

费量数据与线上可及的化妆品消费量数据进行对比分析，旨在探讨中国与国外居民化妆品消费模式及消费量的异同。

（一）中国广州市人群与法国人群化妆品消费量比较

Ficheux 等在 2015 年对 5657 名法国成年人进行了化妆品消费量研究，其中包括了 2713 名不怀孕的成年女性及 2693 名男性。基于该研究对化妆品的分类，本次调查存在包括头发用品、面部护理品、身体护理品、口腔护理品及彩妆用品共五类 38 种与该研究相同的化妆品。如图 1、2 所示，将该研究结果与本次调查结果的每日消费频次中位数及 P95 进行对比分析。根据不同性别，合计 55 种化妆品在两个调查之间的结果进行统计分析，结果发现本次调查如下。

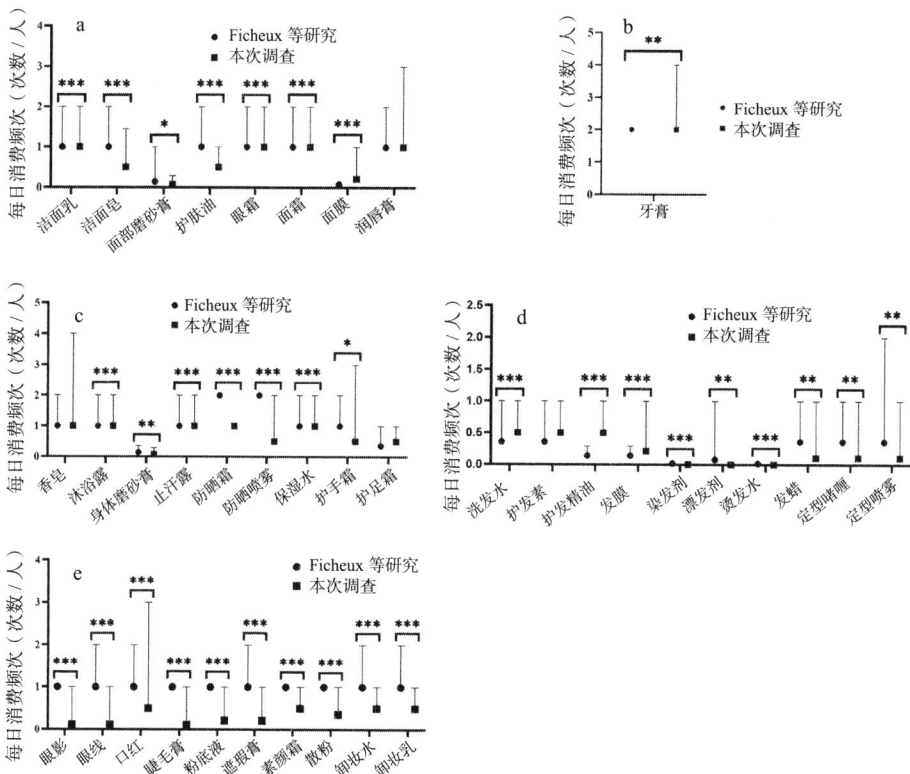

a. 面部护理品；b. 口腔护理品；c. 身体护理品；d. 头发用品；e. 彩妆用品。

$*$ 表示 $P < 0.05$，$**$ 表示 $P < 0.01$，$***$ 表示 $P < 0.001$，下同。

图 1　中国广州市女性与法国女性各类化妆品每日消费频次对比图

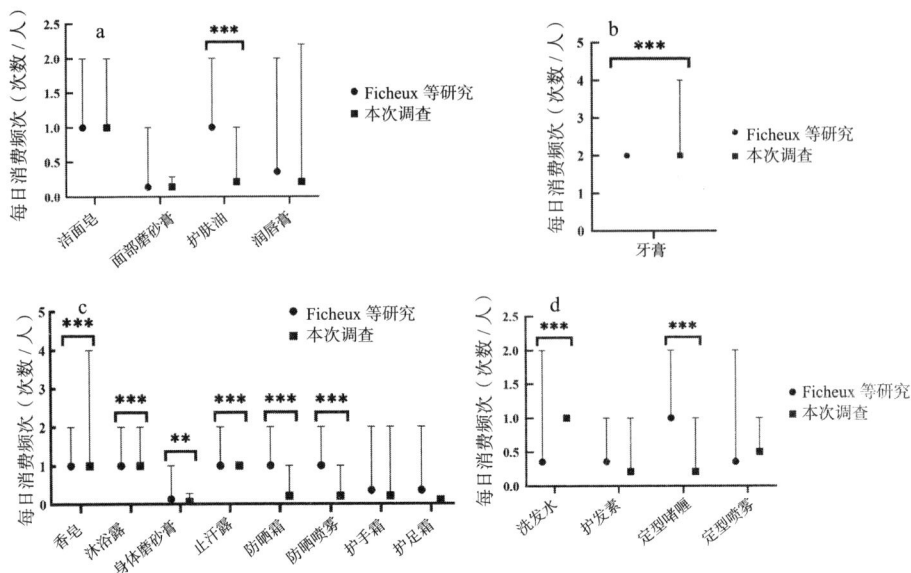

a. 面部护理品；b. 口腔护理品；c. 身体护理品；d. 头发用品。

图2　中国广州市男性与法国男性各类化妆品每日消费频次对比图

中国广州市女性有 11 种化妆品的消费频次显著高于法国人群：洁面乳、眼霜、面霜、面膜、保湿水、洗发水、护发精油、发膜及头发定型塑型用品；有 23 种化妆品的每日消费频次显著低于该人群，包括牙膏、沐浴露、洁面皂、护肤油、面部磨砂膏、身体磨砂膏、止汗露、护手霜、防晒霜、防晒喷雾、染发剂、漂发剂、烫发水及所有彩妆用品；此外还有 4 种化妆品的消费频次在两个人群中无统计学差异：香皂、护发素、护足霜及润唇膏。

中国广州市男性的香皂及洗发水这 2 种化妆品的每日消费频次高于法国人群的研究；牙膏、沐浴露、身体磨砂膏、止汗露、定型啫喱、护肤油、防晒霜及防晒喷雾这 8 种产品的每日消费频次显著低于该人群。在洁面皂、面部磨砂膏、护发素、定型喷雾、护手霜、护足霜及润唇膏这 7 种产品的每日消费频次则无显著的统计学差异。

（二）中国广州市人群与法国不同皮肤状态女性的化妆品消费量比较

2021 年，Brenaut 等的研究报道了 18~65 岁之间、有或无皮肤敏感的女性的化妆品消费情况。在本次研究中，除了受访者的化妆品消费量信息之外，课题组还收集了受访者的皮肤状态。因此将 Brenaut 等对 18~65 岁之间、有或无皮肤敏感的女性的化妆品每日消费频次中位数作为总体中位数，与本次调查中相同年龄段、相应皮肤状态的女性的化妆品每日消费频次进行 Wilcoxon 符号秩检验，结果见图 3。Brenaut 等的研究结果以中位数展示，本研究结果以中位数及四分位数间距展示。

本次调查中非敏感皮肤女性的洁面乳、面霜、眼霜、面膜及香皂这 5 种产品的每日消费频次显著高于法国；粉底液、口红、眼影、眼线、睫毛膏、遮瑕膏、BB 霜、漂发剂这 8 种产品的每日消费频次显著低于法国非敏感皮肤女性；图 3（b）展示了本次调查中敏感皮肤女性的洁面乳、面膜及面霜的每日消费频次显著高于法国敏感皮肤女性；粉底液、口红、眼影、眼线、睫毛膏、遮瑕膏、BB 霜、漂发剂这 8 种产品的每日消费频次显著低于法国敏感皮

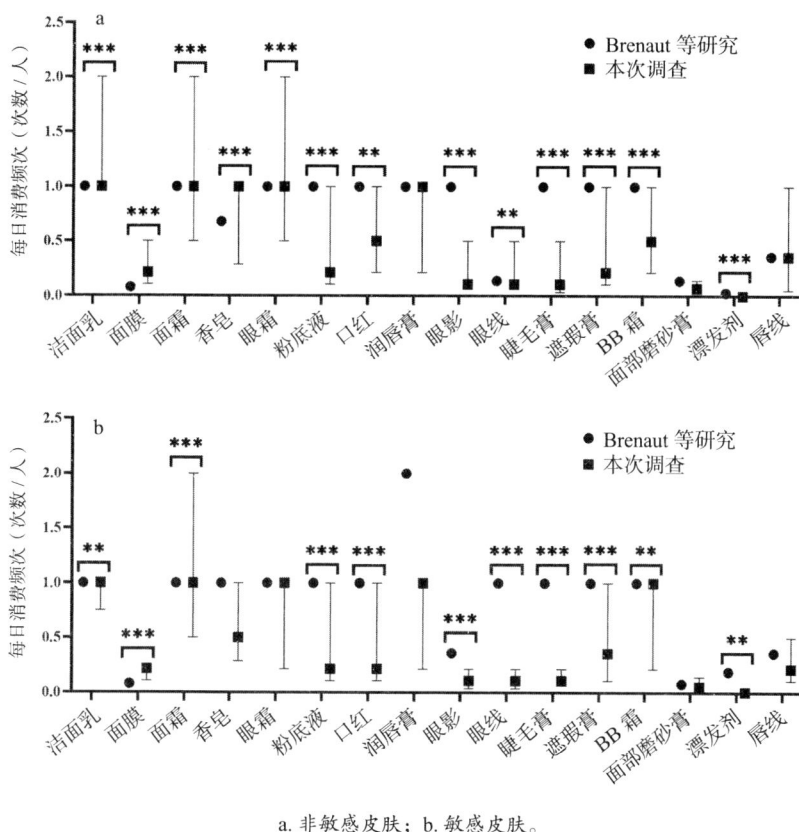

a. 非敏感皮肤；b. 敏感皮肤。

图 3 不同皮肤状态的中国广州市女性与法国女性化妆品每日消费频次对比图

肤女性；香皂及眼霜的每日消费频次在法国及本次调查的敏感皮肤女性间没有显著差异。润唇膏、面部磨砂膏及唇线的每日消费频次在法国及本次调查的所有女性间均没有显著差异。

（三）中国广州市人群与欧洲、南美洲及非洲成年人的化妆品消费量比较

将广州市人群的消费量调查结果与 1368 名欧洲、南美洲及非洲成年人的化妆品消费量研究进行比较，两项研究中有 4 种化妆品重叠：洗发水、沐浴露、洁面乳和面霜。在进行对比时，以 1368 名欧洲、南美洲及非洲成年人的洗发水、沐浴露、洁面乳和面霜每日消费量中位数作为总体中位数，与本次调查样本的每日消费量作 Wilcoxon 符号秩检验。如图 4 所示，本次调查样本的洗发水、沐浴露、洁面乳和面霜每日消费量均显著低于 Gomez-Berrada 等的研究结果。欧洲、南美洲及非洲成年人洗发水、沐浴露、洁面乳及面霜的消费量中位数为广州市成年人相应化妆品消费量中位数的 4.87、3.49、5.20 倍及 14.2 倍。

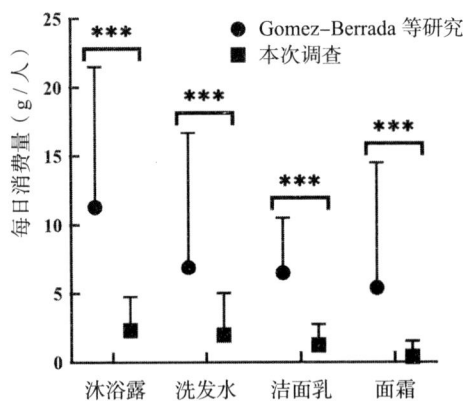

图 4　中国广州市成年人与欧洲、南美洲及非洲成年人 4 种化妆品每日消费量对比图

（四）中国广州市人群与美国人群化妆品消费量比较

Loretz 等报道了 2005—2008 年间对美国人群化妆品每日消费量。将该研究中的身体乳、面霜、洁面乳、护发素、定型喷雾、粉底液、洗发水及沐浴露共 8 种化妆品与广州市人群的化妆品消费量调查结果进行对比分析，见图 5。结果发现，美国人群各化妆品每日消费量中位数均显著高于中国广州市人群相应化妆品每日消费量。其中身体乳、面霜、洁面乳、护发素、定型喷雾、粉底液、洗发水及沐浴露的每日消费量中位数为广州市成年女性相应化妆品每日消费量中位数的 11.16、3.97、2.60、7.81、42.16、6.36、5.44、5.56 倍。

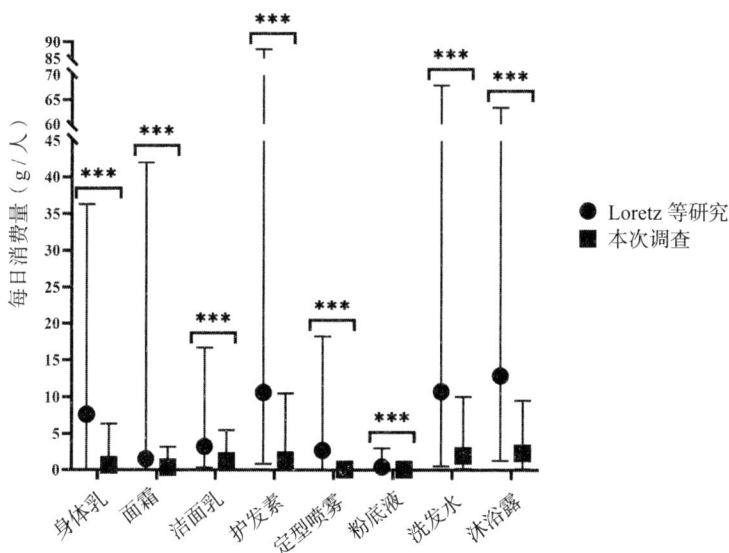

图 5　中国广州市人群与美国人群 8 种化妆品每日消费量对比图

（五）中国广州市与韩国人群化妆品消费量比较

此外，将本次调查结果与 2015 年韩国人群化妆品每日消费量结果进行比较，见图 6。结果显示，韩国人群与广州市人群洁面乳、牙膏、洗发水、护发素及沐浴露的每日消费量均值为中国广州市成年人相应化妆品每日消费量均值的 1.39、1.01、1.49、1.69、0.99 倍；其中牙膏及沐浴露的每日消费量均值比较接近。

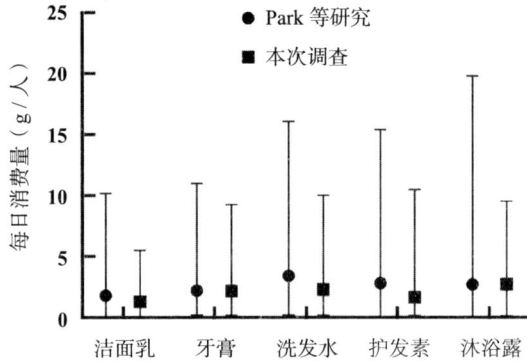

图 6　中国广州市人群与韩国人群 5 种化妆品每日消费量对比图

综上所述，中国广州市人群与美国、欧洲、南美洲及非洲人群等非亚洲人群的化妆品消费情况存在显著的统计学差异，其中洗发水、沐浴露、洁面乳及面霜的消费量均值相差 3~17 倍。中国广州市与韩国同处亚洲，地理及气候条件相近，韩国的化妆品消费量与中国广州市人群较为接近，但统计分析结果仍显示韩国人群的化妆品消费量显著高于中国广州市人群。该差异揭示了中国广州市人群化妆品消费量具有独特性，提示了开展本土化妆品消费量调查的必要性。

三、结论

（一）《问卷》能够真实、准确地反映受访者的化妆品消费情况

化妆品种类繁多，不同化妆品常有不同作用部位、作用剂型，因此开展化妆品消费量调查往往需要耗费大量资源。《问卷》基于电子问卷，广泛纳入常用化妆品，建立不同化妆品的消费频率选项及消费量可视化图例，能快速收集受访者化妆品消费情况；根据所收集的一般信息、消费频率及单次消费量，可以估算化妆品每周消费量及单位面积消费量，为化妆品安全评估工作提供参考依据。

（二）不同国家的化妆品消费量存在显著差异，开展中国地区的化妆品消费量调查迫在眉睫

化妆品消费量调查是化妆品安全评价必不可少的环节。因社会、文化、

自然环境等因素的差异，不同国家、不同地区人民各类化妆品的消费频次、消费量上存在一定差异。根据本研究结果，国外人群与中国广州市人群的化妆品消费量结果之间差异在 3~42 倍之间不等。即使韩国人群的消费习惯与我国居民类似，其化妆品消费量也与中国广州市人群存在差异。因此，直接引用国外化妆品消费量数据在我国开展化妆品安全性评价并不可取。在我国开展化妆品消费量调查迫在眉睫，本研究也为全国化妆品消费量调查的开展奠定了良好的基础，所设计的《问卷》有望直接在全国范围使用。

（作者单位：何志妮　杨杏芬　邓俊锋，南方医科大学公共卫生学院、
国家药品监督管理局化妆品安全评价重点实验室）

扫码看参考文献

上海市人群化妆品暴露参数调查报告

陈田　周利红　常怀龙　佘媛媛　肖萍　周灯学

摘要：[目的]调查上海市人群敷贴式面膜和六种常用驻留类化妆品的暴露情况，为化妆品安全评估工作提供技术参数。[方法]在面膜暴露调查中，招募两组调查对象，分别研究面膜敷贴时长（5~30min）对面膜暴露量和防腐剂残留的影响，以及固定使用时间（15min）条件下四种材质面膜的暴露量。在驻留类化妆品的调查中，记录调查对象14天调查期内护肤水、精华液、护肤乳、面霜、眼霜、防晒霜等六类产品的使用情况。两个调查中均使用差量法计算产品的暴露量。[结果]面膜暴露量随着敷贴时间的延长而增加，且防腐剂残留在敷贴20min后会加速上升；当敷贴时间为15min时，四种材质面膜暴露量的暴露量总体均值为4.780g，第90分位数（P90）值为5.425g，不同材质面膜暴露量最大均值和P90值分别是5.348g和5.753g。六种驻留类产品平均每日和每次使用量P90值分别是：护肤水2.47g和1.61g、精华液0.84g和0.69g、乳液1.57g和1.03g、面霜0.89g和0.80g、眼霜0.23g和0.21g、防晒霜0.68g和0.97g。本调查人群的化妆品暴露量总体而言低于国外人群。[结论]本土人群的化妆品暴露参数与国外人群不同，为保证化妆品安全评估的准确性，建议参考本土人群的暴露数据。

关键词：化妆品　暴露量　安全评估　面膜　驻留类护肤品

　　暴露评估是风险评估程序的重要组成部分，暴露量参数的准确性对于风险评估的可靠性非常重要。针对各类化妆品的消费量，欧盟已开展了多项研究，其结果已被消费者安全科学委员会（SCCS）的《化妆品安全评估指南说明》中予以采纳，以指导欧洲化妆品原料和产品的风险评估。在美国，尽管美国食品药品管理局（FDA）并不要求化妆品行业出于产品注册/备案目的提供安全评估数据，但仍然开展了旨在揭示消费者化妆品暴露情况的研究，包括大规模流行病学调查。部分亚洲国家比如日本、韩国、沙特阿拉伯等也开展了针对本国人群的部分化妆品品类暴露量的研究。然而有关中国人群化妆品暴露量的研究鲜有报道，导致目前国内化妆品安全评估主要参考国外的数据。由于各种原因，不同人群的化妆品暴露参数会存在较大差异，若仅参考国外的数据，会导致化妆品安全评估存在偏差。因此，为配合《化妆品监督管理条例》实施，保证化妆品安全评估的科学性和准确性，有必要针对中国人群的化妆品暴露量水平开展调查，并分析潜在的影响因素，为我国化妆品的安全评估工作提供准确的暴露数据。本次调查报告中，项目组完成了敷贴式面膜和六种常用驻留类护肤品的研究，本调查报告将围绕这两类产品展开。

一、上海地区人群面膜暴露量调查

（一）项目基本情况

2020 年 7—9 月，项目组通过实验室受控的人体使用场景，开展两方面的研究。

1. 时间趋势研究

即使用一种面膜，研究不同敷贴时间对暴露量的影响（5、10、15、20、25、30min），同时选择面膜中两个非挥发性的防腐剂为标志物，测试其在面部的相对残留量。

2. 定时研究

使用四种不同材质的面膜［备长炭纤维（BC）、植物纤维素（PC）、竹炭纤维（BCF）和生物纤维素（BioC）］，研究敷贴时间为 15min 时的暴露量。

为保证一致性，每种面膜均选择同一品牌、同一规格、同一批次的产品。另购买洁面乳若干作为测试面膜前洁面用，要求同品牌、同规格、同批次，适用人群不分性别。

（二）调查内容与方法

1.时间趋势研究

共招募调查对象35人，要求受试者在6天内（非连续的）完成6次测试，产品使用时长为5、10、15、20、25、30min。面膜的每次暴露量用差量法计算，即使用前面膜的质量与使用后膜布和包装的质量之差。另外，使用后收集膜布和包装中残留的全部残留液体，定容后分析浸出物中防腐剂（苯氧乙醇和对羟基苯甲酸甲酯）的含量，该含量与使用前防腐剂含量之差占后者百分比，即为防腐剂在面部的相对残留量。

2.定时研究

共招募调查对象140名，按照平日使用习惯随机使用一种面膜。面膜暴露量的计算也采用差量法。

（三）项目调查结果与分析

1.时间趋势研究

PC面膜被随机选择用于该研究。随着使用时间的延长，每次使用量（即暴露量）逐渐升高（图1），同时苯氧乙醇和对羟基苯甲酸甲酯的相对暴露量也逐渐上升。值得注意的是，当使用时间 > 20min时，两种防腐剂的相对暴露量急剧增加（图2）。

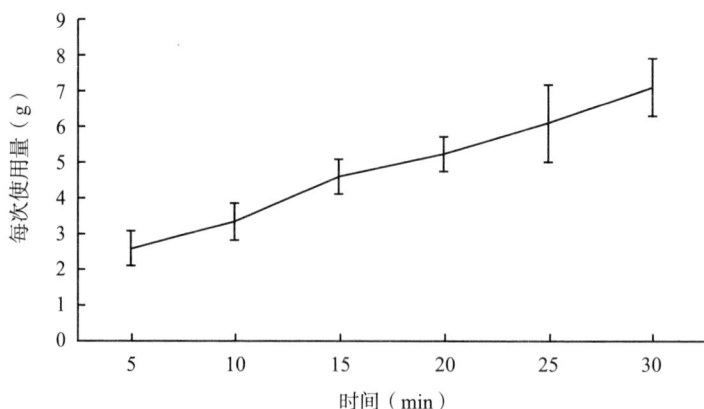

图1 植物纤维素面膜每次使用量随使用时长变化关系

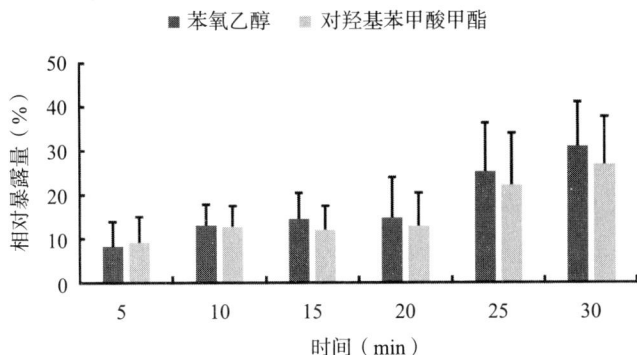

图 2　苯氧乙醇和对羟基苯甲酸甲酯相对暴露量随使用时长变化关系

2. 定时研究

面膜使用时间为 15min。暴露量总体平均值为 4.780g，第 90 分位数（P90）为 5.425g。四种材质的面膜暴露量的均值分别是 4.452g、5.348g、4.765g 以及 4.553g，P90 值分别是 4.821g、5.753g、5.371g 以及 5.017g。此外，项目组还研究了性别、面膜材质、面部皮脂含量以及使用时面膜是否出现褶皱等对暴露量的影响。

3. 结果讨论

在本研究中，我们首次调查了不同使用时长条件下面膜的暴露量。结果表明，随着时间延长暴露量逐渐增加。前期调查发现，中国人群的面膜使用时间在 5~30min 范围内，差异很大。众所周知，随着敷贴时间的延长，皮肤的水合度会增加，但是过度水合会损伤皮肤屏障功能，因此，结合面膜中防腐剂含量的相对暴露量研究，项目组建议消费者敷面膜的时间不宜超过 20min。

另外，本研究得出的面膜暴露量均值和 P90 值，均低于日本人群的调查结果（均值和 P90 值分别是 4.95g 和 7.19g），说明本研究人群的面膜暴露量是相对较低的。值得注意的是，研究组成员前期与部分安全评估人员交流时，发现在对面膜进行安全评估时，他们要么参考 SCCS 中面霜的参数（1.54g/d），要么使用面膜液的总质量（约 20g），这显然是不合理的。

二、上海市人群 6 种常用驻留类化妆品暴露量调查

（一）项目基本情况

项目组于 2021 年 8—12 月进行了 6 种常用驻留类化妆品的暴露量调查，这 6 种化妆品分别是护肤水、精华液、护肤乳、面霜、眼霜、防晒霜。该研究要求调查对象居家按照平日的使用习惯使用自己的产品，这样就能避免因为产品的更换造成使用习惯的改变。

（二）调查内容与方法

调查内容包括调查对象的基本信息，包括年龄、身高、体重、肤质以及产品使用次数等。暴露量的计算也是采用差量法，若调查期间同类产品有更换或续新，则将更换或续新前后的质量差值进行加和计算。称重所用电子秤由项目组统一发放，并配置校正用砝码。另外，为规避回忆偏倚，调查人员会每日追踪调查对象使用记录且核对校正相关信息。

（三）项目调查结果与分析

1. 基本情况

本次研究共纳入 309 名调查对象，使用护肤水者 288 名、精华者 223 名、乳液者 159 名、面霜者 189 名、眼霜者 167 名、防晒霜者 153 名。使用上述六大类产品的数量依次为 325、277、167、213、176 个以及 163 个，合计 1321 个。

由图 3 可知，调查对象每天使用各品类产品的平均次数较平稳，说明调查期间他们并未因被观察而出现护肤习惯的调整，整体上保持了日常护肤习惯。

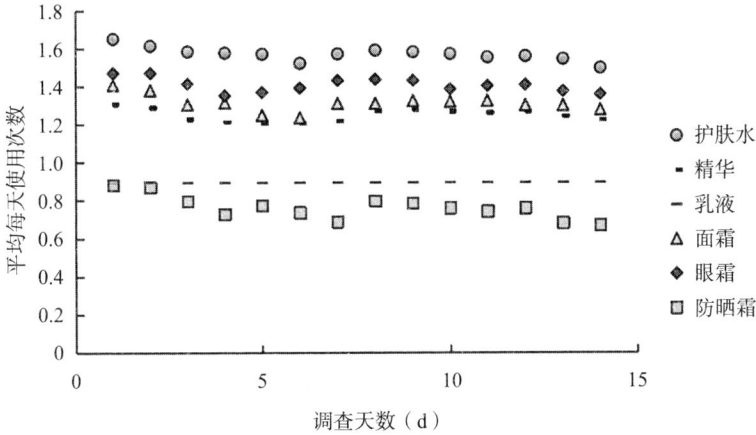

图 3 不同类别产品平均每天使用次数情况

2. 六种化妆品的暴露参数

不同产品平均每日与每次使用量的 P90 值分别是：护肤水 2.47g 和 1.61g、精华液 0.84g 和 0.69g、乳液 1.57g 和 1.03g、面霜 0.89g 和 0.80g、眼霜 0.23g 和 0.21g、防晒霜 0.68g 和 0.97g。由表 1 可知，护肤水每次使用量 P90 与日本人群结果相当，但每日使用均值和 P90 比后者分别低 0.27g 和 0.52g；面霜每日使用量 P90 比 SCCS 低 0.65g，每日使用量均值和 P90 值比 Loretz 等研究分别低 1.52g 和 2.61g；此外，防晒霜每日使用量 P90 值与日本人群调查结果比较相差 1g。以上结果说明，相比国外人群，本研究人群的化妆品暴露量处于较低的水平。

表 1 部分种类化妆品在不同研究中暴露量的比较

产品类型	每次使用量（g）	本研究	Yamaguchi 等研究	Loretz 等研究	Hall等研究	CTFA 研究	Biesterbos 等研究	SCCS	RIVM
护肤水	平均值	0.86	0.86			0.5			
	中位数	0.60	0.74						
	P90	1.61	1.62						
	平均值	1.36	1.63		0.906				
	中位数	0.95	1.36		0.851				
	P90	2.47	2.99		1.536				

产品类型	每次使用量（g）	本研究	Yamaguchi等研究	Loretz等研究	Hall等研究	CTFA研究	Biesterbos等研究	SCCS	RIVM
面霜	平均值	0.42	0.30	1.22		0.6	0.4（日霜）/0.4（晚霜）		
	中位数	0.29	0.24				0.4（日霜）/0.3（晚霜）		
	P90	0.80	0.58	2.11					
	平均值	0.53	0.41	2.05					0.8（面霜）
	中位数	0.37	0.30						
	P90	0.89	0.84	3.50				1.54	
防晒霜	平均值	0.50	0.82			3.18	9.2		10
	中位数	0.30	0.60						
	P90	0.97	1.67						
	平均值	0.34	0.78				0.4		
	中位数	0.22	0.57						
	P90	0.68	1.68					18.0（进行保守评估时的推荐值）	

　　由图4可知，6种驻留类化妆品每日使用频次的情况：护肤水和眼霜的频次多为平均2次 / 天，精华、乳液、面霜和防晒霜多为平均1次 / 天。

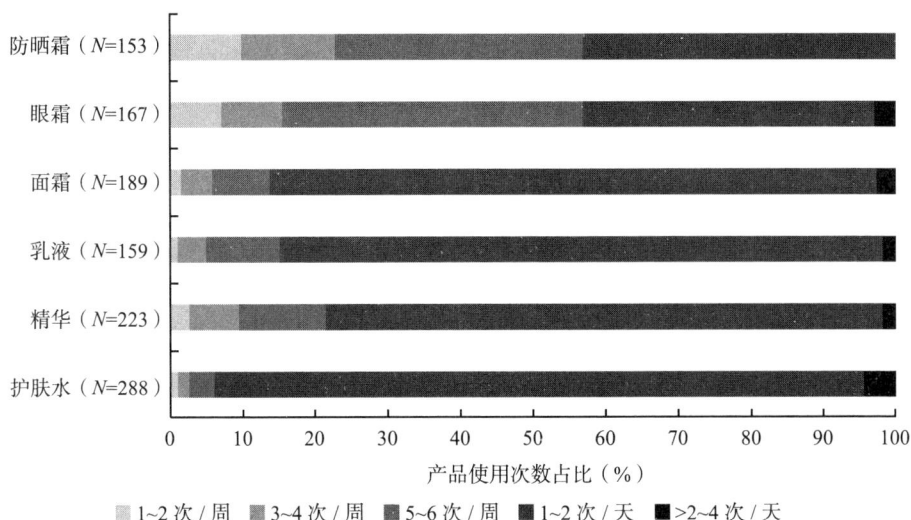

图 4 调查对象平均每天或每周使用不同类别产品次数情况

3. 年龄对化妆品选择和化妆品暴露量的影响

将调查对象分为 18~45 岁以及 > 45 岁两组。结果显示，18~45 岁者护肤水使用占 62.2%、精华占 64.1%、乳液占 64.8%、面霜占 55.6%、眼霜占 63.5%、防晒霜占 52.9%。总体而言，年轻人使用这些化妆品的比例更高。

4. 结果讨论

本项目调查的 6 类化妆品的每日暴露量总体而言低于欧美日人群。这就意味着，如果直接参考 SCCS 或者国外人群的暴露参数，可能会高估或低估化妆品的安全风险。暴露量差异产生的原因，可能与以下几个方面相关。

（1）不同人群存在体型上的差异。比如，中国女性人群皮肤表面积的推荐值为 1.5m²，而美国、欧洲、韩国和日本的推荐值分别为 1.82、1.75、1.59 以及 1.51m²；中国、日本、欧洲女性双手表面积的推荐值分别是 700、725 以及 860cm²。因此，中国人群化妆品相对于国外人群，尤其是欧美人群而言，化妆品的涂抹面积相对较小。

（2）不同人群存在护肤习惯的差异。比如本项目人群面霜每天使用次数的 P90 值分别是 1.4 次 / 天，而欧洲人群分别是 2.14 次 / 天，日本人群是 2.0 次 / 天。

（3）不同人群存在产品使用偏好。比如，由于肤色的原因，欧美人群普遍会使用防晒霜来降低皮肤癌的发生率，因此，他们防晒霜的每天使用次数的 P90 值为 2.0 次 / 天，明显高于亚洲人群（本研究为 0.8 次 / 天，日本人群为 1.3 次 / 天）。

（4）不能排除试验设计不同所造成的差异。

另外，年龄 18~45 岁者平均每次防晒霜使用量更高，其潜在原因可能与年轻消费者的防晒意识以及消费意愿或能力较强有关。

三、不足之处与展望

本调查报告是针对中国人群的部分化妆品暴露量展开了研究，甚至某些种类的产品此前在国外人群中也没有被公开报道过，比如眼霜，因此可以认为，本报告中体现的结果在一定程度上补充了我国化妆品行业安全评估领域的一些空白。

尽管如此，本项目组认为，本调查还有许多值得进一步完善的地方，主要包括以下几个方面。

（1）样本量需要进一步增加。在国外的研究中，样本量最少的是 300 人左右，最多的达到万人规模，因此，在后续的研究中，需要扩大样本量，以进一步提升结果的准确性。

（2）调查地域和季节需要进一步丰富。我国幅员辽阔，各地自然气候、生活习性存在差异，城市以及城乡之间经济发展不均衡，人们对化妆品的消费习惯难免存在差异，因此，在以后的研究中，需要纳入更多地域，考虑不同季节（主要似乎夏、冬两季），以进一步提升调查结果的代表性。

（3）调查对象人群需要进一步拓展。本调查中主要针对成年女性，但化妆品使用人群还包括男性、青少年、儿童以及婴幼儿等，除此之外，还有一些特殊人群，比如美容美发从业人员，因此，有必要针对不同的人群展开相应的调查研究。

（4）调查的化妆品品类需要进一步增加。化妆品种类繁多，除了本调查报告中的 6 种驻留类产品外，还有其他驻留类产品，比如彩妆，以及洗去型产品。除此之外，化妆品的产品形式繁杂多样，更新迭代较快，使用方式的改变也可能改变产品暴露量，比如次抛产品的暴露量理论上就是次抛包装内容物的含量。因此，在以后的研究中，需要纳入更多品类的产品，以进一步扩大调查结果的产品覆盖度。

（5）随着经济社会的发展、生活方式的变化以及消费观念的转变，人们对许多环境因素的暴露都可能会发生变化。国外已有研究表明，人们对化妆品的暴露量较过去增加，因此，在今后的研究中，可以考虑在合适的时期，针对我国人群已调查过的化妆品暴露量进行再调查。

综上所述，针对我国人群的化妆品暴露量调查尚处于起步阶段，为提升我国化妆品行业安全评估工作的科学性和准确性，为促进化妆品高质量发展，非常有必要尽快针对我国人群展开化妆品暴露量调查，以保障人民群众的用妆安全。

（作者单位：陈田　周利红　佘媛媛　肖萍，上海市疾病预防控制中心、
国家药品监督管理局化妆品监测评价重点实验室、
上海市化妆品创新研发与检测评价技术服务平台；
常怀龙，上海家化联合股份有限公司玉泽皮肤健康研究中心；
周灯学，上海市医疗器械化妆品审评核查中心）

市场供给篇

◎ 2022—2023 年中国化妆品市场规模及发展
　前景研究报告

◎ 2022 年中国化妆品生产企业发展状况抽样调
　查报告

◎ 中国化妆品 ODM 行业情况研究

◎ 2023 年中国化妆品供应链百强榜及解读分析
　报告

◎ 化妆品过度包装调查研究报告

2022—2023年中国化妆品市场规模及发展前景研究报告

张毅　翟佳琪

摘要： 2022年中国化妆品行业市场规模为4858.1亿元，同比增长6.7%，市场回升明显，预估2023年中国化妆品行业市场规模将突破5000亿元，化妆品行业发展空间巨大。未来，中国化妆品行业将持续注重技术驱动，重研发、讲功效是大势所趋。

关键词： 化妆品行业　直播电商　科技美妆

一、中国化妆品行业概况

（一）中国妆品行业市场规模及预测

在国民可支配收入不断提升、审美意识增强、关注高颜值等因素驱动下，国内化妆品消费持续攀升。数据显示，2022年中国化妆品行业市场规模为4858.1亿元，同比增长6.7%，市场明显回升，预估2023年中国化妆品行业市场规模将突破5000亿元（图1）。

（二）中国化妆品行业的市场细分情况

图2数据显示，2022年中国化妆品细分市场中，护肤品市场占比最大，超过50%；其次是彩妆与护发分列第二、第三大细分领域，占比分别达到11.5%、10.2%。由于护肤品的适用人群较其他类型产品而言更为广泛，其所占市场份额也较多。近年来，彩妆产品满足了消费者对颜值的追求，因而成为化妆品行业第二大细分领域。

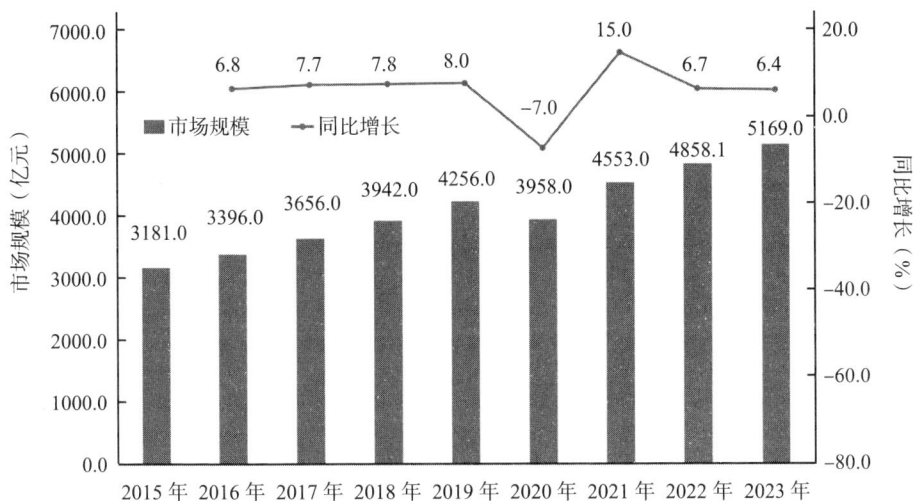

图 1　2015—2023 年中国化妆品行业市场规模及预测

数据来源：艾媒数据中心（data.iimedia.cn）。

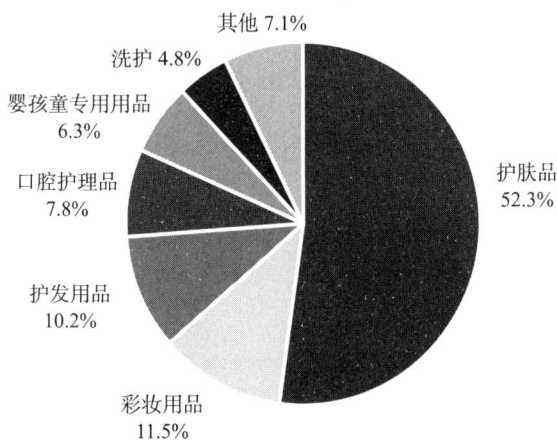

图 2　2022 年中国美妆及个护行业细分领域分布占比统计

数据来源：艾媒数据中心（data.iimedia.cn）。

二、中国化妆品行业产业链分析

（一）化妆品行业产业链

完整的产业链包括上游、中游、下游三个部分，经过这三个阶段，化妆品从无到有，直达顾客手中。

（二）中国化妆品行业上游情况分析

化妆品行业上游包括原材料供应和代工及包装制造两个部分，其中原材料供应有华熙生物、创尔生物等服务商，代工及包装制造包括嘉亨家化、莹特丽等企业。近年来，国家制定相关法律法规，对化妆品质量及包装提出了要求，如2022年12月国家药品监督管理局颁布的《企业落实化妆品质量安全主体责任监督管理规定》，要求化妆品注册人、备案人、受托生产企业依法落实化妆品质量安全责任行为及其监督管理规定；2022年9月，国务院颁布《关于进一步加强商品过度包装治理的通知》表明，要加大监管执法力度，聚焦化妆品等重点商品，依法严格查处生产、销售过度包装商品的违法行为。上游企业要积极了解、响应国家政策，避免在生产过程中出现违法违规行为，共同推动实现化妆品行业高质量发展。

（三）中国化妆品行业中游情况分析

化妆品行业中游即包括国内各大化妆品品牌，如完美日记、花西子、百雀羚等。图3数据显示，2016—2021年，中国化妆品企业数量不断增长，截至2022年，中国化妆品相关企业有1476.74万家。2022年新企业增速放缓，但仍保持新增300万家以上。创业者仍然看好化妆品行业的发展前景，源源不断的企业加入市场，行业竞争激烈。

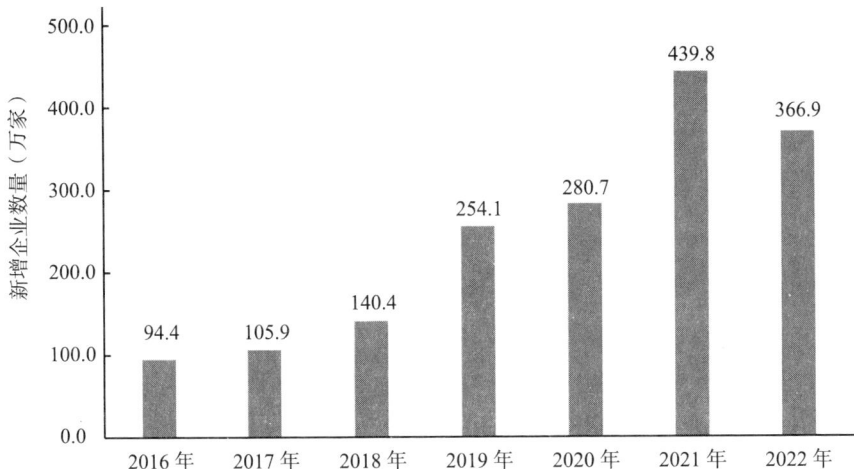

图 3 2016—2022 年中国化妆品行业新增企业数量
数据来源：艾媒数据中心（data.iimedia.cn）。

图 4 数据显示，中国化妆品企业分布数量最多的省份是福建，有 137.7 万家企业；其次是广东，有 135.8 万家企业；山东排名第三，有 125.5 万家企业，此后依次为陕西、浙江、江西等省份。化妆品企业分布与各省地理位置、原料、产业链等因素相关。福建、广东、山东地理位置优越，经济水平较高，资源、技术优势明显，其相对成熟的化妆品产业链也吸引了较多化妆品企业入驻。

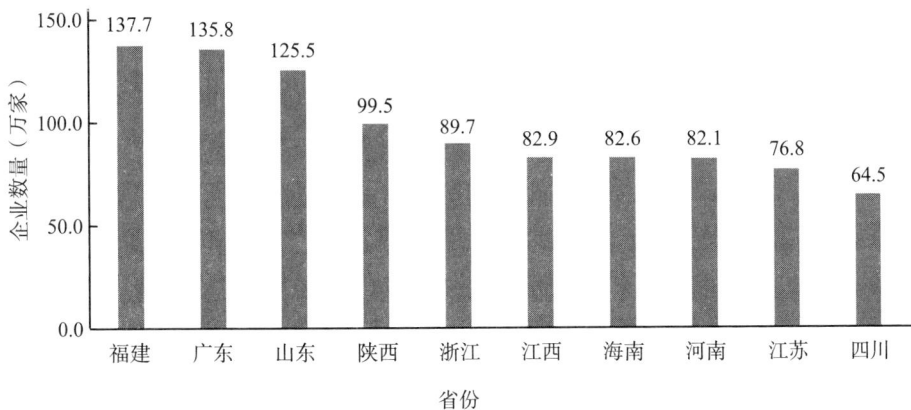

图 4 中国化妆品相关企业分布排名前十省份
数据来源：艾媒数据中心（data.iimedia.cn）。

国产化妆品品牌数量多，竞争激烈，但已有部分品牌凭借着出色的产品实力脱颖而出，占据市场。根据榜单数据，完美日记、WIS、夸迪、谷雨位列国产美妆护肤品牌第一梯队，麦吉丽、HBN、珂拉琪、溪木源、橘朵位列国产美妆护肤品牌第二梯队，尔木萄、PMPM、逐本、优时颜、INTO YOU位列国产美妆护肤品牌第三梯队。

（四）中国化妆品行业下游情况分析

中国化妆品行业下游主要分为线上和线下两个渠道，线上渠道主要包括淘宝、京东等综合电商，以及抖音、快手等短视频电商；线下渠道主要指屈臣氏等线下美妆集合店、线下专卖店和沃尔玛等连锁商超。图5数据显示，2022年，电商渠道是中国化妆品市场的主要销售渠道，占比为47.2%，其次是消费者渠道（CS渠道），即以屈臣氏、丝芙兰为代表的线下美妆集合店，占比为19.1%。随着电商行业迅速发展，物流速度的提升，足不出户购买商品方便消费者的生活，传统线下美妆店铺具有即时购买、即时试用的特点，弥补了线上购买的劣势，全渠道销售将是国潮美妆品牌未来的发展趋势。

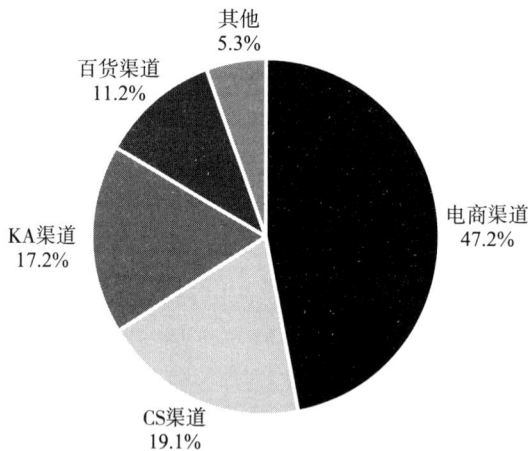

其他
5.3%

百货渠道
11.2%

KA渠道
17.2%

电商渠道
47.2%

CS渠道
19.1%

图5　2022年中国化妆品销售渠道占比

数据来源：艾媒数据中心（data.iimedia.cn）。

（五）中国化妆品行业下游情况分析（消费者画像）

图 6 数据显示，中国国潮美妆女性消费者占比较高，达 79.7%；年龄段集中在 25~35 岁，占 61.2%，年轻化趋势明显；中高收入群体占比大，月收入多集中在 5001~10000 元，占比为 46.3%，其次是 10001~15000 元、5000 元及以下，分别占 29.4%、14.8%。

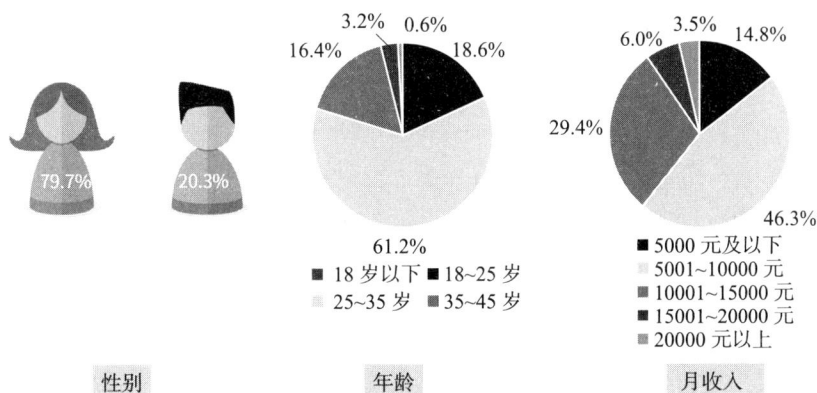

图 6 中国国潮美妆消费者画像（性别/年龄/收入）

数据来源：艾媒数据中心（data.iimedia.cn）。

三、中国化妆品行业消费渠道和销售模式分析

（一）化妆品行业的销售模式和发展方向——线下渠道回暖，全渠道销售趋势明显

中国化妆品行业主要分为线上和线下两个渠道，线上渠道主要指电商渠道，线下渠道主要包括线下美妆集合店、线下专卖店和连锁商超渠道。国家统计局数据显示，2023 年 1—3 月化妆品零售总额达到 1043 亿元，同比增长 5.9%。KK 集团发布的月度简报显示，2023 年集团旗下"美妆潮流零售品牌"调色师单店 1—3 月总交易额（GMV）增长持续走强，直接拉动调色师 2023 年 Q1 整体 GMV 合计增长 30%。随着电商运营成本走高，流量红利减退，化妆品线上渠道销售遭遇瓶颈；受益于新型冠状病毒感染疫情防控放开后线下消费复苏，线下渠道持续回暖，美妆销售渠道线上线下融合趋势明显。

（二）化妆品行业的线上销售模式和发展方向——社交电商＋直播带货双管齐下

近年来，随着淘宝、京东为代表的传统电商平台发展逐渐饱和，以小红书、抖音为首的社交电商平台随之兴起，许多美妆 KOL（关键意见领袖）借助社交平台的粉丝基础掀起直播带货风潮，社交电商＋直播带货逐渐成为美妆行业线上销售的主流。图 7 数据显示，2022 年中国直播电商总市场规模超过 14000 亿元，预计 2023 年将达到 16594 亿元。在这个万亿生意蓝海中，美妆成为增长最快速的类目之一。在 2023 年中国消费者"6·18"购物节已购买或意向购买的商品品类分布中，美妆护肤类成为消费者意向购买第一品类，占比为 55.85%（图 8）。借助社交电商＋直播带货渠道，化妆品行业线上销售取得新发展。

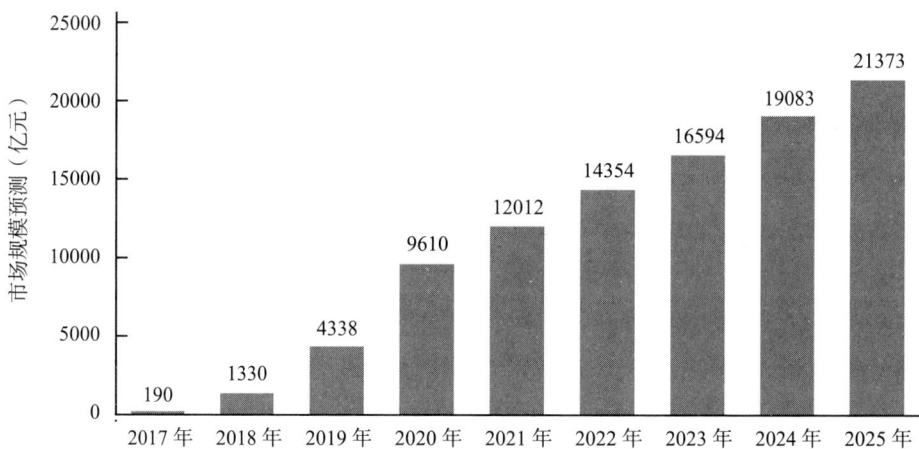

图 7　2017—2025 年中国直播电商市场规模及预测

数据来源：艾媒数据中心（data.iimedia.cn）。

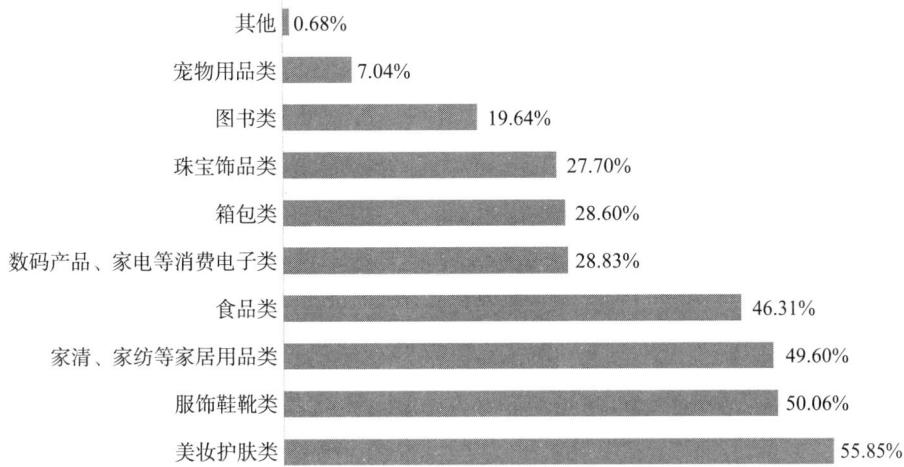

图8 2023年中国消费者"6·18"购物节已购买或意向购买的商品品类分布

数据来源：艾媒数据中心（data.iimedia.cn）。

四、中国化妆品行业发展趋势

（一）化妆品行业发展趋势研究——技术驱动

科技成为多个行业发展的核心驱动力，化妆品行业也不例外。近些年"科技护肤""智能美妆"的出现颠覆了传统模式，将人工智能（AI）科技融入化妆品领域。在科技＋美妆领域，不仅有AI虚拟试妆填补线上购物的体验空白，智能美妆镜、智能皮肤测试仪等机器也同样提升了顾客的体验。同时，企业也通过科技手段创新原料、升级配方、优化流程、布局智能制造，力求在产业链各环节降本增效，提升企业综合竞争力。例如，目前广受消费者欢迎的超低温冻干面膜就利用了医药和食品产业中的冻干技术，实现不需要添加防腐剂即可充分长久地保留面膜中的精华活性，让成分保持新鲜有效状态。

（二）化妆品行业发展趋势研究——重研发、讲功效

信息传播渠道的多样与信息交流速度的加快培育了大众科学消费的理念，随着美妆个护消费领域大批"成分党"出现，中草药等天然成分更受到消费者的青睐，企业原料创新研发趋势越发凸显。图9数据显示，影响消费者购买国潮美妆品牌的关键因素是产品的质量、价格、功效及成分，分别占

比 68.57%、58.62%、54.91% 及 53.32%。随着消费者科学护肤意识的增强，以及对自身消费需求的了解，消费者越来越重视产品的成分、功效，这对国产化妆品品牌也提出更高的质量要求。例如，华熙生物就在原料端发力，建有近 500 种的生物活性物原料库，仅透明质酸这一种原料就有 200 多个规格品种。

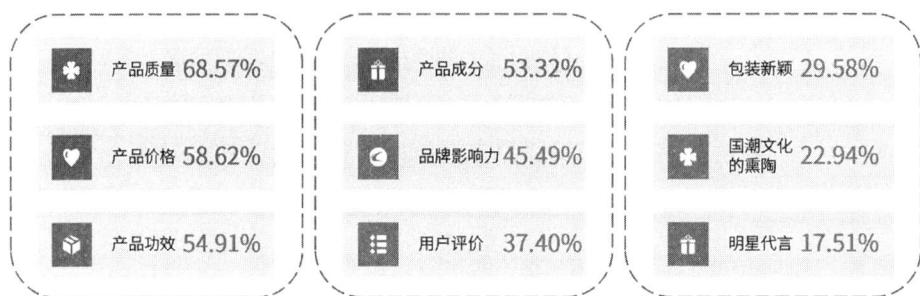

图 9　2023 年影响中国消费者购买国潮美妆的因素

数据来源：艾媒数据中心（data.iimedia.cn）。

[作者单位：张毅　翟佳琪，艾媒咨询（广州）有限公司]

2022 年中国化妆品生产企业发展状况抽样调查报告

陈贤群　杨述义

摘要：从 2021 年开始，行业人士出奇一致地认为，在原料涨价、工业停电、疫情不明、新规管控、价格内卷的多重打击下，化妆品工厂会倒掉一批。本文通过对 100 家不同类型、不同区域的化妆品生产企业 2022 年发展状况的抽样调查显示，从赢利能力上看，49% 的企业表示 2022 年是盈利的，30% 的企业表示 2022 年大概率是持平，也有 21% 的企业表示 2022 年有亏损。从新增客户数上看，73% 的企业新增 10 家以上的客户。从流失客户看上，线下传统渠道流失客户占 49%。调查表明，2022 年虽然碰到困难和障碍，但这并非不能战胜，情况并未糟糕，前景逐渐明朗，而创新终将能成为企业的保命符。

关键词：化妆品企业　抽样调研　发展状况

一、2022 年中国化妆品生产企业调查样本

本次调研，由美妆网通过在线问卷形式，一对一邀请企业参与，共回收有效问卷 100 份。问卷对象涵盖了大中小企业，涉及广州、深圳、中山、上海、苏州等多个地区，虽然样本数量不足以反映整个市场，但也有一定的代表性，可供参考。

受调研企业的分布，华东地区占 22%，华南地区占 72%，其他地区占 6%。其中，纯代工业务的企业占比为 73%，纯品牌商（只加工自身产品）占比 3%，两者兼有的占比 24%。

企业规模上，2022 年主营业务收入在 2000 万以下企业占比 3%，2000 万 ~5000 万家企业占比 19%，5000 万 ~1 亿家企业占比 19%，1 亿 ~3 亿家企业占

比 38%，3 亿~5 亿家企业占比 16%，5 亿家以上企业占比 3%。整体上看，企业的规模分布集中在 5000 万~3 亿家。

二、2022 年中国化妆品生产企业经营状况

相比 2021 年，19% 的企业表示经营业绩降幅 20% 以上，22% 的企业表示 2022 年业绩和去年持平，此外，降幅 20% 以下的企业占 19%，业绩增长 20% 以下的企业占比 16%，业绩增长 20% 以上的企业占比最大，达到 24%，见图 1。

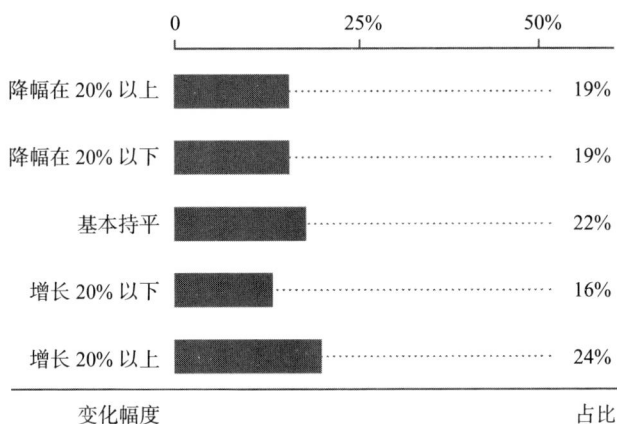

图 1　2022 年受调研企业的经营业绩与 2021 年相比的变化幅度

有一半的企业 2022 年保持增长，其中有 1/4 的企业增速较快。业绩下滑只是相对赚得少一些；但业绩上涨也不代表赚钱。49% 的企业表示 2022 年是盈利的，30% 的企业表示 2022 年大概率是持平，也有 21% 的企业表示 2022 年有亏损。

从新冠疫情对大家的影响来看，22% 的企业认为影响非常大，几乎是致命打击，该比例与上面的亏损比例接近。70% 的企业认为新冠疫情影响不大，企业正常经营。还有 8% 的企业认为新冠疫情之下反而带来了发展机会。一方面，有的企业开展了消杀类业务，生意大增；也有的企业在新冠疫情之下，开展电商及直播业务猛涨；还有的企业因为新冠疫情区的工厂停工，临时承接了一些转移订单。

在经营风险上，库存一直是个硬伤。一方面是企业客户流失，库存不提

货；另一方面，个别企业想试水自有品牌，但没有搞好，变成了积压。41% 的企业表示自己不存在滞销产品或不良库存；表示自己库存 200 万元以下的企业，占比 32%；库存 200 万 ~500 万元的，占比 13%；库存 500 万 ~1000 万元的，占比 11%；库存 1000 万 ~3000 万元的，占比 3%。3000 万元以上的占比为零，见图 2。

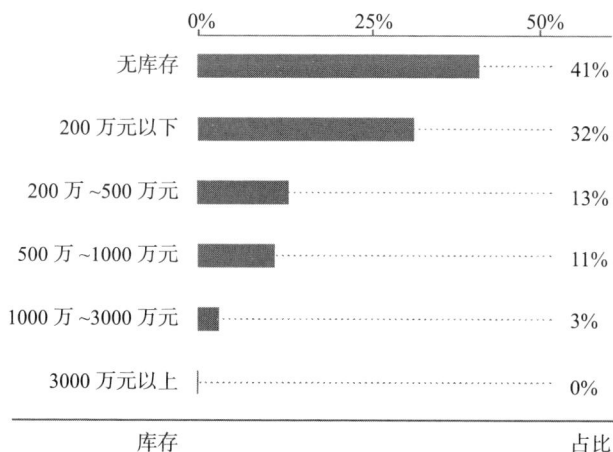

图 2 受调研企业现有的滞销产品或不良库存率

三、2022 年化妆品生产企业客户情况

对于加工厂来说，客户就是核心。在受调查的工厂中，年度客户服务数量在 20 家以下的，占据 19%；客户数量在 20~50 家的，也占据 19%；客户数量在 50~100 家的，占 24%；客户数量在 100 家以上的，占 38%，见图 3。

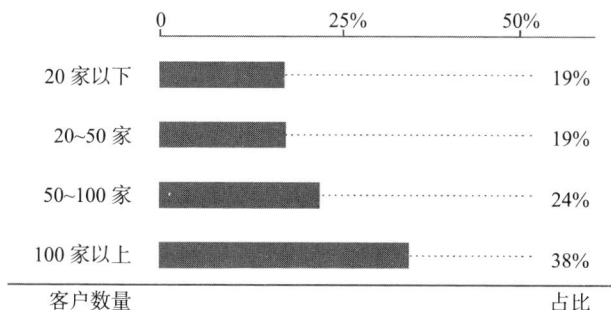

图 3 2022 年受调研企业合作加工的客户数量

在新增加的客户数上，16% 的企业表示，2022 年增加的客户不到 5 家；11% 的企业能新增 5~10 家；24% 的企业能新增 10~20 家，49% 的企业能新增 20 家以上的客户。

据调查了解，38% 新增的客户属于业务人员拓展。8% 的企业表示新客户是从展览会上接触并发展的，22% 的企业表示新客户是由老客户推荐的，24% 的新客户，是自己找上门咨询了解，最终达成合作，见图 4。

哪些渠道贡献了最大的客户群呢？ 35% 的企业认为是直播，其次是传统电商，占比为 22%。可以看出，电商（含直播）承包了企业一半左右的业务，见图 5。

而线下传统品牌在工厂贡献了 16% 的份额，这也不是说传统品牌没体量，而是传统品牌大多都有自己的工厂，他们在外部找加工，只是做一些加紧的订单，或者自己不擅长的订单。平台的自有品牌占到了 8% 左右，像云集、淘宝心选，包括公主家等，很多平台的自有品牌体量都不小。而美容院产品，基本就不属于工厂的大客户范畴。

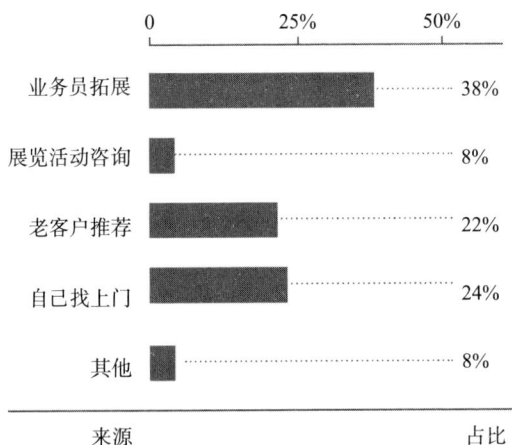

图 4　受调研企业客户增加的最大来源

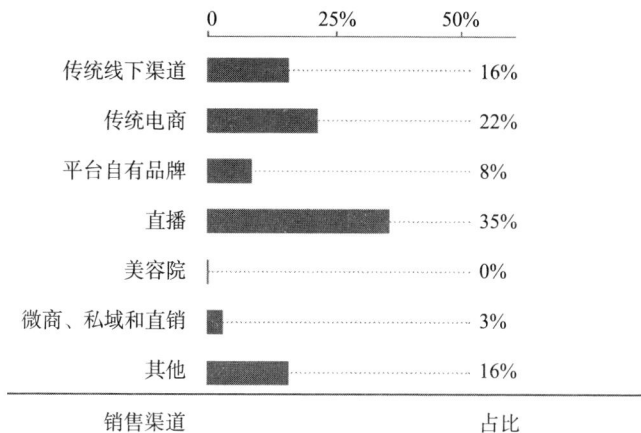

图 5 受调研企业 2022 年最大的合作客户其销售渠道属性

四、2022 年化妆品生产企业客户管理

再好的工厂，也会有过客户换厂，或者减少订单的事情。前两年，对于加工厂来说，流失最大的客户是微商和直销，而 2022 年，流失最大的客户，属于线下传统渠道，占据 49%，见图 6。

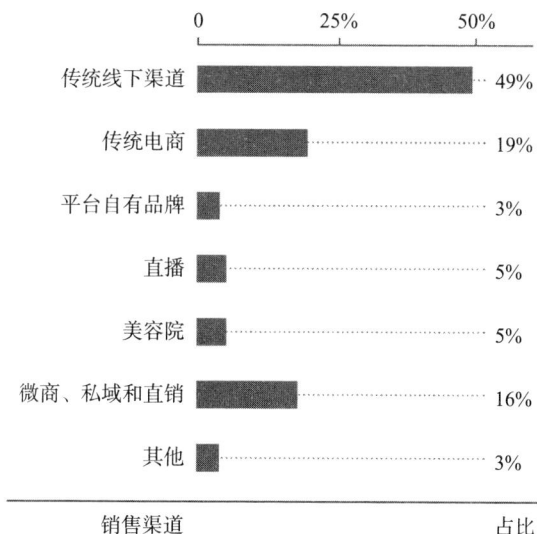

图 6 受调研企业 2022 年流失的客户其销售渠道属性

这些年，顾客满意渠道（CS 渠道）的乏力，加上新冠疫情的影响，线下生意进入瓶颈。传统电商订单流失，达到 19%，这与互联网品牌爆品的短期性有关。而微商、私域、直销这块的订单，流失率达到 16%，除了政策影响倒闭之外，大部分消费群被直播抢走了。其他领域的客户相对稳定，流失率都在 5% 以内。很多人觉得直播的客户不稳定，实际上，直播的客户很稳定，只是利润低，也容易发生客大欺厂的事，不断压缩工厂的利润。

目前，51% 的工厂表示，整体订单毛利率在 20% 以下；43% 的工厂，毛利率在 20%~40% 之间，但仍有小部分工厂，订单的毛利率能维持在 40% 以上。

另外，100 家的调研企业中，有 24 家表示，2022 年接过零毛利甚至是负毛利的订单。有时是为了不让淡季的机器闲置而进行的一项战略性亏损，有时也为了树立合作榜样而便于拿下同类客户。

在化妆品加工厂中，有很多工厂，都是靠一两家大客户养活的。调查发现，有 4% 的工厂，其大客户的年度订单，占到全盘的 40%，最高的可以达到 80%。这是个好事，同时也是个坏事，存在大客户转移而导致工厂陷入困境的潜在风险。总体来看，50% 的企业，大客户订单占比都在 20% 以下；46% 的企业，大客户订单数量在 20%~40% 之间，见图 7。在加工厂中，有个"果链"危机法则，如果一个客户订单占了工厂 30% 以上，是很大的隐患。

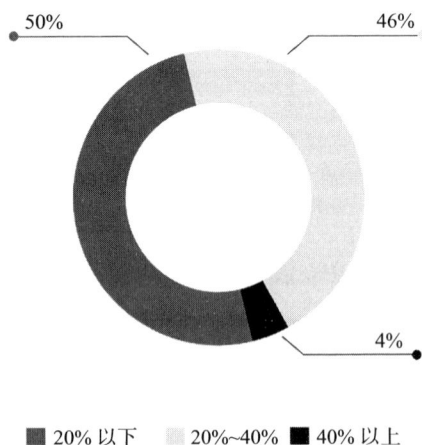

图 7　受调研企业大客户业务占比

图例：■ 20% 以下　　20%~40%　■ 40% 以上

接近 7 成的企业，2022 年整个生产线处于阶段性不饱和状况，19% 的企业，生产线是一直不饱和，只有 13% 的企业，生产线能够满负荷运作，见图 8。

生产线不饱和，就是客户流失。客户为什么会流失呢？最大原因就是客户自己的生意不好；也存在着一些同行低价抢单的竞争；新规下的备案周期和检测费用太高，也导致了很多产品直接砍掉；当然，自身产能或服务跟不上，也会导致客户流失。

如何有效锁住客户，大多数工厂认为要有自己的核心技术，其次是具有竞争力的性价比，再则就是提供各种增值赋能服务。

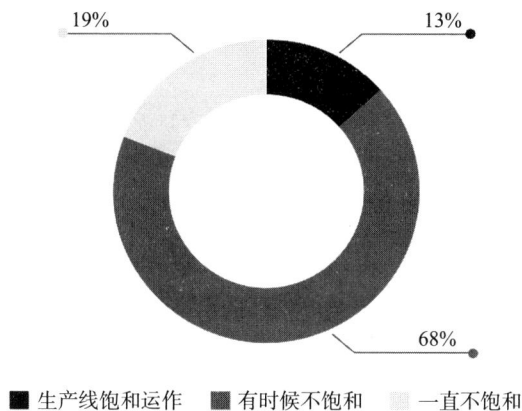

■ 生产线饱和运作　■ 有时候不饱和　□ 一直不饱和

图 8　2022 年受调研企业生产线的启动情况

五、2023 年化妆品生产企业发展规划

面对艰难的市场现状，节流解决不了问题，开源才是新的发展方向，开源就是拓展新领域、新客户。

在渠道拓展层面，直播是首选，接下来是新锐品牌，私域和电商也很重要，美容院只是一个补充，见图 9。

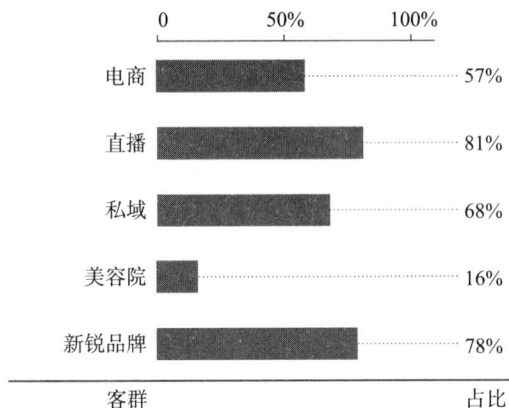

图 9　受调研企业当前比较急需的客群调研结果

在业务延伸模块上，很多工厂都有意愿展开企业产品自播，同时直播也是了解消费者的一个有效途径，对企业产品开发有直接的导向作用。很多企业也有意向在原料研发方面下功夫，做投入。大健康产品与化妆品属性接近，也是很多客户想要涉猎扩张的领域。检测业务，符合新法规的要求，也开始被很多工厂纳入业务延伸规划中，一方面可以更好地服务客户，另一方面也能加强创收，体现企业竞争力。

在资本模块上，超过一半的企业，只求安安稳稳，保持现状；一部分企业，谋划着上市首次公开募股（IPO）；一部分企业，也有投资项目的想法；还有少数企业表示，如果有合适的人来接手，他十分愿意把企业出售，见图10。

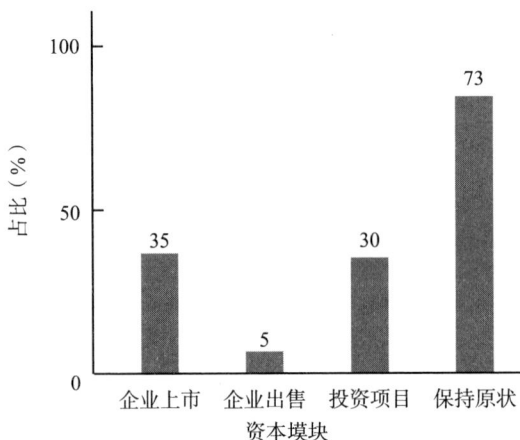

图 10　资本模块方面企业相关意愿或规划调研结果

在企业宣传上，展览会依然是企业的第一选择。很多企业表示，只要一个展会，能成交一个客户，基本就可以回本，而后续的合作就是利润。

其次，信息流广告也是企业比较看好的宣传方式，信息流广告最大的好处就是精准投放，而成本也是投点击收费，就算广告效果不好，成本投入也不大。

也有一部分企业，喜欢通过线上的直播，慢慢地影响少数精准的客户，像品域美创，每周一到两次的直播，围绕着某些热点问题进行分享，体现自己的专业。

另外，在海外市场的拓展上，多数企业没有大想法，只想为出海企业或海外品牌做代工。一部分企业，表示自己愿意和一些专业做海外市场的机构来共创品牌，还有一部分企业比较感兴趣，在东南亚这些地方设立档口或办事处进行接单，见图 11。

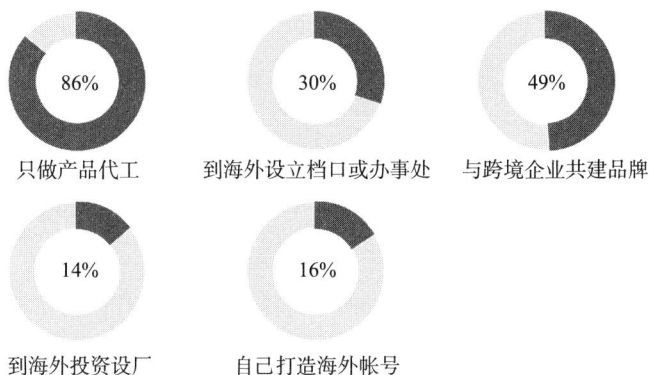

图 11 受调研企业对于海外市场的拓展可以接受的方式

在品类发展机会上，大家最看好能在 2023 年爆发的品类，排名分别是：护肤、洗护、彩妆、面膜、口腔、大健康、次抛、家庭清洁、香水、美容仪器、化妆工具，见图 12。

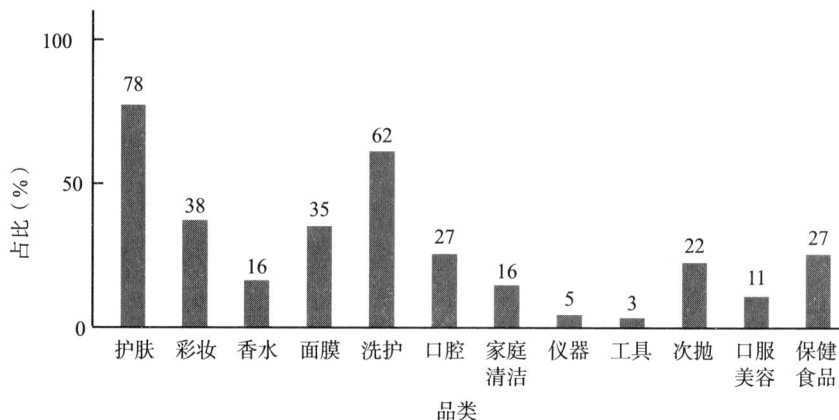

图 12　2023 年受调研企业更看好的市场前景调研结果

六、2022 年化妆品生产企业调研总结

从 2021 年开始，在原料涨价、工业停电、疫情不明、新规管控、价格内卷的多重打击下，行业人士普遍认为，化妆品工厂会倒掉一批。保守的人说 10%，悲观的人说 50%，更多的人认为是 30%。

2022 年之下，我们欣喜地看到，身边的同行，依然坚挺在市场上。相关的调研数据也表明，大家的确是碰到了一些困难和障碍，但这并不是不能战胜的。情况并未糟糕，前景逐渐明朗，但是，不变之中，也潜藏着变化。在行业高质量发展的主旋律下，大家就会发现，创新逐渐成为企业的保命符。

（作者单位：陈贤群，广州美妆科技有限公司；

杨述义，广州微肽生物科技有限公司）

中国化妆品 ODM 行业情况研究

董耀俊　曹研思

摘要：改革开放以来，在社会化大分工的浪潮下，化妆品代工产业应运而生。中国化妆品原始设计制造商（ODM）行业，经历了从无到有，从分散到集中的发展过程，同时见证着本土美妆品牌的繁荣和迭代，历经考验，愈发坚韧。2021 年，中国化妆品代工行业规模达到 394.2 亿元。预计到 2026 年，其行业规模有望达到 652.8 亿元。

关键词：中国化妆品 ODM　代工产业　集群优势

一、中国化妆品 ODM 市场现状

中国化妆品原始设计制造商（ODM）企业处于原料和品牌之间，受益于下游行业扩容带来的代工需求增加，中国化妆品 ODM 市场近年呈现高增长态势。虽然 ODM 企业的毛利率低于品牌公司，但是强大的研发能力能为 ODM 企业带来更多订单，从而扩大营业收入并提升利润率。

据灼识投资咨询《颜值经济的"隐形英雄"——中国美妆护肤品代工市场蓝皮书》显示：2021 年，中国化妆品代工行业规模达到 394.2 亿元。截至 2026 年，中国化妆品代工行业规模有望达到 652.8 亿元。2021—2026 年，平均年复合增长率预计达到 10.6%。这主要得益于下游美妆行业的高景气度。

中国化妆品 ODM 行业集群优势明显。从地域上看，国内化妆品生产企业主要分布在华南和华东地区。国家药品监督管理局发布的药品监督管理统计报告显示：截至 2021 年 6 月底，全国共有化妆品生产企业 5657 家，广东省化妆品生产企业存量 3093 家，占比为 54.68%，江苏、上海和浙江共计 1135 家，占比为 20.07%。剩余约 25% 的化妆品生产企业主要分布在福建、山东、甘肃、河南、湖北、天津等地。虽然化妆品ODM企业地域集中度较高，但ODM企业的代工品类集中度并不高，大部分化妆品ODM企业专注于1~2个细分产品如护肤、彩妆、面膜、笔类等，仅有少数几家化妆品公司能够进行全品类代工。

从化妆品产业链角度来看，ODM环节有着技术密集度高的特点。头部代工企业研发人员规模已经超过400人，不少代工企业研发人员多于部分下游品牌公司（表1）。由此可见，经过多年发展后，化妆品ODM企业正在以技术研发作为核心竞争力，向化妆品品牌公司提供高附加值的产品和服务。

表1 部分化妆品公司技术人员信息公开汇总

环节	企业	主营品类	研发人数
ODM代工	科丝美诗	护肤彩妆	>400
	诺斯贝尔	面膜	>250
	芭薇	护肤彩妆	>60
原料	锦波生物	原料	>140
	科思股份	原料	>270
品牌	珀莱雅	护肤	>200
	上海家化	护肤	>190
	薇诺娜	护肤	>390
	环亚科技	护肤	>130

伴随《化妆品监督管理条例》的出台，美妆市场的竞争日趋激烈，部分生产配置较低、管理流程不规范、研发水平落后的中小型ODM企业被迫出局或走向规范化，行业门槛大幅提高；在国际贸易环境不明朗、原材料价格波动的环境下，一些以低价为核心竞争力的中小型ODM企业抗风险能力较弱；此外，新锐品牌也更愿意与名气大、口碑好、有品质保障的头部代工厂合作，未来国内头部的化妆品代工行业有望更受下游品牌公司的青睐，行业集中度会进一步提高。

二、ODM 是社会分工的必然选择

代加工生产模式并非化妆品行业首创，而是来源于电子、服装等行业，代工生产是社会化大分工的必然结果。中国的化妆品行业发展到一定阶段，也衍生出了代工模式。在化妆品代工发展初期，大量代工厂集中在华南地区，并占据了大量的市场份额，彼时化妆品法规尚未健全，行业在高速发展的同时也衍生出了产品质量良莠不齐的问题。但随着 21 世纪初，以科丝美诗、科玛、莹特丽为代表的国外知名代工企业等进驻中国市场，将国外领先的研发和质量体系引入中国，进而使得中国本土品牌的产品质量很快迈上一个新台阶，并开始与国际市场接轨。

新锐化妆品品牌在发展初期往往受资金或技术因素制约，不具备投资建厂的能力，且其本身更倾向于将大量资源投注在品牌打造和营销推广上。因而其产品的研发和生产则完全依赖化妆品 ODM 企业来完成。即使是一些发展成熟拥有自主生产能力的品牌公司，也往往会因为产品创新、生产成本、合规性等原因选择继续与 ODM 企业保持合作。

由于化妆品 ODM 企业对于生产和报备流程都较为熟悉，生产品质稳定、生产规模大、工艺成熟，比品牌公司自己开辟生产线小批量生产成本更低，可以有效帮助品牌降低成本，甚至部分新锐品牌会借力代工厂为品牌产品背书，以此来强调产品的功效和品质。

从行业监管的角度来看，行业配套规范性文件逐步推出和落地，以《化妆品生产质量管理规范》为代表的新规对生产过程提出了更高要求，化妆品 ODM 代工企业正逐步走向规范化。

三、化妆品法规引导 ODM 规范发展

自 2021 年 1 月 1 日起，《化妆品监督管理条例》正式实施，中国化妆品行业进入行业规范的新时代。新规以建设制妆强国为目标，通过法制保障建设化妆品产业良好的发展环境，从而促进化妆品行业高质量发展，打造中国本土的化妆品高端品牌。监管部门陆续出台了《化妆品生产经营监督管理办法》《化妆

品生产质量管理规范》《企业落实化妆品质量安全主体责任监督管理规定》等一系列对 ODM 企业产生深远影响的法规。上述新出台的相关法规，围绕风险的全面防控、责任的全面落实、体系的全面推进和能力的全面提升展开，涉及原料供应商、品牌方、代工厂、电商平台、美容美发机构等多行业经营主体。

从我国的实际情况出发，借鉴药品、医疗器械以及国际上有关管理经验，提出了注册人、备案人概念。化妆品注册人、备案人对化妆品的质量安全和功效宣称负责。这将从整体上提升化妆品生产经营者，尤其是代加工行业的准入门槛，引导并规范中小型企业的生产经营行为，使其具备与承担产品质量安全主体责任相匹配的质量安全管理能力、风险监测和不良反应监测能力，促进行业平稳、有序规范发展，进一步提高违规经营的成本，净化化妆品市场经营环境。

随着法律法规的逐步执行，化妆品 ODM 企业在执行过程中对自身的生产要求逐步呈现出体系化、规范化、标准化，明确了规范化作业标准，也让企业内负责产品生产、质量把控的人员能更明确各自的职责，也便于后续的责任溯源。

四、化妆品 ODM 企业的发展趋势

近年来，化妆品 ODM 企业通过科技手段创新原料、升级配方、优化流程、布局智能制造，力求在产业链各环节降本增效，提升企业综合竞争力。凭借自身的技术创新、生产工艺、品质管理和供应链整合的经验和优势，在与品牌公司合作的过程中转变服务模式，为客户提供产品研发、品牌策划、产品策划、制造生产、营销战略、渠道规划等一系列全方位服务，助力客户从零开始打造出一个属于自己的品牌。

对于擅长营销的品牌公司，ODM 企业也会选择与其成立合资公司，通过共同投资的模式实现深度绑定。基于这种合作模式下，ODM 企业愿意在新产品开发的过程中倾斜更多的资源，品牌公司也能够通过合资公司降低沟通成本和生产成本。

以科丝美诗为例，其原始品牌制造商（OBM）的服务模式已经推出数年，客户中不乏以主播、网红为创始人的众多新锐品牌，甚至还包含了国潮品牌，

而"完美日记"母公司逸仙电商更是与其合资建设生产基地达成战略合作。

除了加强服务以外，化妆品 ODM 企业在产业链的拓展方面加快了步伐，企业的研发重点已经从产品配方和生产工艺延伸至上游的原料素材开发和下游检测服务。

在新产品中不断加入其开发的"独家原料"，并展示产品的独特功效，聚焦用户对成分和功效的关注，成为了新品开发的主流趋势。自建检测机构也是 ODM 企业提升研发效率和降低检测成本的尝试，可以做到对新产品的全生命周期的功效和质量进行有效管控。

数字化智能制造是所有 ODM 企业提升效率和实现柔性化生产的重要手段，鉴于中国化妆品产品种类丰富，批量小，迭代更新快的特性，大部分企业正处于信息化建设和自动化率提升的阶段，虽然部分工序实现了自动化生产，但实现全局工厂的智能制造仍然需要进行充分的探索。

综上所述，伴随着中国本土化妆品品牌的崛起，ODM 行业仍然具有持续广阔的前景。从原料审批、功效宣称到资质审核、产品备案，国内法律法规不断完善，要求不断细化，此趋势将进一步加强代工企业与品牌商的绑定关系。考虑到功效宣称评价体系需要较大固定资产投入及团队建设成本，ODM 环节规模经济效应将愈加显著。

而化妆品 ODM 企业也能帮助品牌公司解决众多生产中所存在的局限性。通过生产品质稳定、规模大、工艺成熟，可以帮助品牌公司降本增效；在完备的技术体系和大量产品生产经验的优势下，帮助客户管理复杂的产品线，维持品牌供应链稳定性；凭借自身较强的研发能力，为品牌公司提供技术支持，可以极快对产品迭代需求作出响应。

《上海市化妆品产业高质量发展行动计划（2021—2023 年）》将"新型代工"作为重点发力领域之一，即利用化妆品产业集群优势和制造加工及地域品牌、产品品牌优势发展新型代工。在原始设备生产商（OEM）、原始设计制造商（ODM）、原始品牌制造商（OBM）以及先进加工制造工艺方面，探索高质量发展新经验，壮大产业规模能级。化妆品代工企业将在本土高端化妆品品牌培育过程中扮演不可或缺的角色。

[作者单位：董耀俊　曹研思，科丝美诗（中国）化妆品有限公司]

2023 年中国化妆品供应链百强榜及解读分析报告

张毅　韦海玉

摘要：《2023 年中国化妆品供应链企业百强榜》显示，化妆品供应链百强企业覆盖 OEM/ODM、原料、包材、机械设备及其他类五大领域，超半数集中在广东省，上榜名单多为 OEM/ODM 类企业。当前，化妆品行业数字化转型已经成为趋势。化妆品供应链企业的数字化转型，要以产品为起点，在追求供应链系统效率更高、制造成本更低的同时，还要站在消费者的角度，做好产品品控工作。

关键词：化妆品供应链企业　中国化妆品　百强榜

一、化妆品供应链发展背景

iiMedia Research（艾媒咨询）数据显示，2022 年中国化妆品行业市场规模达 4858.1 亿元，同比增长 6.7%。随着中国化妆品行业不断发展与成熟，化妆品产业链逐渐完善。化妆品供应链企业作为产业链中的重要一环，是整个化妆品行业体系中的基础部分，其发展情况直接影响着行业的竞争力和消费者的购买体验。近年来，中国密集出台政策法规，对化妆品功效、化妆品标签、化妆品原料及安全等作出明确规定，并针对不合规行为给出具体整改方案，化妆品行业的监管力度加大，行业发展逐渐规范化。

二、化妆品供应链企业发展状况

（一）化妆品供应链百强企业

1. 2023 年中国化妆品供应链企业百强榜模型介绍

iiMedia Ranking（艾媒金榜）发布了《2023 年中国化妆品供应链企业百强榜》，此榜单依托艾媒自主研发的"中国移动互联网大数据挖掘与分析系统（CMDAS）"（广东省重大科技专项，项目编号：2016B010110001），采用iiMeval 大数据评价模型计算赋值，监测期内通过企业基础实力（25%）、企业规模（25%）、创新力（20%）、企业热度（10%）、分析师团队评价（20%）五个一级指标，侧重企业总体发展态势、企业经济规模、企业创新性等二级评价因子进行分析核算生成。

2. 2023 年中国化妆品供应链百强榜名单（表 1）

表 1 2023 年中国化妆品供应链企业百强榜

类别	企业	总部地址	金榜指数	排名
原料类	华熙生物科技股份有限公司	山东济南	86.37	1
OEM/ODM 类	仙乐健康科技股份有限公司	广东汕头	85.95	2
OEM/ODM 类	诺斯贝尔化妆品股份有限公司	广东中山	83.88	3
OEM/ODM 类	中山市馥琳化妆品有限公司	广东中山	78.20	4
OEM/ODM 类	澳宝化妆品（惠州）有限公司	广东惠州	78.14	5
OEM/ODM 类	广东嘉丹婷日用品有限公司	广东肇庆	78.08	6
OEM/ODM 类	花安堂生物科技集团有限公司	广东广州	78.08	7
OEM/ODM 类	珠海伊斯佳科技股份有限公司	广东珠海	77.54	8
OEM/ODM 类	莹特丽科技（苏州工业园区）有限公司	江苏苏州	77.41	9
OEM/ODM 类	广东芭薇生物科技股份有限公司	广东广州	77.38	10
OEM/ODM 类	广州栋方生物科技股份有限公司	广东广州	77.02	11
OEM/ODM 类	高宝化妆品（中国）有限公司	广东东莞	76.93	12

类别	企业	总部地址	金榜指数	排名
OEM/ODM 类	中山市天图精细化工有限公司	广东中山	76.92	13
OEM/ODM 类	彭氏（惠州）实业发展有限公司	广东惠州	76.90	14
OEM/ODM 类	汕头市万邦化妆品有限公司	广东汕头	76.71	15
OEM/ODM 类	广东蕾琪化妆品有限公司	广东汕头	76.60	16
OEM/ODM 类	江苏隆力奇生物科技股份有限公司	江苏常熟	76.54	17
原料类	广州天赐高新材料股份有限公司	广东广州	76.29	18
原料类	珠海联邦制药股份有限公司	广东珠海	76.09	19
OEM/ODM 类	科丝美诗（中国）化妆品有限公司	上海工业综合开发区	75.81	20
原料类	奇华顿日用香精香料（上海）有限公司	上海自贸区	75.77	21
OEM/ODM 类	佛山市万盈化妆品有限公司	广东佛山	75.69	22
OEM/ODM 类	广州市皓雨化妆品有限公司	广东广州	75.62	23
原料类	上海辉文生物技术股份有限公司	上海浦东新区	75.44	24
OEM/ODM 类	清远市立道精细化工有限公司	广东清远	75.44	25
OEM/ODM 类	广东柏俐臣生物科技有限公司	广东广州	75.44	26
OEM/ODM 类	惠州市好好爱日化用品有限公司	广东惠州	75.28	27
OEM/ODM 类	广东贝豪生物科技有限公司	广东佛山	75.25	28
OEM/ODM 类	广州市柏姿生物科技有限公司	广东广州	75.23	29
原料类	奇华顿香精香料（广州）有限公司	广东广州	75.21	30
OEM/ODM 类	广州美中生物科技有限公司	广东广州	75.17	31
原料类	福建坤彩材料科技股份有限公司	福建福州	75.16	32
原料类	爱普香料集团股份有限公司	上海嘉定区	75.14	33
原料类	赞宇科技集团股份有限公司	浙江杭州	74.96	34
OEM/ODM 类	上海臻臣化妆品有限公司	上海奉贤区	74.96	35
原料类	湖南丽臣实业股份有限公司	湖南长沙	74.86	36

续表

类别	企业	总部地址	金榜指数	排名
OEM/ODM 类	珠海神采生物科技有限公司	广东珠海	74.86	37
原料类	深圳波顿香料有限公司	广东深圳	74.83	38
包材类	深圳市裕同包装科技股份有限公司	广东深圳	74.79	39
包材类	深圳市力合科创股份有限公司	广东深圳	74.37	40
原料类	云南万绿生物股份有限公司	云南元江县	74.13	41
OEM/ODM 类	上海创元化妆品有限公司	上海奉贤区	74.03	42
OEM/ODM 类	广州市中通生化制品有限公司	广东广州	73.99	43
包材类	浙江锦盛新材料股份有限公司	浙江绍兴	73.71	44
OEM/ODM 类	广州市倩采化妆品有限公司	广东广州	73.54	45
包材类	宁波杰立化妆品包装用品有限公司	浙江余姚	73.52	46
包材类	浙江正庄实业有限公司	浙江余姚	73.36	47
包材类	江门敬记塑胶厂有限公司	广东江门	73.36	48
原料类	山东焦点福瑞达生物股份有限公司	山东济宁	73.30	49
OEM/ODM 类	中山市多美化工有限公司	广东中山	73.23	50
OEM/ODM 类	广州市暨源生物科技有限公司	广东广州	73.22	51
原料类	广州星业科技股份有限公司	广东广州	73.15	52
OEM/ODM 类	上海西西艾尔启东日用化学品有限公司	上海启东滨海工业园区	72.89	53
OEM/ODM 类	澳思美日用化工（广州）有限公司	广东广州	72.82	54
原料类	广州百花香料股份有限公司	广东广州	72.75	55
OEM/ODM 类	苏州博克生物科技股份有限公司	江苏太仓	72.71	56
OEM/ODM 类	百岳特生物技术（上海）有限公司	上海金山工业区	72.69	57
OEM/ODM 类	广州雅纯化妆品制造有限公司	广东广州	72.62	58
包材类	佛山市顺德区誉丰塑料容器包装实业有限公司	广东佛山	72.45	59

类别	企业	总部地址	金榜指数	排名
包材类	浙江瑞昶实业有限公司	浙江绍兴	72.35	60
OEM/ODM 类	广州慈康生物科技有限公司	广东广州	72.30	61
原料类	广东铭康香精香料有限公司	广东潮州	72.29	62
原料类	鹤山市舒柏雅实业有限公司	广东鹤山	72.26	63
原料类	南京华狮新材料有限公司	江苏南京	72.04	64
原料类	宜兴华谊一品着色科技有限公司	江苏宜兴经济技术开发区	71.98	65
OEM/ODM 类	广东三好科技有限公司	广东清远	71.86	66
OEM/ODM 类	上海仪玳化妆品有限公司	上海松江区	71.84	67
包材类	中山市美捷时包装制品有限公司	广东中山	71.71	68
包材类	爱索尔（广州）包装有限公司	广东广州	71.59	69
包材类	中山市联昌喷雾泵有限公司	广东中山	71.56	70
包材类	深圳市贤俊龙彩印有限公司	广东深圳	71.55	71
OEM/ODM 类	广州丽彦妆生物科技有限公司	广东广州	71.36	72
原料类	波顿香料股份有限公司	广东东莞	71.34	73
OEM/ODM 类	上海宜侬生物科技有限公司	上海奉贤区	71.24	74
OEM/ODM 类	广州市索柔生物科技有限公司	广东广州	71.20	75
原料类	广州爱伯馨香料有限公司	广东广州	70.95	76
包材类	浙江晟祺实业有限公司	浙江余姚	70.94	77
原料类	广州芬豪香精有限公司	广东广州	70.89	78
OEM/ODM 类	康柏利科技（苏州）有限公司	江苏苏州	70.75	79
OEM/ODM 类	上海如妍化妆品有限公司	上海嘉定区	70.74	80
OEM/ODM 类	天津尚美化妆品有限公司	天津西青区	70.74	81
OEM/ODM 类	上海全丽生物科技有限公司	上海金山工业区	70.68	82
包材类	广州市千彩纸品印刷有限公司	广东广州	70.64	83

类别	企业	总部地址	金榜指数	排名
原料类	厦门琥珀香精股份有限公司	福建厦门	70.63	84
OEM/ODM 类	美创化妆品研究开发（上海）有限公司	上海闵行区	70.53	85
原料类	长沙普济生物科技股份有限公司	湖南浏阳	70.52	86
OEM/ODM 类	无锡可尚生物科技有限公司	江苏无锡	70.51	87
OEM/ODM 类	苏州市金茂日用化学品有限公司	江苏苏州	70.44	88
包材类	广州三荣包装材料有限公司	广东广州	70.43	89
包材类	广州群欣软管有限公司	广东广州	70.41	90
原料类	中轻日化科技有限公司	上海金山区	70.38	91
机械设备及其他类	上海诚兴机械电子有限公司	上海奉贤区	70.34	92
原料类	天津市双马香精香料股份有限公司	天津津南经济开发区	70.30	93
原料类	吉安市三江超纤无纺有限公司	江西吉安	70.28	94
包材类	浙江万升化妆品包装有限公司	浙江绍兴	70.28	95
OEM/ODM 类	广东康容实业有限公司	广东广州	70.11	96
原料类	四川花语精细化工有限公司	四川自贡	70.11	97
OEM/ODM 类	广州品赫生物科技有限公司	广东广州	69.93	98
包材类	万臣塑料制品（上海）有限公司	上海奉贤区	69.73	99
原料类	江苏江山聚源生物技术有限公司	江苏靖江	69.73	100

（二）化妆品供应链典型企业分析

1. 2023 年中国化妆品供应链百强榜单分析（企业构成、地区分布）

（1）华熙生物、仙乐健康、诺斯贝尔位列前三,百强企业超半数集中在广东省。从地区分布来看，化妆品供应链百强企业一半以上集中在广东省，分布在广东省的企业有 57 家。国家药品监督管理局发布的《药品监督管理统计年度数据（2022 年）》显示，截至 2022 年底，我国化妆品生产企业数量达

5512 家，同比增加 10.79%。去年，广东省内新增 309 家化妆品生产企业，目前已达 3042 家，占全国化妆品生产企业数量的 55%。

（2）百强企业覆盖四大领域，上榜名单多为 OEM/ODM 类企业。从行业分布来看，上榜企业覆盖 OEM/ODM、原料、包材、机械设备及其他类五大领域。其中，OEM/ODM 类企业有 52 家，前 20 强的企业中，该类企业占据了 17 个位置，另外三家均为原料供应商。

2. 2023 年中国化妆品供应链细分领域发展情况分析（OEM/ODM 类）

OEM/ODM 类领域方面，上榜企业有仙乐健康科技股份有限公司、诺斯贝尔化妆品股份有限公司等。化妆品 OEM/ODM 企业是专门的加工制造厂商，相对品牌商而言，其加工制造经验丰富，可以满足各种个性化产品的设计与开发需求。优质的代加工工厂能够帮品牌保持稳定优质的产品水平，同时根据自身经验提出前瞻性产品方案，产品产能和质量更加有保障。

3. 2023 年中国化妆品供应链细分领域发展情况分析（原料类）

原料类领域方面，上榜企业有华熙生物科技股份有限公司、广州天赐高新材料股份有限公司等。原料是推动整个化妆品行业发展的核心动能之一，是化妆品品质不断提升、产品功效进阶的基础与关键。中国大多数日化原料企业起步较晚，与国外企业相比，我国化妆品原料的研究和开发还存在着较大差距。

4. 2023 年中国化妆品供应链细分领域发展情况分析（包材类）

包材类领域方面，上榜企业有深圳市裕同包装科技股份有限公司、深圳市力合科创股份有限公司等。从材料角度来看，环保成为当下社会的主流，化妆品包材行业呈环保化发展态势，可降解包材、生物降解包材等环保型包材成为了市场上的热门选择。此外，化妆品包装将越来越注重多功能性，如抗氧化、防护等功能将会得到进一步的提高，这将使得化妆品包材更加符合消费者的需求。

三、化妆品供应链发展趋势

化妆品行业数字化转型已经成为趋势，其可实现供应链管理的数字化、智能化和高效化，帮助企业提高生产效率、产品质量和服务水平，降低成本和风险，以及彻底改变传统供应链信息不对称、供需割裂、抗风险能力弱、同质化严重等弊端。化妆品供应链企业的数字化转型，务必以产品为起点，在追求供应链系统效率更高、制造成本更低的同时，需站在消费者的角度，注重产品品质，做好每一个环节的品控工作，确保消费者能够得到一个最佳的消费体验。

［作者单位：张毅　韦海玉，艾媒咨询（广州）有限公司］

化妆品过度包装调查研究报告

陆霞　钟雪锋　许采娜　李杨杰　利敏　李彬

摘要： 本研究报告系统地分析化妆品过度包装的现状、监管情况、标准执行情况，从化妆品过度包装监管职责、标准改进及社会共治方面提出化妆品过度包装治理对策，以更好地推动化妆品过度包装治理工作，为贯彻落实习近平生态文明思想，促进生产生活方式绿色转型，为加强生态文明建设提供有力支撑。

关键词： 化妆品　过度包装　监管职责　标准改进　社会共治

随着我国经济实力的不断攀升，人们的生活水平有了极大提高，化妆品已成为满足广大人民群众对美好生活追求的日用消费品。化妆品包装具有保护产品、美化产品、引导消费、提高产品附加值等作用，但过度包装不环保、不节约，表现为包装层数过多、空隙率过大、成本过高，超出了包装本身的基本功能，也对我国的生态环境带来了更多的污染隐患。

一、化妆品过度包装现状概况

（一）化妆品过度包装表现形式

近年来，随着人民生活水平的逐步提高和化妆品品种的日益丰富，企业在努力提高化妆品内在品质的同时，积极改进化妆品包装，对进一步体现化妆品价值、增强化妆品市场竞争力发挥了重要作用。但是，也有部分企业为提高产品价格，片面在化妆品包装上做文章，主要表现为包装层数过多、包装空隙过大、选材用料失当、包装物难以回收利用、包装成本过高，甚至搭售贵重物品等。

（二）化妆品过度包装抽检结果

据统计，2021 年上海市市场监督管理局对上海市化妆品商品（过度）包装抽检了 122 批次产品，经检验 14 批次不合格；对上海市不合格产品跟踪商品（过度）包装监督抽查了 116 批次产品，经检验 23 批次不合格。在两次抽检的 37 批次不合格商品里，不合格化妆品共 22 批次，占比率高达 59%，其中 21 批次化妆品均系包装空隙率不合格。

从 2023 年国家药品监督管理局（简称国家药监局）组织的化妆品过度包装专项抽检结果来看，抽检 1051 批次样品，发现问题样品 306 批次，问题发现率为 29.1%，问题全部为包装空隙率不合格，未发现包装层数问题样品。从网售化妆品过度包装专项抽检结果来看，抽检 242 批次化妆品，发现问题样品 141 批次，问题发现率为 58.3%，问题全部为包装空隙率不合格，未发现包装层数问题样品。两次专项抽检因产品成本和包装成本无法获取，抽检环节未能抽查。

（三）化妆品过度包装监管情况

通过对监管部门开展问卷调查了解化妆品过度包装的监管情况：93.6%的省级药品监管部门和 93.4%的市级市场监管部门及相关人员知道，我国已修订国家标准《限制商品过度包装要求 食品和化妆品》（GB 23350—2021）（简称新标准）且在 2023 年 9 月 1 日开始实施；54.8%的省级药品监管部门和 28.1%的市级市场监管部门认为依据《中华人民共和国固体废物污染环境防治法》依法查处不符合标准要求的化妆品，40.7%的市级市场监管部门认为依据《化妆品监督管理条例》依法查处。省市监管部门均多数认为监管职责不明确、处罚依据不足、包装成本难以核算、标准不够细化等是化妆品过度包装监管的难点。87.1%的省级药品监管部门和 84.4%的市级市场监管部门均认为监管部门可以为企业在实施标准方面提供政策指导、法规培训等支持措施。

（四）化妆品企业应对标准实施情况

通过对企业开展问卷调查了解化妆品过度包装标准落实情况：92.3%的

企业知道我国已修订新标准；有 58.4% 的企业是通过市场监管部门的标准宣贯得知；受产品特性限制和新标准过严，接近 20% 的产品执行新标准存在困难的企业为 22.2%。

二、化妆品过度包装成因分析

（一）化妆品过度包装的企业因素

根据问卷调查数据显示，企业选择过度包装化妆品，因素较多：53.1% 的原因是客户和市场的需要；28.0% 的企业产品是因包装材料切换困难；23.4% 的企业因产品特性限制，为保护产品而进行的包装设计，导致包装无法符合新标准要求；12.9% 的企业产品是因包装设计和技术难以实现；11.5% 的企业产品是因包装原材料供应受限。

（二）化妆品过度包装的产品特性需求

根据企业问卷调查数据显示，认为标准中应该调整包装层数的占比 46.7%，认为应该调整包装空隙率的占比 45.2%，认为应该调整包装成本的占比 47.6%；58.7% 的企业认为化妆品类别中涉及的眉笔、眼线液笔等产品的材料层应属于具有"固有属性"的产品。另外还有 61.3% 的企业认为"包装成本计算方法"中的计算方法可操作；54.8% 的企业认为购买产品而赠送的用于装产品的套盒，不属于过度包装标准限制。

同时，从国家药监局的注册备案查询系统中随机排查了 24 个国内外品牌（公司）共计 220 款产品，涵盖了护肤、洗护、彩妆三大品类，包含进口化妆品、国产特殊化妆品和国产普通产品。化妆品保质期均在 3~5 年，3 年保质期的产品占比 72.7%，4 年保质期的产品占比 23.6%。上述数据结合企业调查数据统计，符合新标准要求、且生产日期在 2023 年 9 月 1 日之前的产品，应该允许正常销售至保质期结束。

此外还针对安瓿类、冻干粉类等包装形式特殊的产品，因产品生产工艺问题和使用方法、运输贮存过程中产品安全保护等产品特性问题，26.4% 的企业认为均受新标准实施的影响，产品很难达到包装空隙率要求。

（三）消费者对过度包装的需求

为更充分了解消费者对化妆品过度包装的需求，通过问卷调查分析数据得知，55.4%的消费者知道我国制定了新标准要求，且有60.7%的消费者是通过监管部门的法规宣贯得知，说明现行市场上的大多数消费者对产品过度包装的要求具备一定的认识。73.1%的消费者认为化妆品的过度包装会浪费资源，74.6%的消费者在购买化妆品时主要是关注产品质量，而非产品包装，但如果消费者有送礼需求或者产品包装设计新颖好看，超过60.0%的消费者会愿意为产品包装设计好看而购买化妆品，而非以化妆品质量为主要选择条件。

三、化妆品过度包装标准执行情况

（一）化妆品过度包装标准执行情况

根据问卷调查数据显示，86.2%的化妆品企业已经开始按照新标准准备或已实施减少化妆品过度包装的措施，正在考虑的有8.9%，在被调查的企业中，存在约20%的企业因受产品特性限制，为保护产品而设计的包装无法达到新标准要求（即企业依据新标准而更改产品包装设计，但因产品特性的限制仍无法达到新标准要求，如冻干粉、小剂量的膜、贴剂等特殊包装形式的产品）。调查数据反映化妆品企业基本开始执行化妆品过度包装新标准。

（二）化妆品过度包装标准执行难点

根据问卷调查数据得知，部分特殊产品难以符合新标准要求。二元气雾剂产品气雾罐设立内胆，有真空阀袋，让化妆品膏体和推进剂分离，如按新标准要求以内容物净含量计算包装空隙率，难以符合新标准要求。气垫霜类产品为双层设计，上层为翻盖、镜子和粉扑盒，下层为海绵膏体，通过将化妆品膏体注入海绵，无法灌装净含量过大的膏体，内装物净含量偏小，难以符合新标准包装空隙率要求。部分为方便消费者使用而搭配工具使用的化妆品，如眼霜类化妆品增加按摩头、染发类化妆品配套使用的染发工具用品、精油类化妆品增加滴管等，因搭配工具未列入初始体积，商品必要空间系数（k）

不能相应放大，容易不符合新标准要求。新标准要求综合商品的包装空隙率应以单件净含量最大的产品所对应的空隙率为准，部分综合商品中由大净含量商品配合多个小净含量商品组合，如按照最大的产品净含量计算，难以满足新标准包装空隙率要求。

（三）标准实施对化妆品生产企业可能造成的影响

新标准于2023年9月1日实施，对按旧标准生产的已在市场上流通的化妆品可能造成大范围抽检不合格的情况，企业面临产品退货、召回、处罚等情况，可能会对化妆品企业造成较大的经济损失。同时，企业需对召回的化妆品重新设计和生产符合新标准的包装，召回成本、新包装的设计生产成本及销售成本，将给企业带来不可估量的经济损失。召回的化妆品旧包装的销毁处理也将对环境造成污染，不符合碳排放、碳达峰的要求。

四、化妆品过度包装治理建议

（一）化妆品过度包装监管职责落实建议

为了更好地实施标准及落实监管职责，对化妆品过度包装监管提出以下建议。

一是加强标准宣贯实施。通过一图读懂、标准解读、标准公开、线上云课堂等多种方式进行国家限制商品过度包装强制性标准及计量技术规范的宣贯，积极倡导健康文明、节约环保的消费理念和社会风尚，营造治理商品过度包装的良好氛围。

二是组织开展标准培训活动。组织检验检测机构、计量部门等技术单位开展标准解读、包装空隙率等计算方法的讲解，为依法依标监管做好技术储备。

三是督促企业落实主体责任。督促企业要按照新标准、《中华人民共和国固体废物污染环境防治法》要求，提高认识，主动作为，履行好企业社会责任，尽早贯标、用标和达标，向市场供给更高质量、更加绿色环保低碳的产品。

四是建议尽快完善标准。建议按照《化妆品分类规则和分类目录》修改完善标准中化妆品产品剂型，通过检验验证制定相应商品必要空间系数（k），符合化妆品行业现状。

（二）化妆品过度包装检测标准改进建议

为了更好地推进标准的实施，对化妆品过度包装检测标准提出以下改进建议。

1. 完善标准，提高标准适用性

对标准中综合商品、单一产品、配套电动工具、配套工具等进行明确解释和范围界定。设置冻干粉类、小剂量的膜、贴剂、睫毛滋养液等新型产品过度包装的研究课题和牵头单位，对该类产品的生产企业和产品进行广泛调研和大样本量摸底。依据研究结果，由牵头单位提出冻干粉类、小剂量的膜、贴剂、睫毛滋养液等新型产品的所属类别、k 值设定、计算和判定方法，对新标准进行修订完善并提出修正案。

2. 进一步完善检测方法

一是设备与工具方面。标准中"5.2 设备与工具"中要求测量用检测设备精确到 1mm 或 $1mm^3$，而在标准"5.5.2"条款中明确"紧贴销售包装外且厚度低于 0.03mm 的薄膜不计算在内"，用具有 1mm 精度的测量设备无法准确测量出 0.03mm 的薄膜，此处存在标准描述前后不一致问题，建议进行修改完善。

二是销售包装测量方法方面。标准中"5.3.2 第二法：手动法"为测量包装外壁，建议测量包装体积时应除去包装厚度，否则沿包装外壁测出来的包装体积会比包装的实际内容体积大，对部分包装需要一定厚度作为硬度支撑的产品进行保护的商品存在不公平。

三是包装成本计算方法方面。标准中对于包装成本的计算方法为"第二层到第 N 层所有包装物成本的总和"除以"商品制造商与销售商签订的合同销售价格或该商品的市场正常销售价格"乘以 100%。企业只需要提高商品的单价，再通过打折销售等降价形式即可以规避包装成本过高问题。在目前经济形势疲软的情况下，无论是企业提价后不打折或打折都会对市场造成不良影响，引起消费者对"国家政策制定和实施不当对经济产生不良影响"的不满情绪。

（三）化妆品过度包装社会共同治理建议

治理化妆品过度包装，促进生产生活方式绿色转型，是一项长期的工程，需要全社会共同努力。

一是倡导绿色消费。充分发挥行业协会衔接协调职能，积极开展限制过度包装普法宣传教育，不断加强限制商品过度包装法律法规和政策标准的宣贯培训，全面提升消费者"可持续发展"理念，倡导适度消费、绿色消费的新时尚。

二是加强行业自律。行业协会督促行业遵守相关法律法规标准和推广简约包装，将限制商品过度包装纳入行业经营自律规范、自律公约，引导会员企业带头推广简约包装，加强行业内的培训和交流活动，分享绿色包装的最佳实践和经验，共同推动行业的可持续发展。行业协会深入开展行业内限制商品过度包装调查研究，密切掌握相关情况，及时准确向主管部门提供数据信息，向社会发布杜绝化妆品过度包装报告，公布行业领域落实限制商品过度包装法律法规和标准及推广简约包装情况。

三是加大社会共治力度。畅通消费者投诉渠道，充分挖掘线上线下各类线索，对消费者反映强烈的突出问题，依法从严查处，适时向社会曝光反面案例。建立举报机制，鼓励公众参与监督和举报过度包装行为，形成社会共治机制。

四是鼓励包装回收。积极推广使用回收便利的包装材料，如纸盒、玻璃瓶等，以便于消费者进行分类回收和再利用。加强与回收处理企业的合作，建立完善的回收体系，提高包装材料回收水平。

五是推广包装付费。建议产品和包装"拆分"销售，特别是精美的套盒包装盒成为附加选项，消费者如需要默认套盒，可以进行包装付费，满足不同的消费需求，缓解过度包装问题。

六是鼓励绿色包装。鼓励绿色设计及包装，减少材料用量和设计的复杂程度，优化产品结构，提升包装制品回收性能，从源头上实现包装减量。对于使用绿色环保包装材料的产品，过度包装要求给予一定的放宽标准。

七是强化宣传教育。指导新闻媒体大力宣传解读限制商品过度包装的标准和政策，倡导绿色、节约的生活方式。积极报道典型做法、先进单位和个人，对违法违规问题按程序适时予以曝光，营造全社会共同参与的良好氛围。

八是搭建沟通平台。搭建监管部门、行业协会、包装材料企业、化妆品生产企业、经营企业、回收处理企业、社会公众等多方沟通合作平台，完善包装回收利用的社会网络，比如可以在现有的"化妆品监管""中国药品监管"等应用程序上增加过度包装方面的互动功能。

（作者单位：陆霞　钟雪锋　许采娜，广东省药品监督管理局；

李杨杰，广东省药品检验所；利敏，广东省化妆品科学技术研究会；

李彬，香山化妆品产业研究院）

营销渠道篇

中国化妆品渠道发展研究报告

龚云

摘要： 本文围绕2007年至2022年中国化妆品线上及线下渠道发生的变化，描述了2022年中国化妆品线上渠道飞速发展成为主导，线下渠道百货、超市、专营店并驾齐驱的格局，并分析了其开源节流、同质化竞争和数字化升级方面遇到的痛点，总结出其线上线下融合的发展趋势。

关键词： 化妆品　渠道　市场份额

一、中国化妆品渠道15年发展历程

根据行业的主流观点和分类规则，化妆品渠道分为线下和线上两个类型，线下渠道重点包括百货、超市、化妆品专营店三大渠道，线上渠道重点包括货架电商（淘宝、天猫、京东等）、直播电商（抖音、快手、淘宝直播等）等类别，2007—2022年中国化妆品渠道发展沿革如下。

（一）线下渠道

1. 百货渠道

根据欧睿国际提供的数据，百货渠道在2007年以29.4%的市场占有率位居化妆品第二大渠道，至今经历了4个发展阶段。

（1）2007—2012年：电商冲击，品类结构大调整　2008年，淘宝商城（天猫前身）上线、京东从3C产品转向全品类经营，宣告电商行业正式跨入"B2C"时代，给线下实体零售带来巨大冲击。电器、服装等品类的发展逐渐向电商侧重，化妆品电商发展稍显滞后。在此阶段，化妆品却随着消费升级和大牌的重视，成为百货店的明星品类。

（2）2012—2015 年：探索数字化应用，与品牌关系加深　包括化妆品类目在内，电商的快速发展进一步迫使百货行业调整转型，一方面探索 O2O 的经营模式，大型百货企业广泛开展电商业务；另一方面深化与品牌间的关系，改变传统的"百货管空间、品牌管商品和人"的粗浅合作方式，对重点品牌和品类进行自营，化妆品成为自营占比最高的品类。

（3）2015—2020 年：渠道分流加速，百货向高端化转型　随着移动互联网的快速发展，化妆品的电商渠道占比逐年提升，百货店经营化妆品的优势不再，高端化成为重要出路。几年间，武汉广场等化妆品定位较高、品类较为齐全的企业，大多取得较好的经营成绩。

（4）2020—2022 年：线上线下融合，全面提升商品力　抛开新型冠状病毒感染疫情（简称新冠疫情）对线下实体零售的影响，百货店逐渐放弃了与电商的正面抗争，通过使用相对轻量化的应用，采取小程序派样、线上赠送电子消费券或体验卡，将顾客引流到店内进行体验式销售。其中，化妆品由于品牌识别度高、标准化程度高且多为百货企业自营等因素，更有利于开展线上经营，成为很多百货店线上商城销售贡献最大的品类。

2. 超市渠道

2007 年超市渠道以高达 44.2% 的市场份额牢牢占据第一渠道的宝座，但最终成为近 15 年份额下滑最快的渠道。从 2007 年发展至今，超市渠道经历了 3 个重要阶段。

（1）2004—2011 年：政策开放，快速扩张　2004 年 6 月，商务部发布《外商投资商业领域管理办法》，正式放开国内零售市场。本土超市华润万家、永辉超市等通过收购兼并、区域外拓等方式来布局全国网点，实现快速扩张。在此期间，超市化妆品是大众化妆品最为重要的渠道。

（2）2012—2016 年：电商冲击，渠道震荡　电商凭借低成本、选择多等优势对超市生意产生巨大冲击。同时，由于超市主要经营百元内的大众化妆品，与电商的竞争最为正面和直接。随着期间国际国内大众化妆品在电商渠道的快速发展，超市渠道的化妆品经营逐年走低。

（3）2017—2022 年：数字赋能，模式创新　2016 年，阿里巴巴提出了新零售概念并在上海开出第一家盒马鲜生，标志着中国超市行业正式进入新零售时代。越来越多的线下传统超市拥抱互联网，京东、苏宁易购等电商公司也将视线投向线下企业。推进新零售业务的玩家市场份额结构性提升。然而，这样的结合并未改变超市渠道日渐式微缩的趋势，2017年之后，整个超市进入1%~4%的低速增长阶段。线上线下的不断融合由互联网巨头推动整合和引导，2021年，超市渠道在化妆品行业的市场份额跌至18.9%。

3.化妆品专营店渠道

化妆品专营店连锁，是自然堂、丸美等诸多国货大品牌的摇篮。2008年，品观出版《中国化妆品终端变革》一书，明确提出"在未来的10年，专营店业态会发展成为各级市场化妆品的主流终端渠道"。自此开始，化妆品专营店渠道稳步成长，逐渐成长为与百货、超市规模相当的线下主流渠道之一。

（1）2007—2014年：连锁化扩张　经过早年粗放式的发展，专营店渠道开始具备连锁化的经营理念。期间，部分国货品牌力拓专营店渠道，与该渠道相互成就，很快就完成了品牌的原始积累。有数据显示，2010年3月全国范围内门店数量超过100家的专营店连锁仅有4家，销售规模超1亿的连锁屈指可数；而2012年，年销售额超2亿元的专营店连锁就已达到7家。

（2）2015—2018年：品牌化升级　随着越来越多全国和区域龙头连锁的形成，2015年名为"百强直供"的模式行业诞生，标志着快速的连锁化扩张达到巅峰。然而很快，消费者渠道（CS渠道）进入到了洗牌升级期。2015年起专营店渠道开始集体发出"零售寒冬"的声音，突飞猛进的日化店生意开始踩刹车。同时，以妍丽为代表的本土"品牌化"美妆连锁店开始快速发展，一批年轻人创立的、在购物中心选址、以进口品牌为主的门店逆势增长，渠道进入品牌化升级阶段。

（3）2019—2022年：全域化发展　2019年9月和10月，话梅三里屯店和调色师开店，以网红门店的设计、流量产品（新锐国货）的经营和在社交媒体推广门店为主要特点，迅速推起一股名为"新型美妆集合店"的风潮。Wow Colour、黑洞等系统相继诞生，风险资本争先入局，推动着渠道快速发展。大量消费者因社交媒体传播到店打卡，门店大排长龙，推动越来越多的美妆实体店开始利用社交媒体进行营销，进行线上线下全域化生存。然而，2022年，根基不深的新型美妆集合店遭遇滑铁卢，资本热度退去，大量门店关店，新型美妆集合店进入更加注重质量的良性发展阶段。

（二）线上渠道

1. 货架电商

从 2007 年以来，电商平台的发展日新月异，依托于电商平台诞生、成长、爆发的美妆品牌则如潮涌般一波又一波。化妆品电商近 15 年的发展也可分为 4 个阶段。

（1）2007—2011 年：淘品牌开路 2008 年开始，淘宝商城、聚划算等电商平台相继成立，其中美妆垂类电商平台的诞生也意味着美妆消费日后成为电商主流消费类目的必然性。尤其在淘系，芳草集、膜法世家等作为第一批"淘品牌"迅速跑马圈地，抓住了淘宝的第一波流量红利，并借助平台彼时低价竞争的格局攫取了第一桶金。

（2）2011—2015 年：国货大厂"触网" 电商相比于线下门店，不仅呈现了更丰富、立体、全面的商品，还降低了消费者"货比三家"的成本，提高了交易效率。2011 年之后，国货美妆大品牌"触网"潮来临，丸美、自然堂等纷纷入驻淘宝商城，若羽臣等 TP 公司也乘势快速发展。2014 年 5 月，聚美优品在纽约证券交易所上市。翌年，百雀羚登顶天猫，成为天猫化妆品第一品牌。

（3）2015—2018 年：国际大牌入局 2015 年，海蓝之谜、赫莲娜两大高奢品牌相继入驻天猫。在天猫美妆"国际高端大牌全满贯"的目标之下，中国市场主流的国际高端美妆大牌在此后短短 3 年内几乎全部进驻天猫，并将其作为品牌第二官网。国际大牌进驻后很快成为 B2C 平台的领导者，国货传统大牌在 B2C 平台开始衰落。

（4）2018—2022 年：新力量登场 以完美日记、HFP 为代表的新锐品牌，在 2018 年分别通过小红书和微信公众号的内容投放实现爆发式增长，给行业带来了一种"站外引流，站内收割"的全新增长思维，新锐品牌在化妆品行业的快速增长时代拉开序幕。在此期间，小红书、抖音、快手相继以内容 / 短视频电商和直播电商推动电商行业变革，美妆品牌在阿里等货架电商的增长率逐渐滞后，聚美优品从纳斯达克退市，电商渠道进入全新发展期。

2. 直播电商

直播电商兴起于货架电商之后，其发展速度却大大超过货架电商。

（1）2016—2017年：直播电商萌芽　作为直播＋电商的组合式创新，直播电商真正的发端是2016年3月电商平台蘑菇街推出直播功能。2个月后淘宝直播平台诞生。很快，几大主流电商和短视频平台已开始瞄准直播电商这一新模式。

（2）2017—2018年：快速成长期　2017年4月，淘宝某主播所属的直播电商MCN公司成立。而后的11月，抖音上线直播功能，各类带货型主播的诞生，直接推动了直播电商的快速发展。淘宝直播的单日直播场次很快突破1万，单日累计观看也破亿。2018年3月，抖音正式开始试水直播电商，开始在大账号中添加购物车链接，5月就上线了店铺入口。快手则与有赞合作推出"短视频电商导购"，并新增了快手小店功能模块。

（3）2019—2021年：爆发期　2019年，随着越来越多的商家入场，直播电商的基础设施基本完备，直播电商迎来爆发。例如，2020年，直播电商商品交易总额突破1万亿元，达到这一规模量级的速度远超昔日的货架电商；2021年4月，抖音召开电商大会，明确提出"兴趣电商"，直播电商发展迎来高潮。

（4）2021—2022年：调整期　在直播电商仍旧如火如荼发展的同时，2020年底快手头部某主播"假燕窝"事件及2021年底淘宝头部几个主播账号被封等事件，标志着直播电商行业的野蛮成长期结束，直播电商去中心化、去头部化的趋势凸显。更加多元的内容、丰富的商品持续推动直播电商的发展。数据显示，2022年中国直播电商市场规模已经突破3.4万亿，用户规模突破5亿人。

二、2022年中国化妆品渠道格局、经营痛点及发展趋势

（一）2022年中国化妆品渠道格局

经过15年的发展，到2022年，中国化妆品渠道格局已经发生了天翻地覆的变化，具体市场份额数据见图1。

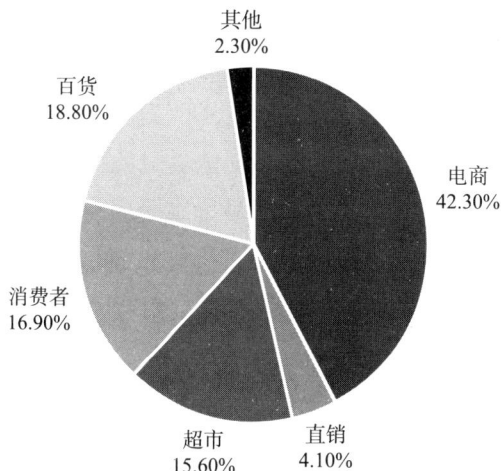

图 1　2022 年中国化妆品渠道市场份额

数据来源：欧睿国际。

1. 电商渠道飞速发展成为主导

2007 年仅占 0.7% 市场份额的电商渠道（包括货架电商、直播电商等），在 15 年间市场份额增长到了 42.3%，成为具有主导性优势渠道。如今，化妆品新品牌起盘几乎都是发起自电商，而后带动其他各渠道的发展。然而，线下渠道的重要性仍然不可替代，品牌需要在线下渠道开展消费者体验、营销落地、渠道增长延展等重要工作。

2. 线下渠道百货、超市、专营店并驾齐驱

早年间，百货、超市分别以 30% 甚至 40% 的市场份额领先专营店几个身位。近年来，随着消费需求的多元化和渠道的专业化，百货、超市的市场份额急剧下跌，专营店则稳步增长赶超上来，成为与百货、超市并驾齐驱的线下主流渠道。整体而言，百货、超市、专营店三大渠道加总的市场份额高达 51.3%，较电商的市场份额（42.3%）高，线下渠道整体仍大于线上。

（二）2022 年中国化妆品渠道经营痛点

1. 开源与节流

2022 年新冠疫情肆虐，化妆品渠道经营承压。但更深层次的原因在于，随着人口红利的消失和化妆品行业迈向高水平竞争，粗放的增长方式已经落

伍。流量入口拓宽、转化效率提升、经营成本降低，成为渠道经营的主要关注点。

2. 同质化竞争

渠道作为品牌到消费者的中间环节，缺乏对流量商品的独占性价值。由于信息差的减少，流行品牌与商品、商品价格等成为各渠道相通的信息，在同样或类似产品的前提之下，渠道陷入同质化竞争的恶性泥潭，同一渠道不同竞争对手之间、线上渠道和线下渠道之间、双十一大促和平销期之间的价格竞争成为无可避免的问题。

3. 数字化升级

在过往粗放的增长期，零售企业的营销、人员管理、商品管理、市场开拓等方面基本未形成完善体系。随着产业精细化程度的提升，激烈的市场竞争要求企业提高运营效率，运用数字化的工具和思维优化商品结构、提高库存周转率、精准匹配顾客需求、高效开展服务等，也成为零售企业必须攻克的课题。

（三）化妆品渠道的融合与创新方向

1. 全域拓展：线上与线下融合创新

2022年，成长于线上渠道的化妆品新锐品牌如橘朵、花西子等纷纷开设单品牌体验店，更多的新锐品牌则依靠线下分销弥补线上渠道的单一化问题。线下渠道中，如河南泊伊美汇每年5月20日开展名为"闺蜜节"的大型节日活动，在社交媒体平台大范围做营销传播，将流量引导到线下；新型美妆集合店继续以线上种草、线下成交的方式深化流量品的经营。线上线下的融合不仅是品牌发展的诉求，更是消费者购买体验便捷性、丰富性的要求。在打破价格二元体系的前提之下，线上线下的融合创新将迎来更多的成功样本，并成为未来化妆品渠道发展的主旋律。

2. 价值升维：产品销售与品牌价值传导的融合创新

过去几十年间，品牌商主要将渠道商视为销售业绩来源，以"供货政策""利润分配"为主要手段来推动渠道商的采购合作。如今，线上新锐品牌向线下的渗透，正是看重线下渠道传导品牌理念、深度服务消费者的价值；线下传统品牌向线上的转型，则是看重线上渠道传播声量、营销造势的价值。

在此竞争环境中，渠道应从单一的产品销售功能，转为同时承载品牌价值传导功能的复合价值；品牌商也应发掘渠道的服务、营销价值，在私域价值链、品牌线下形象呈现、产品体验试用等多方面创造更大空间。

3. 回归本质：零售即综合多种供应商资源为消费者提供商品服务解决方案

零售渠道是直接面对消费者的，应当将消费者视为"甲方"去为其提供服务，消费者是用购买商品和服务的资金来"雇佣"渠道终端来满足其需求。因此，近年来提供"因肤订制"等个性化服务门店也逐渐增多。此外，包括主播、团长、零售实体店在内的更多渠道商则基于消费者数据，在选品采购方面改变过往从品牌到渠道的单向通路，更多开始从消费需求到供给的策动，从"卖货"逐步转变为"综合多种供应商资源为消费者提供商品服务解决方案"的渠道。

［作者单位：龚云，品观科技（武汉）有限公司］

扫码看参考文献

中国化妆品出海现状及趋势分析

蔡朝阳

摘要： 根据海关总署发布的数据，2015年至2022年间，中国化妆品出口额呈逐年增长趋势，年均复合增长率达到20.5%。表明出海已成为中国化妆品发展不可或缺的重要环节。中国化妆品出海的销售渠道主要涵盖海外电商平台和独立站等，营销方式主要包括线上线下广告投放和与KOL合作。在目标市场方面，东南亚市场具备巨大潜力，而日本市场则更适宜中国化妆品。当前，中国化妆品出海面临销售渠道建设难、文化差异大和对当地消费者需求了解不足等困难。鉴于此，本文提供了一些本地化策略，重点关注品牌力和海外团队的组建等建议。

关键词： 化妆品出海　出口额增长　本土化　中国文化

一、中国化妆品出海现状

（一）2015—2022年中国化妆品出口额变化趋势

近几年，出海已成为中国化妆品发展的重要一环。海关总署发布的数据显示，2015—2022年，中国化妆品出口额呈上升趋势，年均复合增长率为20.5%，2022年达到376.52亿元（图1）。

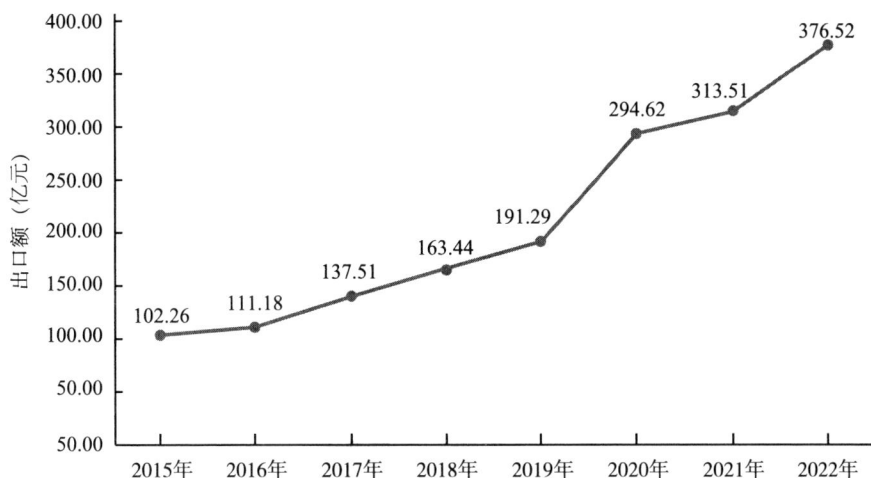

图1 2015—2022年中国美容化妆品及洗护用品出口额变化

数据来源：海关总署。

（二）近3年中国化妆品排名前十出口国家或地区变化

对比近3年中国化妆品出口目的国家或地区（表1）能够发现，出口额排名前十的目的国家或地区变化大，但值得注意的是，美日法英长期稳定在前十的行列，是中国化妆品出口的主要国家。

表1 2020—2022年中国美容化妆品及洗护用品出口额排名前十目的国家或地区

排序	2020年	2021年	2022年
1	美国	日本	美国
2	中国香港	法国	中国香港
3	英国	韩国	英国
4	法国	美国	印度尼西亚
5	新加坡	英国	日本
6	日本	比利时	法国
7	缅甸	意大利	荷兰
8	西班牙	瑞士	泰国
9	荷兰	西班牙	印度
10	泰国	加拿大	阿联酋

注：数据来源：海关总署。

（三）出海销售和营销渠道分析

1. 出海销售渠道

中国化妆品出海无外乎以下 4 种方式，见表 2，虽然携手电商平台是普遍做法，但也有品牌不断加码多个渠道，提升自己的销售触点数量。完美日记推出海外官网，设有中文、英语、日语、俄语和泰语等语言。此外，在实体店铺发达的日本，入驻化妆品集合店也是大多品牌正在尝试的途径之一。

表 2　化妆品出海销售渠道汇总

方式	说明
上架海外电商平台	依托 Amazon、Shopee、Lazada、AliExpress 等电商平台流量，配合平台活动完成品牌搭建和产品销售
独立站	自建海外独立站，配合邮件营销、Facebook、Twitter 等站外引流，打造品牌知名度，建立自有流量池
社交媒体店铺	随着 TikTok Shop、Facebook Shops 的建立和发展，品牌选择入驻店铺，依靠社交媒体本身巨大的用户池寻找目标客户
本土购物网站	入驻目标市场本土的电商购物网站或化妆品垂直网站，针对性强、客户黏性高

注：信息来源：青眼情报整理。

2. 出海营销渠道

中国化妆品出海的营销方式更加多元化，见表 3，除了线上线下投放广告外，KOL（关键意见领袖）营销也被品牌广泛使用。但化妆品品牌无法做到盲目撒币，还需要依据各平台的媒介形式，将 KOL 推广的内容做一定区分。例如，Instagram、Pinterest、YouTube 等视频、图文平台大多为产品、妆容展示、教学等，直观展示产品特性，帮助品牌方实现内容植入；对于"杀时间"平台 TikTok，品牌方倾向于投放娱乐有趣的内容争取在 3 秒内吸引用户注意力。

表 3　化妆品出海营销渠道汇总

方式	说明
电商平台投放广告	例如在 Amazon 等电商平台首页展示品牌与产品
Google、Facebook 等广告渠道投放广告	在搜索引擎和社交网站上增加产品曝光度

续表

方式	说明
TikTok、海外小红书等社交媒体平台做品牌推广	新兴社交媒体表现形式更多元，与消费者的参与度和流通度更高
目标市场当地知名建筑物投放广告	如东京银座、美国纳斯达克大屏等
当地电视台、报纸投放广告	很多中国台湾、印度的消费者仍保留看电视和看报纸的习惯
和 Instagram、YouTube 的 KOL 合作	录制产品介绍或使用体验视频
与目标市场明星合作	本土代言人，深度绑定和自身品牌定位合适的本土明星
电商直播	相较于中国市场来说，海外电商直播仍处于发展初期，但可持续关注，选择合适时机入局
与测评专家合作	将化妆品产品寄给当地测评专家或测评网站
参展	参加 Cosmoprof 等国际化妆品展览

注：信息来源：青眼情报整理。

二、中国化妆品出海主要目的国市场研究

从中国化妆品出海现状来看，由于文化属性和供应链限制，大部分品牌出海目的地位于日本及东南亚市场。而欧美市场准入门槛高，韩国市场竞争压力大，这两处高地中国化妆品较难攻下。具体原因如下。

（一）东南亚市场潜力大

新兴市场方面，东南亚作为潜力市场，产品本地化难度低、中国互联网出海基础好，自然是中国化妆品品牌都虎视眈眈的出海目的地。

首先，消费者对化妆品需求大，对新品牌接受度高。中国化妆品市场占有率约 13%，是全球第二大市场，但是中国的化妆品人均年消费额仅 49.6 美元，与成熟市场英国相比（市场占有率 3.6%，人均消费额 253.7 美元）市场规模并不算大。同理，东南亚市场虽人均消费程度不高，但市场占有率尚可，

化妆品行业在东南亚有较大的潜力（图2）。

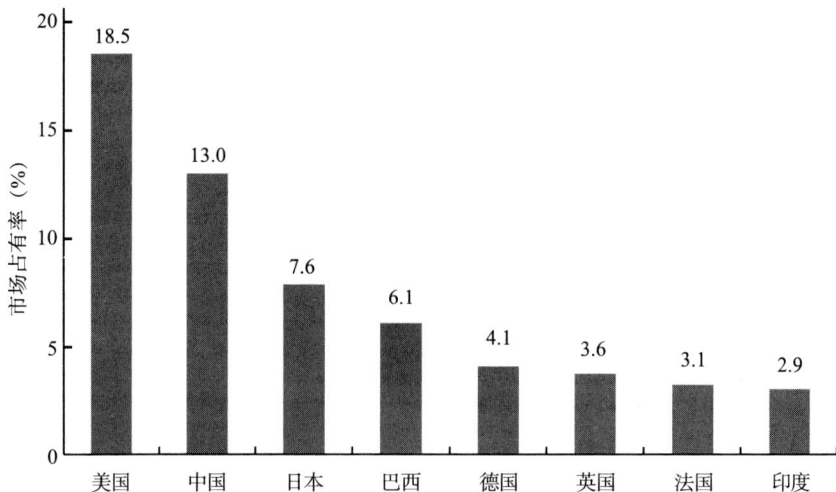

图2　全球化妆品市场占有率分布

数据来源：前瞻产业研究院。

（二）日本市场较契合

日本化妆品市场与欧美较相似，即人均消费偏高、品牌输出较强，并且日本化妆品品牌和该国所有产品的气质一样，给人可信、安全、高质的印象。此外，日本消费者喜欢在线下专柜、商场购买化妆品，其本土及外来品牌也能够填满几乎全部的价格区间。

中国化妆品品牌对日本市场的熟悉程度和两国文化交融性给了出海品牌切入点。

第一，中国品牌与日本市场匹配度较高，产品线不需要做很大调整。中日两国消费者肤色和肤质差别不大，关注的功效基本相同，中国化妆品品牌进军日本市场，更能契合日本本土消费者的需求。

第二，流行趋势较为一致。日本消费者喜欢卡哇伊、二次元、动漫等风格，这些中国化妆品都有涉猎，很容易定位到日本市场的目标用户。

（三）欧美市场非首选

相较于日本和东南亚市场，许多国际知名化妆品品牌的根据地——欧美市场，中国品牌却鲜有布局。其核心原因是欧美市场可发力空间小。高端品牌如香奈儿、雅诗兰黛、兰蔻等品牌价位基本在 30 欧元以上；中端品牌如 MAC、KIKO 等售价在 15~30 欧元；平价品牌如 MILANI、WET N WILD 均价在 10 欧元以下。而美国本土化妆品品牌也在积极出海。

（四）韩国市场竞争激烈

同属东亚市场，消费者属性和文化也多有契合，但中国化妆品品牌将日本作为首选，却鲜少出海韩国。这是因为韩国消费者对本土化妆品品牌忠诚度较高。韩国消费者更愿意使用韩国本土化妆品。

同时，韩国本土化妆品企业爱茉莉太平洋和 LG 旗下有超过 50 多个品牌，本土品牌都面临着极大的市场竞争，中国化妆品品牌进入的难度就不言而喻了。

三、中国化妆品出海的难点

（一）销售渠道建设难

首先是渠道不稳定。不够稳定的海外渠道给企业带来了营销成本、销售风险等问题。此外，海外市场存在着保护主义和国内化妆品审批能力不足等诸多限制。

其次是供应链不稳定。由于化妆品品类繁多，生产采购过程中涉及的环节也比较复杂，如产品研发、原材料采购、产能平衡等。中国美妆品牌在出海时还可能面临原材料、货物包装等方面的管理和协调压力。

（二）文化差异大

不同国家和地区的文化差异很大，这些文化差异会对消费者的购买行为产生影响。举例说，中国传统文化中红色代表吉祥，但在西方却有着截然不同的含义。因此，在产品包装和宣传中需要注意文化差异，避免因为颜色等因素引起误解。

在味觉和嗅觉偏好上不同国家和地区的人也存在很大的差异。例如，中国消费者普遍钟爱含有中药成分的化妆品，而在欧美等地，这种气味可能会被视为异味。因此，在产品研发和配方中需要考虑到文化差异，尽可能避免出现不受欢迎的味道。

（三）对当地消费者需求了解不足

不同国家和地区的消费者因为审美观念和化妆品使用习惯的不同，其需求也存在很大的差异。例如，中国消费者普遍喜欢使用具有保湿和美白效果的化妆品，而欧洲消费者则更注重抗衰老和防晒。因此，在产品研发和市场推广中需要充分调研当地消费者的习惯和需求，制定适合当地消费者的产品和宣传策略。

四、中国化妆品出海的对策或建议

（一）本地化策略是支点

当下中国化妆品品牌正在加速出海，"中国妆"正在全球走红。日本作为中国风化妆品的主要出海地，也面临着巨大的挑战。相较于出海发展中国家，作为发达国家的日本，消费者对化妆品的使用习惯、分辨能力、审美水平更为成熟，选择品牌的标准更为严苛，这样的布局策略其实对于一个首次出海的品牌而言极具挑战。比如，花西子在落地日本市场时，销售的色号依然是日本流行的焦糖枫叶色、桃色和莓红色，这和国内主推的正红色有很大的差异。可见，产品出海绝不是把国内的产品搬运到海外市场，而是需要因地制宜。

另外，海外市场无论是消费者、政策还是基础设施等和国内都有较大的不同，因此，初来乍到陌生市场的品牌，应做充足的前期调研，再根据当地情况将各个环节"本地化"是尤为重要的。比如东南亚有 10 多个国家，且不同国家都有自己的宗教信仰，消费者喜好的差异化很大，想要做好产品本土化并不容易。像印度尼西亚等信仰穆斯林的国家，政策要求化妆品产品必须得满足清真认证。

（二）品牌力是关键

化妆品品牌仅凭营销和新鲜感只能图一时之快，广告投放、物流、渠道等虽是化妆品企业入局海外市场中的重要环节，但这些打法都是可复制的，把握好产品、品牌才能立足。在海外市场实现品牌建设则需要在品牌宣称、独立站、品牌版权上下功夫。

首先，中国化妆品出海需要做好前期的品牌宣称。一个明确的定位能够让品牌用更生动、更丰富的形象抢占消费者心智。品牌只有同消费者建立深厚的情感共鸣，才能在同质化的产品、渠道、购买量竞争时，成为最独特的那一个。

其次，品牌建设也离不开品牌保护。例如，中国化妆品品牌扎堆的东南亚，就像十几年前的中国，高仿货横行，如果品牌没有保护好版权的话就会严重损害品牌的长期发展，影响商业利益。

同时做独立站也是很多出海品牌长期策略的重要一环。广告投放、KOL营销、IP营销都是在引流的话，那么独立站的作用就是将用户的注意力回归到品牌本身。

（三）组建海外团队，攻下来，还要守得住

中国化妆品品牌出海需要创意，需要文化，还需要国际化语言沟通能力。中国化妆品品牌一方面需要培养专业的跨文化背景团队，去接洽不同文化背景的合作商；另一方面也需要有效精准地和不同文化背景的消费者沟通，从"中国妆"走红全球，可以看到"中国制造"如今走上了一条与一线品牌直接竞争的舞台，中国品牌更要沉下心来塑造品牌文化价值。

对于品牌企业来说，不仅要抢占出海先机，还要把出海市场攻下来、守得住、走得远。

[作者单位：蔡朝阳，青眼网络科技（武汉）有限公司]

扫码看参考文献

2022 年中国化妆品进出口概况及基本分析

冯锐

摘要： 2022 年的化妆品进口数量和金额均出现了七年来的第一次下降，而且，降幅超过了两位数。与此相反，化妆品出口数量和金额则保持了增长，其中出口金额的增长继续保持两位数。2023 年，随着防疫政策的调整，国际往来增加，国内消费市场将逐步回暖，化妆品的进出口将会出现双向增长。

关键词： 化妆品 进口 出口

一、基本概况

根据海关总署的统计资料（表 1），2022 年化妆品进口量为 37.39 万吨、进口额为 220.68 亿美元，出口量 78.67 万吨、出口额 49.01 亿美元。从数据上看，化妆品的进口数量和进口金额在连续七年增加之后，均出现了下降，而且还是两位数的下降；其中，数量下降了 10.85%，金额则下降了 10.21%。从品目上看，除了个别品目的金额（如"香水及花露水""剃须用制剂"）有所上升外，几乎所有的品目无论是数量还是进口金额上都出现了下降，其中与面部美容有关的品目，"唇用化妆品""眼用化妆品""粉，不论是否压紧"等品目的下降幅度较大。

相对于进口，出口则是另外一种景象。无论是出口数量还是出口金额都出现了增长；其中，出口金额的增长达到了 17.55%，继 2021 年之后，再次呈现出两位数的增长。

2022 年，化妆品的进口国家 122 个，与 2021 年的 117 个相比，增加了 5 个；出口国家 201 个，比 2021 年增加 8 个。

表 1　2022 年化妆品行业进出口情况

品名	进口		出口	
	数量（万吨）	金额（亿美元）	数量（万吨）	金额（亿美元）
香水及花露水	0.26	11.48	3.23	2.46
唇用化妆品	0.06	6.53	2.09	3.79
眼用化妆品	0.07	2.56	2.84	5.52
指（趾）甲化妆品	0.00	0.06	2.09	1.97
粉，不论是否压紧	0.14	4.02	1.64	2.16
其他美容品或化妆品及护肤品	17.44	166.98	13.77	14.85
洗发剂（香波）	5.01	4.45	6.98	1.73
烫发剂	0.04	0.05	0.28	0.09
定型剂	0.08	0.19	0.77	0.40
其他护发品	2.57	4.87	6.97	2.53
剃须用制剂	0.04	0.34	0.23	0.09
人体除臭剂及止汗剂	0.05	0.29	0.54	0.24
香浴盐及其他沐浴用制剂	0.28	0.17	7.55	2.67
脱毛剂和未列名的芳香料制品及化妆盥洗品	2.32	2.39	19.96	8.26
洁肤用有机表面活性产品及制品，零售包装的	9.02	16.32	9.73	2.25
总计	37.39	220.68	78.67	49.01

注：数据来源：海关总署。

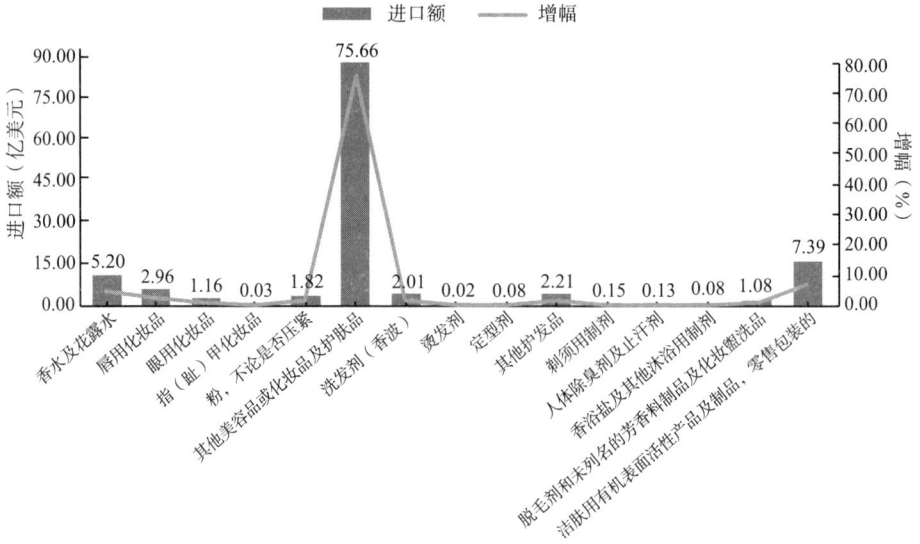

图 1　2022 年化妆品行业进口占比情况

数据来源：海关总署。

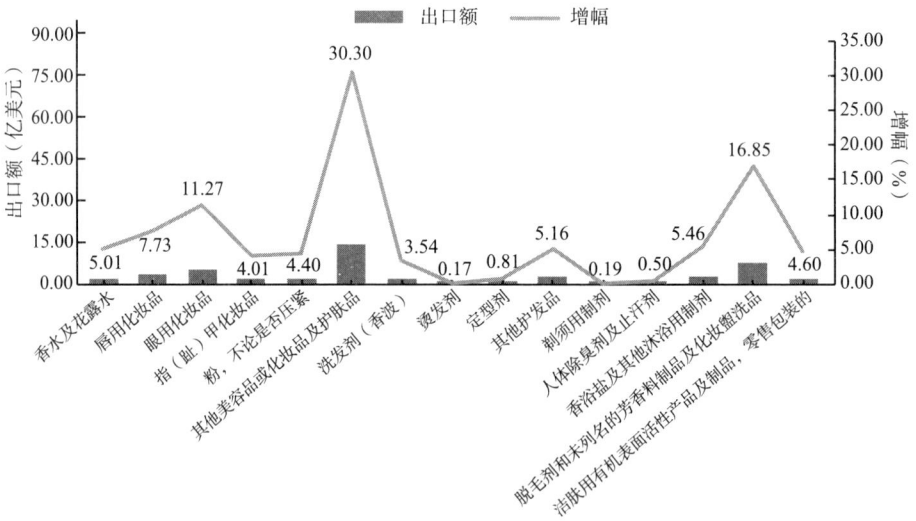

图 2　2022 年化妆品行业出口占比情况

数据来源：海关总署。

从图 1、图 2 可以看出，在我国化妆品的进出口中，按产品分类的情况。无论是化妆品的进口还是出口中，"其他美容品或化妆品及护肤品"品类的化妆品占比较高，其中，进口化妆品中更是超过了 75%。

二、基本分析

（一）进出口品类变化的情况

通过对 2022 年我国进出口化妆品品类的变化，来看一下我国化妆品市场需求的变化。

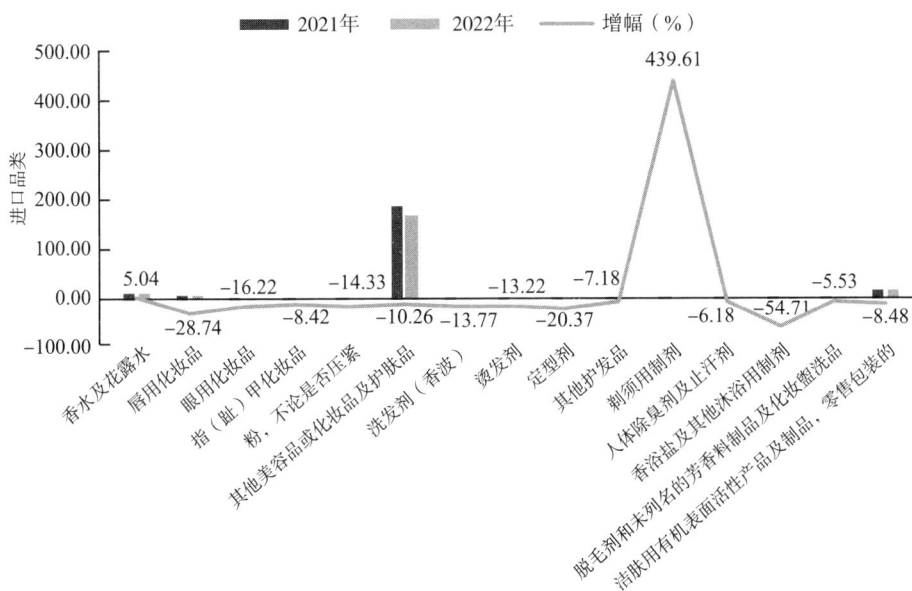

图 3　2022 年我国化妆品进口品类的变化

数据来源：海关总署。

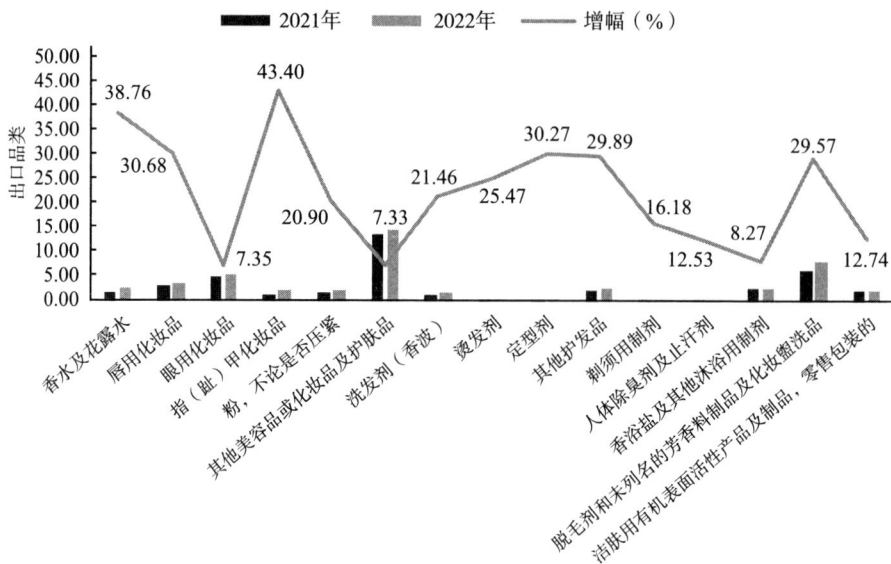

图4 2022年我国化妆品出口品类的变化

数据来源：海关总署。

由图3可知，2022年，我国进口化妆品品类中，只有"香水及花露水"和"剃须用制剂"出现了增长，其余均为负增长。其中，超过一半品目（8个品目）是两位数的减少，"香浴盐及其他沐浴用制剂"的减少超过了一半（54.71%），"唇用化妆品"的减少也近30%（28.74%）。

由图4可知，与进口大幅度减少不同，2022年的化妆品的出口形势继续好转。在统计的15个品目中，13个品目实现了两位数的增长，"指（趾）甲化妆品"的增长超过了40%（43.40%），"香水及花露水""唇用化妆品""定型剂"的增长均超过了30%。

（二）进出口国家的变化情况

表2 2020—2022年化妆品行业进口前十国家或地区

排名	2020年		2021年		2022年	
	国家（地区）	金额（亿美元）	国家（地区）	金额（亿美元）	国家（地区）	金额（亿美元）
1	日本	49.18	日本	61.46	法国	56.6

排名	2020年		2021年		2022年	
	国家（地区）	金额（亿美元）	国家（地区）	金额（亿美元）	国家（地区）	金额（亿美元）
2	法国	45.13	法国	56.12	日本	55.99
3	韩国	36.49	韩国	44.92	韩国	29.62
4	美国	20.98	美国	24.27	美国	24.06
5	英国	17.06	英国	20.75	英国	17.8
6	意大利	4.7	意大利	6.89	意大利	6.52
7	西班牙	4.5	比利时	5.62	比利时	5.73
8	比利时	3.65	西班牙	4.5	西班牙	3.77
9	德国	2.79	德国	3.4	瑞士	2.97
10	澳大利亚	2.66	瑞士	2.98	德国	2.93

注：数据来源：海关总署。

从表 2 可以看出，2020—2022 年间，进口前十国家中前五位没有发生变化，只是前三位国家的排序在发生变化。来自日本、法国、韩国和美国的进口金额远大于其他国家，其合计金额已经占到进口总额的 70% 以上。需要注意的是，日本在连续占据两年首位之后，2022 年，终于被法国以微弱优势超过。应该看到，法国、日本领先其他国家很多，只是 2022 年来自日本的进口金额减少的比较多（减少了 5.47 亿美元），被微弱增加的法国超过。

从 2020 年开始，排名前十的国家中，除了日韩之外，其余均为欧美国家和澳大利亚，前五位国家的占比集中度仍为 85% 左右。

下面，我们来看一下化妆品行业出口情况。

表 3 2020—2022 年化妆品行业出口前十国家或地区

排名	2020年		2021年		2022年	
	国家（地区）	金额（亿美元）	国家（地区）	金额（亿美元）	国家（地区）	金额（亿美元）
1	美国	9.19	美国	10.7	美国	11.12

续表

排名	2020年		2021年		2022年	
	国家 （地区）	金额 （亿美元）	国家 （地区）	金额 （亿美元）	国家 （地区）	金额 （亿美元）
2	中国香港	5.59	中国香港	6.98	中国香港	6.42
3	英国	3.07	英国	3.5	英国	3.42
4	日本	2.15	日本	2.39	日本	3.05
5	新加坡	1.04	法国	1.1	泰国	1.59
6	法国	0.97	荷兰	1.08	印度尼西亚	1.52
7	澳大利亚	0.92	泰国	1.01	荷兰	1.48
8	泰国	0.8	新加坡	0.93	法国	1.32
9	荷兰	0.71	中国台澎金 马关税区	0.79	马来西亚	1.26
10	中国台澎金 马关税区	0.7	澳大利亚	0.78	菲律宾	1.24

注：数据来源：海关总署。

从表3可以看出，近三年来，我国化妆品出口的国家或地区还是比较集中的，排名前十的国家或地区变动不大，特别是前四位国家或地区，这三年中就没有发生过变化，只是第五位的位置在不断地交换。同时，前五位国家的占比在慢慢下降，2022年已经低于55%了。

三、进出口前景分析

多年以来，我国化妆品的进口来源集中于亚洲地区（日本、韩国）、欧洲地区（法国、英国、意大利、西班牙等）和美国，与出口相比，进口国家的集中度较高，前十位的国家占比已经超过我国化妆品进口总额的90%以上。

2022年的进口金额虽然出现了下降，但其220.68亿美元的金额仍然是我国化妆品行业历史上的第二高；而37.39万吨的进口数量虽然是近五年来的第二低，说明我国化妆品进口的单价比有所提高，高档化妆品的占比并不低。其中，进口占比超过75%的"其他美容品或化妆品及护肤品"品目的降幅为10.26%。

"香水及花露水"品目之所以能逆势而增长，主要是两方面的原因：一是随着人们生活水平的提高，有能力，也有精力追求一种较舒适的、比较精致的生活环境，需要用相应的产品（包括香氛产品）去装饰，市场需求在逐年增大；二是我国民族企业在这个品类的产品生产中，无论是香味配制，还是细分产品的开发，与国外企业，尤其是化妆品行业的国际企业相比，差距还是巨大的。

与进口相比，我国化妆品出口市场的集中度较低，出口额 TOP10 国家的金额总额占比虽然有所增长，但也不到三分之二。其中，美国是我国化妆品出口的第一大国，占比超过了 20%，其余的国家则是亚洲（日本、中国香港、泰国、印度尼西亚等）以及英国、荷兰等欧洲国家。

2022 年的化妆品出口，无论是出口数量还是出口金额都达到了历史最大，特别是出口金额的增加实现了两位数的增加。但是，应该看到，2022 年的每万吨出口单价只有 1.605 元，不仅仅低于 2021 年的 1.718 元，也低于 2020 年 2.060 元。这说明，出口产品的附加值较低，产品结构与以往年份有所不同。出口增加最多的前三个品目分别为"指（趾）甲化妆品""香水及花露水"和"唇用化妆品"，均属于彩妆类产品，是近三年来，我国化妆品出口中首次出现增长的三个品目；出口占比最大的"其他美容品或化妆品及护肤品"则是只增加了 7.33%，是所有品目中增幅最小的品目。

四、进出口对策或建议

2022 年，对于中国化妆品行业来说，注定是一个难忘的年份。由于新型冠状病毒感染疫情（简称新冠疫情）的影响，全行业的生产经营受到了很大影响，进口的金额和数量出现了近年来少见的负增长。但是，随着对新冠疫情采取"乙类乙管"的常态化管理后，我国的社会经济秩序逐渐恢复正常，既往的市场繁荣景象初现，而对于进口化妆品的需求将在一个比较短的时间内恢复到疫情前的水平。

（一）我国化妆品行业发展的新政策新机遇

随着经济的发展和人民生活水平的提高，化妆品已经从奢侈品逐渐转变为满足人们日常需求的必需品，化妆品产业在消费市场需求的推动下不断发展壮大。截止 2022 年底，我国共有化妆品生产企业 6600 余家，审批备案有效产品 127 万余个，基本上满足了不同层次、不同人群、不同用途的消费需求。

在国家"十四五"规划中将化妆品列为创建中国品牌行动的重要消费品领域之一，率先培育一批高端品牌，以提升行业中的自主品牌影响力和竞争力作为一项重要政策出台，为我国化妆品企业的发展带来巨大的机遇。

（二）国内市场消费升级，潜力巨大

根据中国香料香精化妆品工业协会的统计，2022 年，我国化妆品行业的主营收入为 3987 亿元，与 2021 年相比下降了 4%，这是近十年来，我国化妆品行业首次出现的负增长。但是，我国作为世界第二大化妆品消费市场，化妆品行业发展仍然面临着巨大的机遇。比如，新冠疫情期间，化妆品行业的网络销售潜能被激发，跨境电商承接了不少因疫情而无法线下消费的化妆品需求，直播带货、私域社群分享等新业态、新营销模式涌现，增强了化妆品在下沉市场的客户群渗透力，"90 后"、Z 世代、α 世代逐渐成为化妆品消费的主导者，更为关注品牌和成分，高端市场份额在不断增加。

（三）2023 年化妆品的进出口将保持适当的增长速度

尽管多变的国际形势可能引发全球经济大动荡，对各国的贸易往来产生一定影响，从而给 2023 年的化妆品进出口带来诸多的不确定性，但可以肯定的是，随着国内乃至世界各国对新冠疫情管理采取了新的措施，各国之间的往来开始增多，国家之间的贸易逐渐恢复，我国的化妆品消费市场也开始了缓慢增长，化妆品的进口将恢复至疫情前的增长水准；国内化妆品产业依靠长期的积累拥有了较强的竞争力，产业全链条已经融入国际产业合作分工中，发挥着不可替代的作用，成为国际化妆品产业中不可或缺的重要力量。可以预计的是，2023 年的化妆品进出口中，占比最大的仍为护肤品，进口产品的集中度（国家）将更高，出口产品的分布（国家）将更广。

（作者单位：冯锐，中国香料香精化妆品工业协会）

2022年中国化妆品专营店洞察报告

蔡朝阳

摘要： 本报告通过数据调研、采访和实地走访的方式，对全国13000多家化妆品专营店进行了调研。针对2022年中国化妆品专营店整体运营状况、主要品牌在该渠道的市场动向进行定性和定量调研和分析，洞察了该渠道的发展现状，发现目前该渠道存在业绩下滑、选品难等问题，并提出了该渠道未来发展方向以及对策，包括通过轻医美产品助力化妆品专营店产品结构升级、线上线下渠道整合等。

关键词： 业绩下滑　选品难　轻医疗美容　线上线下整合

一、2022年化妆品专营店现状分析

（一）2022年化妆品专营店整体销售情况

2022年化妆品专营店是专门销售化妆品和美容产品的零售店铺。它专注于提供各类化妆品、护肤品、香水、美容工具和其他相关产品，以满足消费者对美容和个人护理的需求。由表1中的数据显示，店均销售额下降11.8%，店均客单数下降10.3%，客单价（客单价＝销售额／客单数）同比下滑1.7%。

由店均客单数同比下降比例＜店均销售额同比下降比例可见，门店客流量和客户的消费力都明显下降。值得注意的是，平均单价相较于同期略有增长，线下门店消费者更愿意将有限的预算投入到高品质商品上，在不增加预算的前提下，通过减少购买量来提升购买到的化妆品的档次。

表 1　2022 年化妆品专营店销售情况

年份	店均销售额（万元）	店均客单数（单）	客单价（元）
2022 年	101.94	9892.3	103.05
同比变化幅度（％）	−11.8	−10.3	−1.7

注：数据来源：青眼情报。

通过对 2022 年各月单店销售额变化趋势分析，能够看出 1 月、3 月、5 月、8 月、10 月为销售旺季，值得注意的是线上火爆的"6·18"或"双十一"大促未对线下渠道的销售产生较大促进作用。

从同比情况来看，2022 年仅 1 月销售额相较于去年同期略有增长，其他各月相较于去年同期均有不同程度的下滑，尤其是 7 月出现全年最大的下滑幅度，同比下滑 23.57%。

综合来看，2022 年上半年销售额同比下滑 9.1%，2022 年下半年同比下滑 12.9%，2022 年下半年化妆品专营店销售下滑幅度进一步扩大（图 1）。

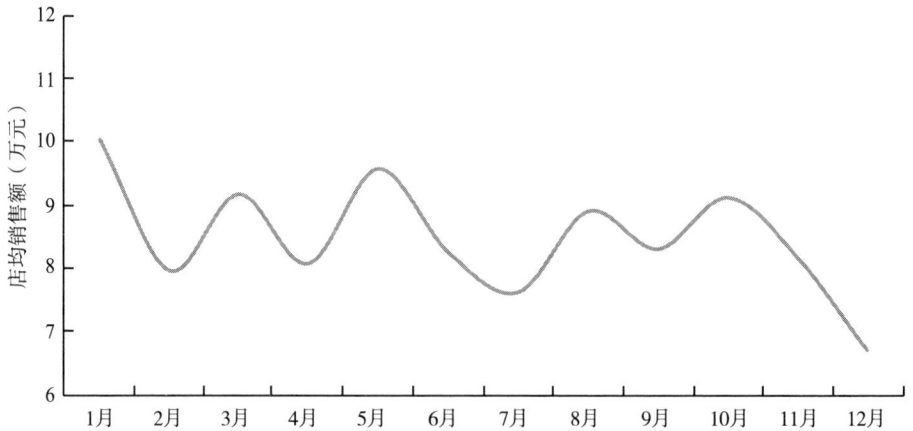

图 1　2022 年各月化妆品专营店店均销售额变化

数据来源：青眼情报。

（二）2022 年化妆品专营店热门品类分析

通过对化妆品专营店的销售额贡献率前五品类的销售情况（表 2）进行分析，护肤品类是门店销售额贡献率最大的品类，最近几年护肤品朝着高价商品转移，功效类产品成为热门产品，护肤品类的销售情况直接决定了化妆品专营店的基础盘，通过提升该类型产品的销售占比，有利于门店提升整体业绩。

香水品类虽然整体销售额贡献率不高，但是其单价和客单价远高于其他品类，通过增加该品类的销售能大幅提升门店客单价，在客流量持续减少的情况下，提升该品类的销售占比有利于提升门店整体销售。

表 2　2022 年化妆品专营店热销品类销售情况

品类	店均销售额（万元）	单价（元）	客单价（元）	销售额同比	单价同比变化幅度（%）	客单价同比变化幅度（%）
护肤	49.2	97.8	169.8	−9.20%	0.90	2.50
彩妆	13.1	75.7	103.1	−15.70%	3.40	3.50
洗护	7.8	28.3	46.6	−3.90%	4.20	3.40
面膜	7.3	34.2	103	−2.20%	2.80	5.20
香水	3.0	167.9	199.3	1.70%	7.10	8.70

注：数据来源：青眼情报。

（三）2022 年化妆品专营店热销品牌分析

由图 2 可知，2022 年化妆品专营店排名前十热销品牌总销售额贡献率同比下滑 1.9%~14.6%，市场集中度下降，竞争日益激烈。

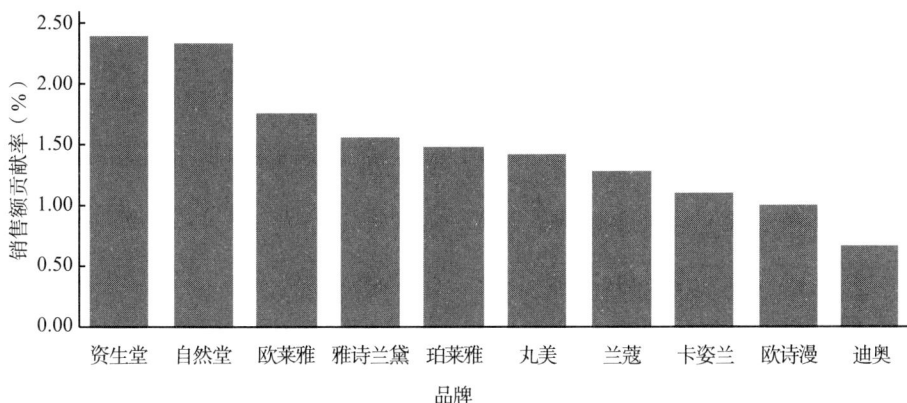

图 2　2022 年化妆品专营店销售额排名前十品牌

数据来源：青眼情报。

由图 3 可知，从品牌所属国来看，销售额排名前十品牌中国产品牌销售额下滑幅度大于外资品牌，平均单价是外资品牌的一半。

与此同时，排名前十品牌中国产品牌的平均单价同比增长 4.6%，同期外资品牌的平均单价同比下滑 5.5%。国产品牌在化妆品专营店渠道高端化趋势明显。

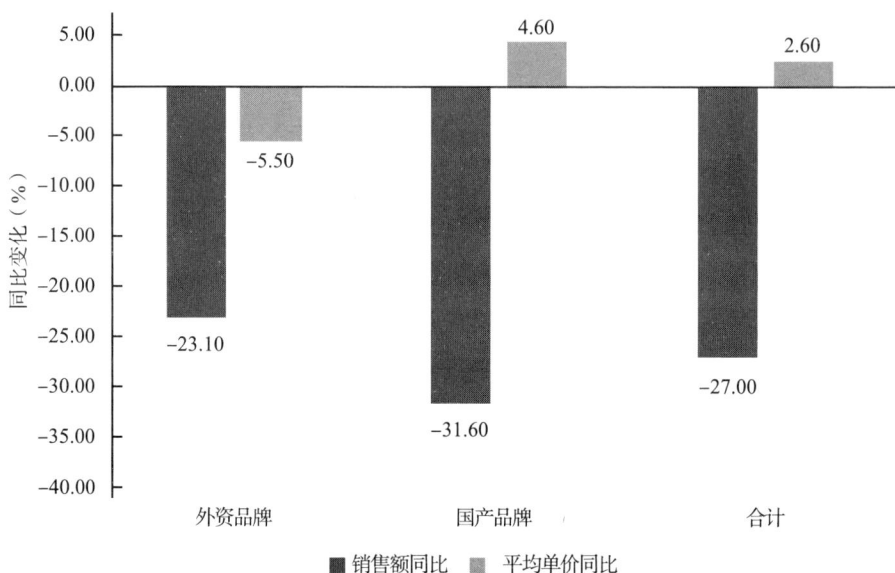

图 3　2022 年化妆品专营店销售额排名前十品牌销售额和客单价变化

数据来源：青眼情报。

二、化妆品专营店急需解决的问题

（一）流量问题

从 4 月开始 2022 年化妆品专营店业绩同比下滑速度放缓，到 6 月已经和去年几乎持平，但是 7 月之后同比下滑速度进一步加快，从整体来看 2022 年下半年销售下滑速度快于上半年。

从客流量层面来看，2022 年全年仅 7 月客单数同比上升，其他各月客单数均呈同比下降趋势，2022 年上半年化妆品专营店店均客单数同比下滑 8.8%，下半年同比下滑 13.2%，下半年相较于上半年，化妆品专营店客流下滑更加严重。

与此同时，我们也要看到，客流下滑并非今日才出现。消费者已经建立的线上购物、社区团购消费意识依然存在，化妆品专营店将继续面临客流持续下降的危机，引流和提升客单成为未来很长一段时间化妆品专营店的重点工作。

（二）选品问题

从热销品牌中可以发现，化妆品专营店以销售知名品牌的爆款系列为主，国内外潮流美妆品牌缺失，这导致门店品牌同质化严重，缺乏个性。

同时大部分化妆品专营店对合作利润有较高的需求，这也成为新锐化妆品品牌入驻化妆品专营店的主要障碍。

除此之外，化妆品专营店在选品上还存以下难点。

（1）目前市面上的化妆品品牌非常多，涉及的产品种类和品牌数量也十分庞大；每个消费者的皮肤类型、年龄、肤色、肤质等都不同，因此他们对于化妆品的需求也存在差异，消费者的需求更加个性化。对于货架空间有限的实体门店来说，如何选品、选什么品才能满足消费者的需求，成为最大挑战。

（2）利润和性价比的平衡也是选品的一大难点。化妆品的价格差别很大，一些高端品牌的产品价格相对较高，而一些平价品牌的产品价格相对较低。门店经营者在考虑门店利润的同时，也必须兼顾消费者对价格的需求。

（三）专业度问题

传统化妆品专营店最常见的问题是导购贴身服务，这很容易引起习惯独立购物的年轻客户群体的反感。

从根本上而言，让消费者反感的并不是导购贴身服务本身，而是在贴身服务的同时，又无法给予消费者专业、有效的购买意见。

导购不专业已然成为影响化妆品专营店的发展的核心因素之一，具体表现如下。

（1）导购缺乏化妆品、美容、皮肤科等方面的专业知识，不能很好地解答消费者的问题。

（2）导购面对消费者时过分追求销售业，忽略了专业服务与消费者需求。

（3）导购流动性较大，缺乏稳定的专业培训和提升机会，难以提高自己的专业素养。

三、化妆品专营店未来发展趋势和对策

（一）轻医疗美容产品助力化妆品专营店产品结构升级

轻医疗美容（简称轻医美）产品是指结合了医疗美容和日常化妆品的一种产品类型，它可以改善皮肤问题、保护皮肤健康、美化肌肤等多种作用。随着消费者对于个性化、专业化、高品质化妆品的需求不断增加，轻医美产品在化妆品行业中逐渐受到关注。

化妆品专营店一般包括多个品牌的化妆品，但由于市场竞争激烈，单纯的品牌累加已经不能满足消费者的需求。因此，专营店可以通过引入轻医美产品来升级其产品结构，提供更有针对性和专业性的化妆品服务。

具体来说，轻医美产品能够帮助化妆品专营店实现以下几个方面的升级。

1. 增强产品差异化

轻医美产品的特殊性质使得其与传统化妆品不同，这可以帮助专营店的产品在市场上获得更多差异化的优势。

2. 拓展产品服务内容

轻医美产品所提供的医疗美容服务可以为专营店的消费者提供更多样化的产品服务内容，增强消费者对专营店的信任和忠诚度。

3. 提升店铺品牌影响力

专营店通过引入轻医美产品，可以为自己赋予更专业、更高端的品牌形象，提升自身的品牌影响力。

（二）推出套盒、买赠活动能更好地满足消费者囤货需求

青眼情报通过对全国范围内的500多位消费者进行调研（图4），发现受新冠疫情因素的影响，物流受阻、预售期长等情况使得超过37%的消费者的购买习惯转变为短期或单次购买大量美妆产品以备不时之需。消费者的囤货需求与之前相比有所上升。

线下防疫严格，相比之前，更倾向于线上美妆消费	42.3
囤货需求上升，相比之前，更愿意短期/单次购买大量美妆产品以备不时之需	37.16
经济下行，转而寻求性价比高、物美价廉的美妆产品	35.35
消费需求下降，相比以前，美妆产品消费频次及数量都有所下降	33.53
倾向于即时即买，对美妆产品不喜欢囤货	28.1
疫情常态化并未对美妆消费习惯有影响	26.89
因物流不确定性，偏好通过美团等即时配送服务购买美妆产品	26.28
线上物流不稳定，相比之前，更倾向于线下即时零售	25.38
悦己消费，疫情常态化反而倾向于购买高客单价的美妆产品	23.87

占比（%）

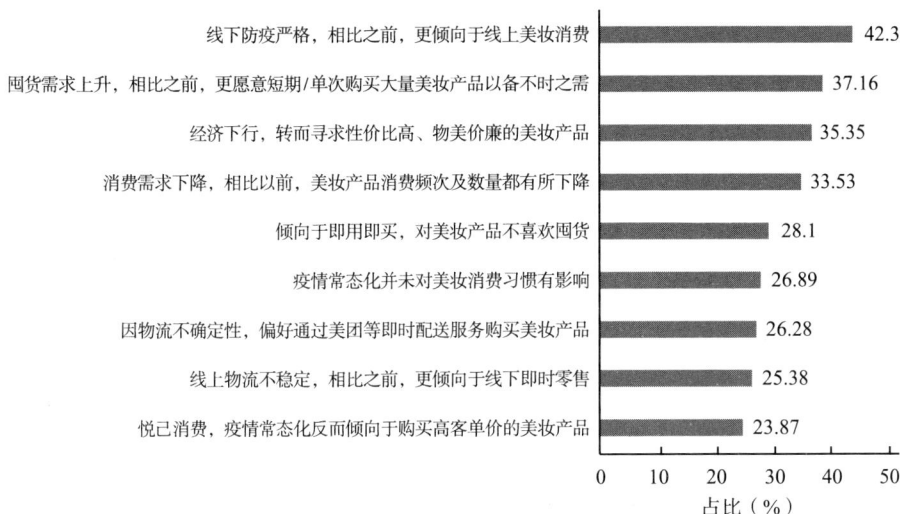

图 4　新冠疫情常态化下消费者的购买习惯变化

数据来源：青眼情报。

通过对消费者（CS）渠道实际销售情况的研究，我们也能发现尽管 CS 渠道的连带率相较于去年同期下降 2.9%，但依然保持了每笔订单平均有 3 件商品的高连带率，由此可见单次购买多件已经成为 CS 渠道的常态。

同时只有在单品均价和连带率均提升的情况下，才能够有效提升客单价，CS 门店以及布局 CS 门店的品牌应该基于这一趋势，加大对于套盒以及买赠促销活动的投入，通过动销方案提升连带率，推动客单价的提升。

（三）O2O 模式和即时零售助力化妆品专营店实现线上线下整合

3 年新冠疫情很大程度上改变了消费者对消费渠道的选择，消费重心从线下渠道转移到线上的电商渠道以及社区团购，在这样的背景下实现线上线下整合是 CS 渠道打破线上渠道冲击的主要方式。

1. 搭建 O2O 体系能够将线下体验和线上效率深度融合

通过线上渠道不断将新的消费者吸引到私域，再通过私域运营将客户吸引到线下门店；同样也能将门店流动的客户吸引到线上，完成私域转化。

以屈臣氏为例，其通过专属美丽顾问、SPA 服务、闪电送、AR 试妆 O+O 模式服务，培养用户高黏度、高频度的使用习惯。同时通过混场直播、小红书探店种草等方式精准触达、实现公域引流；借助短信推送优惠券、企微社群、微信公众号文章等方式盘活私域粉丝，由此打通全域生态资源。

2. 与即时零售合作，能帮助 CS 门店更快、更便捷地为消费者服务

即时零售是一种以满足消费者"立即获取"的需求为基础的新型零售模式。它通过结合技术、物流和消费者体验，提供更快速便捷的购物和服务体验。

目前即时零售覆盖的化妆品从护理用品到日用大牌，再到轻奢彩妆，消费者的需求也从最开始的江湖救急到日常补货，再到宠爱悦己。

彩妆和香水即时零售增长趋势迅猛，用户在悦己和礼赠方面的需求激增。

面部护理和美发护发等生活必需品类，即时零售销售份额持续领跑，增速稳步提升。

[作者单位：蔡朝阳，青眼网络科技（武汉）有限公司]

原料制造篇

化妆品原料质量控制技术及标准研究报告

李启艳　于海英　牛水蛟

摘要： 化妆品已使用原料8972种，但目前原料标准仅有69个，标准数量远远不能满足质量控制需求，很多重点热门原料由于缺乏质量控制方法，导致质量参差不齐、假冒伪劣层出不穷。本文针对羟丙基四氢吡喃三醇、依克多因等重点原料开展检测技术研究，建立精确检测方法，为化妆品原料标准的建立提供示范性作用，通过标准规范原料质量，提升化妆品品质，助推产业高质量发展。

关键词： 化妆品原料　质量控制技术　羟丙基四氢吡喃三醇　麦角硫因　依克多因

一、化妆品原料质量控制现状

我国对化妆品原料实行清单管理，2021年4月，国家药品监督管理局（简称国家药监局）发布了《已使用化妆品原料目录（2021年版）》（简称《目录》），收录了8972种在我国境内生产、销售的化妆品已使用原料及其使用信息，进一步规范了化妆品原料管理，为化妆品安全评估提供了重要依据和指导。在原料标准方面，据统计我国现行有效的化妆品用原料标准共69个，其中包括国家标准8个，行业标准20个，团体标准4个，上述标准普遍从原料的感官、理化指标、卫生指标等方面制定相关的技术要求。但与已使用原料目录的8972种原料相比，目前的标准数量远远不能满足质量控制需求，标准缺失严重，很多重点热门原料如玻色因、依克多因等由于缺乏质量控制方法，导致化妆品原料存在质量参差不齐、假冒伪劣层出不穷。因此，亟需加强化妆品原料的质量控制技术研究，规范原料质量，提升化妆品品质，助推产业高质量发展。

二、化妆品原料检测技术研究

羟丙基四氢吡喃三醇（玻色因）和依克多因具有较好的抗氧化、修复作用，是目前应用较多的功效原料，但由于缺乏准确可靠的检测技术，导致市售原料质量参差不齐。本研究通过建立精确检测方法，实现羟丙基四氢吡喃三醇（玻色因）和依克多因的质量控制，为其他类别原料标准的建立提供研究思路和方向。同时，通过总结共性问题，提出原料质量控制技术研究及标准的制定相关建议，为原料在化妆品领域的进一步规范和应用奠定基础。

（一）羟丙基四氢吡喃三醇

1. 原料基本情况

玻色因（pro-xylane），在《国际化妆品原料标准中文名称目录》即 INCI 名称为羟丙基四氢吡喃三醇，收录于《目录》（2021 年版）中，驻留类产品最高历史使用量为 10.5%。该化合物为欧莱雅公司最先开发的具有抗衰老功效的化妆品原料，具有分子质量小，性质稳定、易吸收等优点，可以通过信息传递的方式促进皮肤中黏多糖、糖胺聚糖的生成，从而填补胶原纤维之间的空隙，达到增加皮肤弹性、修复皱纹和紧致肌肤的功效，可以作为抗衰老成分用于化妆品中。

羟丙基四氢吡喃三醇存在（β，S）和（β，R）两种非对映异构体，研究显示（β，S）构型为优势构型，其生物活性远大于（β，S）和（β，R）构型的混合物，故玻色因的抗皱作用不仅取决于使用量，还取决于优势构型的比例；异构体比例不同呈现不同的性状，如（β，S）构型与（β，R）构型同时存在，其性状为黏稠的半固体状，该类原料的颜色会受杂质影响而有所不同；而纯（β，S）构型的原料其性状则为白色粉末。市售典型原料信息详见表1、图1。

表 1　羟丙基四氢吡喃三醇市售典型原料信息汇总表

序号	原料类型	颜色	状态	特征
1	未除杂原料	棕色	黏稠膏体	无机盐含量高，硼酸盐的含量在 10% 以上，部分原料羟丙基四氢吡喃三醇含量很低，甚至无目标产物
2	除杂不完全原料	浅黄色	黏稠膏体	硼酸盐的含量超过《化妆品安全技术规范》相关要求
3	除杂完全原料	无色透明	黏稠膏体	硼酸盐的含量满足《化妆品安全技术规范》相关要求
4	纯（β，S）构型原料	白色	粉末	纯度可达到 98% 以上，硼酸盐的含量满足《化妆品安全技术规范》相关要求

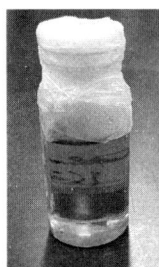 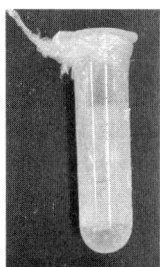 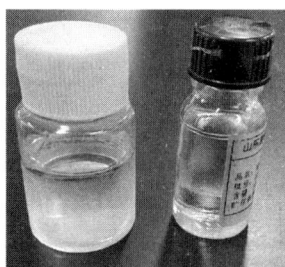 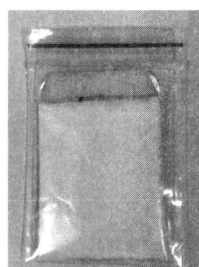

未除杂的原料　　　除杂不完全的原料　　　完全除杂的原料　　　单一（β，S）构型原料
（棕褐色黏稠液体）　（浅棕色黏稠液体）　　（无色透明黏稠液体）　（白色粉末）

图 1　羟丙基四氢吡喃三醇市售原料性状

在标准方面，羟丙基四氢吡喃三醇作为新兴、有效的抗衰老原料，其质量控制技术研究相对滞后，目前尚无相应的法定标准。有效定量及构型比例方法的缺乏，导致目前市售原料鱼目混珠、参差不齐等现象，难以保证原料的有效性、安全性。本文采用高选择性的 ADME 色谱柱、高效液相色谱进行测定，解决了该原料极性大、色谱保留差、无紫外吸收的难题，为羟丙基四氢吡喃三醇原料的质量控制提供了技术支持。

2.检测技术研究

（1）样品处理　准确称取供试品原料适量（相当于羟丙基四氢吡喃三醇100mg，精确至0.0001g）置于100ml容量瓶中，加水溶解并定容至刻度，摇匀，过0.45μm滤膜，取续滤液作为供试品溶液。

（2）液相色谱条件　色谱柱：CAPCELL PAK ADME（4.6mm×250mm，5μm）；柱温：35℃；流动相：水（100%）；流速：1.0ml/min；检测器：示差折光检测器。

（3）方法学考察　实验对方法特异性、线性关系、检出限与定量限、稳定性、准确性进行考察，鉴于方法中所用示差折光检测器是一种通用型检测器，对各种化合物均有响应，考虑到市售原料中可能含有溶剂水、丙二醇、异丙醇等化合物，因此本研究考查了方法的专属性及系统适用性，结果在该色谱条件下，水、丙二醇、异丙醇、羟丙基四氢吡喃三醇两个异构体可以实现完全分离，分离度均大于1，详见图2。羟丙基四氢吡喃三醇在0.1~2.0mg/ml范围内线性关系良好，相关系数（r）≥0.9999，加标回收率为99.3%~99.6%，相对标准偏差（n=3）小于0.76%，方法检出限和定量限分别为0.03%和0.10%。

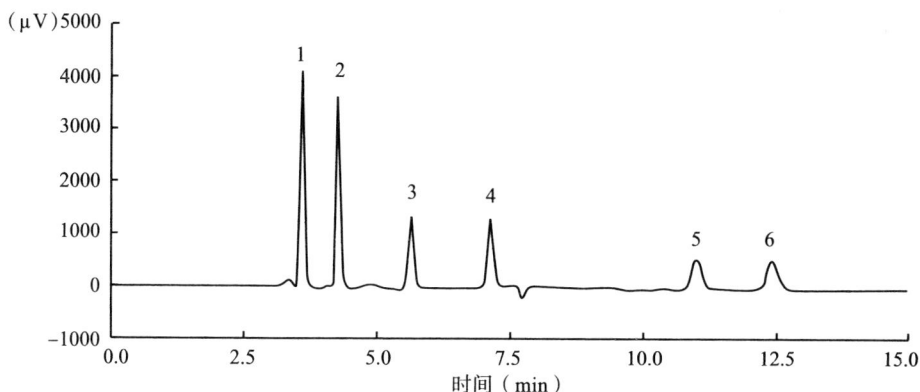

1.D-木糖；2.水；3.丙二醇；4.异丙醇；5.羟丙基四氢吡喃三醇（β，S）构型；
6.羟丙基四氢吡喃三醇（β，R）构型。

图2　系统适用性图谱

3.研究结论

本研究建立的高效液相色谱测定化妆品原料羟丙基四氢吡喃三醇含量及

构型比例方法，解决了该原料质量控制及优劣评价方法缺失的难题。经检测，市售原料含量呈现以下特征。

（1）原料为单一（β，S）构型的粉末时，其含量均能达到95%以上。

（2）原料为β，S、β，R构型共同存在时，其含量规格多为30%，少数规格标识为50%或10%。

（3）（β，S）与（β，R）异构体比例方面，为迎合化妆品生产企业的需求，多数原料企业会生产多个异构体比例的系列原料，如5∶5、6∶4、7∶3，其中以（β，S）与（β，R）异构体比5∶5和7∶3为多数。

（二）依克多因

1. 原料基本情况

依克多因（Ectoine，1，4，5，6-四氢-2-甲基-4-嘧啶羧酸），是1985年德国科学家在埃及盐湖里分离到的一种环状氨基酸衍生物，它是一种相容溶质，可以作为生物大分子和细胞稳定剂、高盐抵抗剂以及压力保护剂，对酶、DNA、蛋白质、核酸、细胞膜及整个细胞具有良好的保护作用，目前在生物制剂、医药和化妆品等相关领域应用广泛。在化妆品领域，因具有隔离刺激源、增强皮肤免疫力、修复紫外线损伤、加速细胞修复、抗衰老、抗皱、拯救皮肤锁水能力等功效，依克多因受到众多生产企业和消费者的青睐，已在相关网站中查询到添加依克多因（化妆品原料备案名称：四氢甲基嘧啶羧酸）的备案化妆品已有25000余种。

目前，依克多因的检测方法主要有薄层色谱法（TLC）、紫外-可见光谱法（UV-Vis）、高效液相色谱法（HPLC）等，其中TLC、UV-Vis法由于方法自身的局限性，在测定依克多因时定性与定量准确性均较低；依克多因是具有环状氨基酸结构的一种强极性、强亲水性有机小分子，易与水分子形成氢键，HPLC法测定时不易在反相色谱柱上保留，易受到多种极性相似成分的干扰，并且其检测波长为204nm或210nm等由 $n \rightarrow \sigma^*$ 跃迁产生的末端吸收波长，凡是含有C＝O键成分、大部分溶剂、无机含氧酸等在此波长处均有吸收，造成干扰。

经查阅文献并结合实验，对依克多因的定性定量方法进行改进，通过使用液相保护柱延长出峰时间，减少干扰，以便定量，同时采用高效液相色谱串联飞行时间质谱法对依克多因进行定性。此方法的建立极大地提高了不同化妆品基质中依克多因定量、定性的准确性，为依克多因的测定提供了技术支撑，同时也为市场监管化妆品中的功效成分提供了新思路。

2. 检测技术研究

（1）样品处理

①膏霜、乳液、水剂类：称取样品 0.2g（精确至 0.001g）于 10ml 具塞比色管中，加入 50%（V/V）乙腈溶液至刻度，涡旋 1min，超声提取 15min，4000r/min 离心 5min，取上清液经 0.22μm 有机滤膜过滤，滤液作为待测溶液。

②液态油剂类：称取样品 0.2g（精确至 0.001g）于 10ml 具塞比色管中，加入 50%（V/V）乙腈溶液 4ml 以及正己烷 2ml，涡旋 1min，静置分层后，取下层水溶液至另一 10ml 具塞比色管中，然后上层继续加入 50%（V/V）乙腈溶液 4ml 和正己烷 2ml，同法处理，合并下层水溶液，用 50%（V/V）定容至刻度，取上清液经 0.22μm 有机滤膜过滤，滤液作为待测溶液。

（2）液相色谱及质谱条件

①高效液相色谱：DAISOPAKSP–100–5–ODS–P 色谱柱（4.6mm × 250mm，5μm）；柱温 20℃；流速 1.0ml/min；检测波长：210nm；流动相：水（A 相）+ 乙腈（B 相），梯度洗脱。

②高效液相色谱串联飞行时间质谱：色谱柱：Waters ACQUITY UPLC BEH C_{18}（2.1mm × 100mm，1.7μm）；柱温：45℃；流速：0.3ml/min；进样量：2μl；流动相：水（A 相）+ 乙腈（B 相），梯度洗脱。离子源：EI 源；采集模式：IDA 模式，正离子采集；离子源温度：450℃；雾化器：50psi；干燥气：55psi；去簇电压：80V；离子源电压：5500V；碰撞能：（35 ± 15）V，进样浓度 200ng/ml。

（3）方法学考察　实验对本方法特异性、线性关系、检出限与定量限、稳定性、准确性进行考察，结果方法特异性良好，基质无干扰，详见图 3。在 2.0~500μg/ml 浓度范围内，依克多因线性关系良好，线性方程为 $Y=14306.5X-1856.98$，相关系数（r）=0.99997；采用空白加标样品进样，以信噪比（S/N）=3 : 1 时计算最低检出浓度（LOD）为 10μg/g，以 S/N = 10 : 1 时计算最低定量浓度（LOQ）为 25μg/g。精密度与稳定性均良好，膏霜、乳液、水剂、油剂四种类型基质回收率在 97.93%~108.91% 之间。

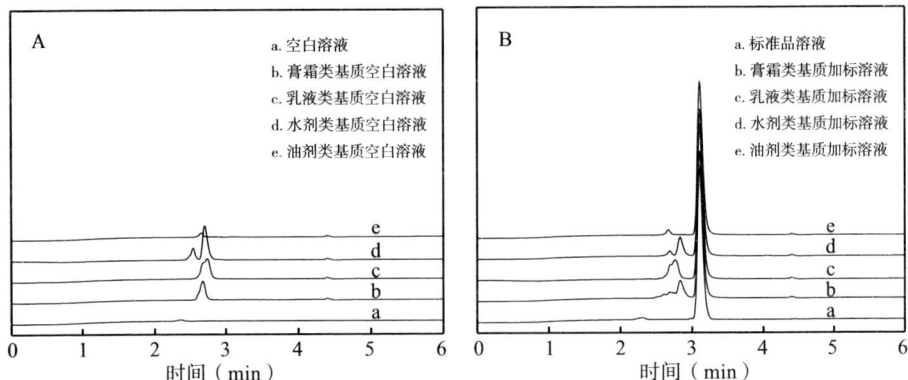

A. 空白基质溶液；B. 空白基质加标溶液。

图3　样品高效液相色谱图

（4）飞行时间质谱定性分析　依克多因在液相色谱仪上保留时间短，最大吸收波长为210nm，极易受到其他成分的干扰，相对二极管阵列检测器，飞行时间高分辨质谱定性能力更有优越，故建立了液相色谱串联飞行时间质谱法（HPLC Q–TOF MS/MS）对依克多因准确定性，避免假阳性的产生。质谱图详见图4。

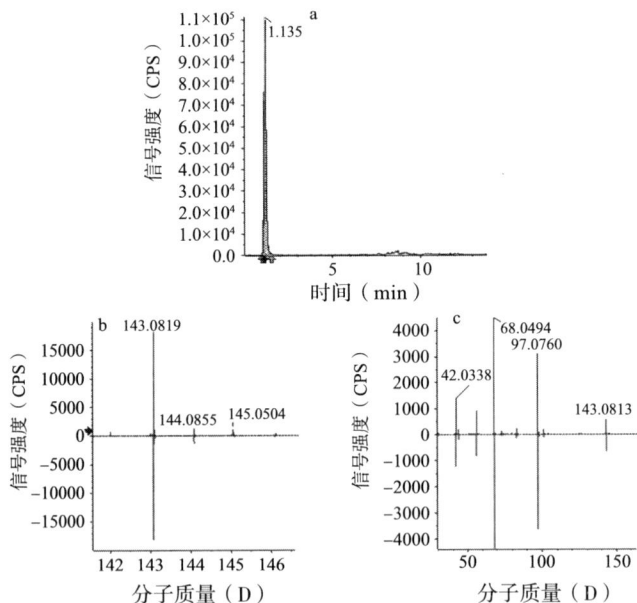

a. 阳性样品；b. 一级质谱图；c. 二级质谱图。

图4　样品飞行时间质谱定性分析

3. 研究结论

建立了一种高效液相色谱法测定化妆品中依克多因含量，并用液相色谱串联飞行时间质谱法确认的方法。高效液相色谱法在 2~500μg/ml 浓度范围内线性良好，平均回收率为 97.93%~108.91%，检出限与定量限分别为 10μg/g 和 25μg/g。该方法的建立可以排除与依克多因极性和紫外吸收相近的干扰成分，灵敏、准确、分离效果良好，可以为依克多因的测定提供技术支撑，同时也为化妆品中功效成分"只标注不添加"的现象提供监管思路。

三、化妆品原料标准问题及建议

（一）缺乏统一的组织和管理

化妆品原料标准涉及行业标准、团体标准、企业标准等，标准归口于包括全国香精香料化妆品标准化技术委员会、中国香料香精化妆品工业协会及各个化妆品产业协会在内的多家机构和组织，原料标准归口部门较多，不利于建立规范的原料标准体系，服务于科学监管和产业发展。建议由国家药监局牵头，成立化妆品原料标准秘书处，负责组织原料标准的立项和发布，规范原料标准体系。

（二）尚未建立统一的标准体例

目前已发布的原料标准，没有统一的标准体例，导致标准无法真正控制原料质量。建议参照目前已有行业标准、团体标准或企业标准，通过征求专家、行业协会和企业的意见，研究确定切实可行的化妆品用原料标准体例。

（三）未形成完善的标准体系

目前，原料标准涉及行业标准、团体标准、企业标准等，但仅是行业协会或部分企业之间的行为，用量较大的、具有一定风险的代表性原料如依克多因、麦角硫因等，均没有涉及。建议整理分析目前化妆品已使用原料中的植物（动物、矿物质）原料，通过企业调研、注册/备案数据库查询、文献检索、专家讨论等方式，对已使用植物原料的市场占有量、安全质量风险等

255

进行分类划分；根据原料的市场占比、风险等级，确定的植物原料应归属的标准类别（国家标准、行业标准、团体标准、企业自控标准等），形成化妆品原料标准体系。

（作者单位：李启艳　于海英　牛水蛟，山东省食品药品检验研究院、国家药品监督管理局化妆品原料质量控制重点实验室）

扫码看参考文献

化妆品植物原料标准研究报告

何一凡

摘要：随着化妆品行业的迅速发展，采用植物原料的化妆品逐渐进入消费者视野。原料作为化妆品的核心承载，目前化妆品用植物原料仍然展现出很多问题亟待解决。本文以欧美地区当前行业的标准和中国已有的官方内容作为研究基础，提出中国的植物原料释义，引出中国特色植物原料的概念。以规范分类标准的形式提高植物原料监管效率。并建设植物原料标准体系，解决了不规范、蹭热度和打嘘头等常见行业问题，切实保障化妆品质量安全，推动中国化妆品产业高质量发展。

关键词：化妆品 植物原料 定义研究 分类 标准体系

当前流通于化妆品行业的植物原料规格多样，加工工艺各异，分类方式尚未形成统一规则，名称使用混乱，植物原料界定标准不清晰，致使植物原料在丰富化妆品产品类别的同时，也给"打概念""蹭热度"等扰乱植物原料市场的不规范行为以可乘之机。

化妆品植物原料标准体系的建立健全，核心在于以原料释义提高中国化妆品植物原料标准的准确性，建立植物原料相关概念形成统一认知。确保相关原料规范使用，保护消费者用妆安全，推动产业高质量发展。

一、化妆品植物原料的基本情况

（一）国外典型国家或地区化妆品植物原料概况

1.美国个人护理产品协会（PCPC）对植物原料的释义

美国个人护理产品协会（PCPC）认为植物原料是直接从植物中获取的化

妆品成分。一般来说，这些成分没有经过化学修饰，包括植物提取物、果汁、植物水、植物蒸馏油、植物粉、植物油、植物蜡、植物汁液、植物焦油、植物胶、不皂化物和树脂。

2. 欧洲化妆品个人护理协会对植物原料的释义

欧洲化妆品个人护理协会认为化妆品植物原料是直接从植物中获取的化妆品成分，并且需要明确以拉丁文注释使用的种属（含有亚种）及部位。同时如果植物原料中含有化妆品原料的一种或多种成分，则需要列出对应成分。

（二）中国化妆品植物原料的现状

当前，中国在法规及管理层面尚未建立对化妆品植物原料的统一认知，只在部分文件中提到有关植物原料的内容。《化妆品原料安全信息登记填报技术指南》是指导开展原料报送码登记的说明性文件，将植物原料分为直接来源和间接来源。其中直接来源植物原料指通过直接使用、物理粉碎 / 压榨 / 分离、溶剂提取等方式，直接从植物获取化妆品原料，包括使用发酵或细胞 / 组织培养技术的情况。除直接来源以外的植物来源原料为间接来源植物原料。北京市药品监督管理局在"北京药监"公众号提到化妆品植物原料是指直接来源于植物，且没有经过化学修饰的用于化妆品生产的原料。

二、中国化妆品植物原料的释义和范围

1. 中国化妆品植物原料的释义

通过上述研究，中国化妆品植物原料的释义建议表述为：化妆品植物原料是指通过直接采集、物理粉碎 / 压榨 / 分离、溶剂提取等稳定可控的方式，直接从植物植株（含特定使用部位）中获取其含有物质并以混合物形式存在的化妆品原料。

2. 中国特色植物原料的定位及思考

中国特色化妆品植物原料隶属于化妆品植物原料的范畴，从品质及功效表达上应在普通植物原料的基础上具备进一步的提升，同时在一定程度上赋予其独特的文化内涵。

为此建议对中国特色化妆品植物原料释义为：中国特色化妆品植物原料是指以中国特色植物资源为来源的化妆品植物原料。从标准体系的宏观角度看，中国特色化妆品植物原料应符合化妆品原料以及化妆品植物原料的通则，同时应具备更为严格的溯源和鉴定机制。

三、化妆品植物原料的分类

（一）植物原料分类的主要形式及与化妆品原料整体相容性的分析

对化妆品植物原料进行科学的分类，有利于明确每种原料所具备的属性，进而将具有相同属性的原料进行归类。既可以针对一类具有相通属性的原料进行统一管理，也可以使化妆品注册人或者备案人在供应商遴选及原料选择过程中更便利。

1. 基于原料组成形式的分类模式

按照原料组成形式对化妆品植物原料分类以植物来源和原料构成为核心要素，在化妆品原料通则将化妆品原料分为单一原料与复配原料的基础上，引入了植物原料来源作为分类的另一关键性要素。具体分类方式及释义见表1。

表 1 按照原料组成形式分类的原料类别及释义

原料类别	建议的释义
单一植物来源的单一原料	以单一植物为来源，经过特定的工艺过程直接得到的原料
单一植物来源的复配原料	以单一植物为来源，在直接得到对应组分的基础上还同时添加有其他在化妆品配方中具有使用目的物质的原料
复合植物来源的复配原料	以两种及以上的植物为来源，混合后经过特定的工艺过程得到的原料；或以两种及以上的单一植物来源单一原料混合后得到的原料

通过上述方式对化妆品植物原料进行分类，逻辑简明且易于理解，可直接获取原料与所用植物之间关系的信息。

2. 采用层次码的分类模式

基于植物本身具有的特异性和化妆品原料组成的多样性，在采取一维分类模式难以准确表述原料特征时，可以在单一分类的基础上采用多层次编码形式进行分类，更加直观清晰。

（1）原料层次码的格式　化妆品植物原料分类层次码分3个字段表述，依次为原料组成形式、原料物理状态和原料使用目的。

（2）层次码对应的信息　层次码的内容应基于原料组成形式、原料物理状态、原料使用目的分类情况如图1所示。并将上述分类中的所有情况进行明确，分类时选取对应的种类进行层次码填写。

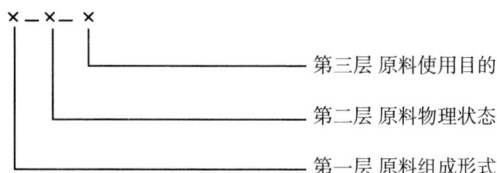

图1　层次码形式

（二）化妆品植物原料分类规则的建议

分类规则的建立意在明确植物原料的类别归属，选取最优的分类方法从而达到科学监管的目的。在强化监管重点的基础上，也要兼顾分类规则的适用性。因此，如能够使用一维分类法充分解决化妆品植物原料分类的问题，原则上不引入层次码的分类模式。

四、化妆品植物原料标准体系建设

（一）化妆品植物原料标准体系命名规则的建议

为强化植物原料标准的系统性并建立中国特色植物原料的概念，将广义的植物原料分为普通植物原料和中国特色植物原料，分别建立标准体系。

建议将化妆品植物原料对应的标准以《化妆品植物原料［原料名称］》命名；其中属于中国特色化妆品植物原料对应的标准以《化妆品用中国特色植物原料［原料名称］》命名。

（二）化妆品植物原料标准的控制项目

化妆品原料是化妆品安全和功效的源头，结合植物特点对化妆品植物原料设置控制项目是化妆品质量安全的基础和保障消费者用妆安全的基石。按照化妆品植物原料编制通则预设的控制项目，共分为五部分控制项目。

第一部分为植物基原控制项目：主要用于描述植物基原生物学信息；第二部分为原料基础数据控制项目，主要描述原料的外观及理化指标；第三部分为原料应用数据控制项目，主要描述原料保质期、添加量等数据；第四部分为原料制备工艺和关键控制点；第五部分为原料特征图谱，主要用于说明和判定中国特色植物原料唯一性。

五、化妆品植物原料研究的应用

（一）化妆品植物原料释义的应用

化妆品植物原料释义的建立，从根本上解决了在原料研发与制造、化妆品质量控制和化妆品监管领域对植物原料边界认知存在差异的问题，在法规层面推动中国对化妆品植物原料的概念判定，引导化妆品植物原料的精准定位、有效研发、合规应用和科学宣称。

1.划定了化妆品植物原料的范围，明确了植物原料和其他类型原料的边界，从源头保障了化妆品植物原料的合法合规

通过植物原料释义的确定，强调了植物原料应具备的三个关键要素，进一步明确了化妆品植物原料与化学合成原料、生物技术原料的区别。依据原料类别选用对应标准，有利于监管的精准实施。同时也为化妆品注册人或备案人遴选原料提供了依据，避免由于遴选依据不完善及认知上的偏差导致合规性出现问题。

2.杜绝了化妆品在无科学依据的情况下以植物原料进行虚假或夸大宣称的情形，净化了消费市场

化妆品植物原料释义的确定，为判断配方中是否含有植物原料，名称与具体原料是否存在对应关系，是否应在标签上标注有说明信息奠定了基础，同时也将有针对性地解决化妆品以植物原料"打卖点""蹭热度"等虚假宣称的问题。

3. 推动了中国特色植物原料研究工作的开展，拓宽了特色植物资源化妆品的发展空间

通过化妆品植物原料释义的建立，进一步明确中国特色化妆品植物原料应当优先符合化妆品植物原料的一般要求，进而在使用中国特色化妆品植物原料制备的化妆品中，实现功效上的提升、倡导更健康的理念甚至是更独特的文化内涵。

（二）化妆品植物原料分类的应用

化妆品植物原料分类模式的建立，一方面体现并落实了《化妆品监督管理条例》根据风险程度进行分类分级管理的理念，另一方面充分考虑到植物原料在标准建立的过程中与广义的化妆品原料标准通则之间的紧密联系。

1. 根据植物原料的类别对原料标准的控制项目进行精准定位，强化标准的科学性与有效性

通过对植物原料的分类，能够基于植物原料组成形式作为分类依据，建立风险级别分类的监管思路，使原料控制项目实现精准定位。在以物质组成作为判断依据的时候，植物原料的复杂程度可与风险级别起到一定的关联性，为原料风险等级的判定提供指导。

中国特色化妆品植物原料在控制项目中可以通过更严格、更精准的指标来保证其质量。

2. 有助于在消费领域建立对化妆品植物原料应用的客观认知，培养更为良好的市场氛围

化妆品植物原料分类将植物原料的使用与产品属性紧密结合，引导消费者关注化妆品植物原料的添加量和使用形式，进而使消费者建立起化妆品产品多种添加物并不能等同于产品配方中植物原料具备有效性的科学认知，推动良好市场氛围的建立。

（三）化妆品植物原料标准的应用

化妆品植物原料标准体系的建立，在有效确保原料质量、促进原料的合理合规使用、产品安全性溯源管理等方面都具有积极的作用，也是在建立全面、科学、运行有效的化妆品监管体系过程中不可缺少的重要组成部分。

　　化妆品植物原料标准体系的建立，使化妆品主体责任人在判定原料是否满足产品配方需求时有据可查，为产品的安全评估等监测奠定基础。化妆品植物原料标准的建设是对于原料控制最为直接有效的方法。原料标准建设中含有化妆品中所有需要监测的内容及其指标，原料企业在提供对应数据后，为化妆品注册人和备案人判定原料合规性提供了数据保障。

　　该数据还可以有效运用于产品的安全评估、功效评价和不良反应监测。随着标准体系的逐步完善，将提供更多更全面的数据作为基础支撑，推动解决植物原料安全和功效方面论证难度大、争议多的局面。

（作者单位：何一凡，北京工商大学、国家药品监督管理局化妆品
监管科学研究基地）

扫码看参考文献

化妆品生物技术来源原料的应用与
监管现状

刘学　杨成

摘要： 随着科学技术的高速发展和消费者对化妆品功效性方面越来越多的关注，以传统或现代生物技术为关键环节进行加工制备的化妆品原料也在化妆品市场中受到普遍关注并得到广泛应用。化妆品生物技术来源原料的应用随着生命科学和生物技术的发展进步与日俱增，为满足人们日益增长的美好生活需要提供更多选择。本文对化妆品生物技术来源原料的范畴、使用现状和监管情况进行了概述，为其科学合理的应用和监管提供一定参考。

关键词： 化妆品原料　生物技术来源　应用与监管

一、化妆品生物技术来源原料的概念及范畴

（一）化妆品生物技术来源原料相关概念

生物技术也称为生物工程，伴随其高速的发展，现代生物技术一般是指人们用现代生物科学、工程学和其他基础学科的知识，按照预先的设计，对生物体进行控制和改造或模拟生物及其功能，以及加工生物原料，用来发展商业性加工、产品生产和社会服务的新兴技术领域，包括基因工程、细胞工程、胚胎工程、酶工程、蛋白质工程和发酵工程等。在以生物技术进行化妆品原料生产时，往往会综合利用多种生物技术。

（二）化妆品生物技术来源原料范畴

美国个人护理产品协会（PCPC）出版的《国际化妆品原料字典和手册（第16版）》中对所收录的化妆品原料的来源进行了标注，但也指明并不包括

全部可能的来源。提及的生物来源相关的两类原料：一类是生物制剂原料，包括经过分离纯化和化学表征的特定成分，以及一些来自动物组织的提取物、微生物代谢物、蛋白质水解物等；还有一类主要是在工业化制备过程中使用微生物或单细胞进行培养的原料，所涉及的微生物包括细菌、酵母菌、藻类等。

生物技术来源原料必须同时具备两个条件：一是利用生物学的工程、技术、手段、方法、材料；二是对生物体（或者生物组织、细胞及其组分）的控制、改造或模拟，或是以生物体（微生物、动物、植物）作为反应器，对物料进行加工。国家药品监督管理局（简称国家药监局）2021年发布的《化妆品注册备案资料管理规定》中明确提出，生物技术来源原料包括水解植物成分。

二、国内外对化妆品生物技术来源原料的监管情况

（一）国外监管情况

根 据 对 Federal Food, Drug and Cosmetic Act（美国）、欧盟化妆品规程、EFfCI GMP（2017）、Cosmetic Ingredient Review（CIR）、International Cooperation on Cosmetics Regulation（ICCR）、Japanese Standards For Cosmetics、化妆品相关国际期刊等资料和网站的检索情况，目前对生物技术来源的化妆品原料品类的监管法规和标准基本没有。

日本《化妆品原料规格制定方法指南（第二版）》中将微生物来源物质作为化妆品原料时，对于发酵原料的监管措施主要有：用于普通化妆品的发酵原料，不需要申请和备案；用于医药部外品的化妆品发酵原料，已被收录于《医药部外品原料规格》中，填写编号即可。新原料需进行申报，符合《化妆品医药部外品制造销售指南》《化妆品安全性评价指南》相关规定。

2021年，ICCR曾经发布了题为《微生态化妆品：产品、成分、术语及监管方法》的调研报告，报告中对于微生态化妆品的相关术语进行了大概的描述，同时也指出，微生态化妆品到目前为止并没有相应的监管方法，希望以后能够引起监管部门的重视以引领该领域的进一步发展。

（二）国内监管情况

国家药监局组织起草的《化妆品安全评估技术导则（2021 年版）》，其基本原则与要求中提出化妆品原料的风险评估包括原料本身及可能带入的风险物质。对于生物技术来源的原料，一般应包括以下内容：①制备过程；②所用的生物描述：供体生物、受体生物、经修饰的微生物等；③生物技术的类型／方式；④微生物致病性；⑤毒性成分包括生物代谢物、产生的毒素等；⑥理化特性；⑦微生物质量控制措施；⑧防腐剂和（或）其他添加剂。对于特殊生物技术来源的原料，其中经修饰的对象（如微生物）或潜在的毒性物质不能彻底去除的，需提供数据予以说明。《化妆品新原料注册备案资料管理规定》中对生物技术来源原料制备工艺简述编制要求应当说明培养、提取、分离、纯化等原料制备过程。包括工艺过程中可能产生的杂质、原料中可能含有的杂质和可能存在的有害微生物。对国内外首次使用的具有较高生物活性的寡肽、多肽、蛋白质类新原料，在申请注册或进行备案时，除应当根据原料的特性和用途提供急性经口或急性经皮毒性试验等毒理学试验资料以外，还应当同时提交皮肤吸收／透皮试验和免疫毒性试验资料。《化妆品注册备案资料管理规定》中对于生物技术来源原料要求应明确生产所用的基因来源、载体构建、工程菌信息、供体生物、受体生物、修饰微生物等必要信息。

三、化妆品生物技术来源原料使用现状

目前，在《已使用化妆品原料目录（2021 年版）》中共收录了 8972 种化妆品原料，参考生物技术的相关定义，结合目前所查阅的资料信息，经初步筛选可纳入生物技术来源的化妆品原料约有 430 种，约占整个原料总数的 5%。其中发酵工程来源的原料，以微生物发酵后的单体化合物或混合物、菌体溶胞物为主约 170 余种；酶工程来源的原料，包括酶水解工艺相关的原料 120 余种，酶 21 种；细胞工程来源的原料，包括植物愈伤组织、细胞、原生质体等 18 种；蛋白质工程相关原料，包含氨基酸类、肽类、蛋白类等约 100 种；其他如动物分泌物、动物器官提取物等 10 余种。另外，考虑到一些具有多种来源的化妆品原料，比如原儿茶酸等同时有植物提取分离、化学合成和

微生物发酵来源的原料均统计在内，同时由于部分资料不全以及相关制备技术的不断更新也会有更多的多途径来源原料暂未统计在内。

从国内有关生物技术来源原料相关的标准情况来看，针对生物技术来源化妆品用原料的标准极少。只有透明质酸钠［《化妆品用原料透明质酸钠》（QB/T 4416—2012）］、曲酸［《化妆品中曲酸、曲酸二棕榈酸酯的测定 高效液相色谱法》（GB/T 29662—2013）］、阿魏酸［《化妆品中阿魏酸含量的测定》（T/SHRH 025—2019）］、泛醇［《化妆品用原料 D- 泛醇》（GB/T 33306—2016）］、环磷酸腺苷［《化妆品中环磷酸腺苷和环磷酸鸟苷的测定 高效液相色谱法》（T/SDAQI 006—2021）］等少数物质有标准，但是这些标准往往只涉及该物质的检测方法，缺乏风险物质控制及风险物检测方法信息。

在相关行业协会协助下，对相关企业进行了问卷调查，对于行业的原料质量及安全风险控制情况进行了调研。从结果反馈来看，在原料的质量控制方面，涉及经发酵后提纯的产品，如透明质酸、聚谷氨酸钠、曲酸等，均有相关含量控制方法；但涉及的发酵混合物体系，如乳酸杆菌发酵溶胞产物，假交替单胞菌发酵提取物等，并没有明确产品中的活性物质及其含量。对于活性物质以外的风险物质的监控，除考虑《化妆品安全技术规范》中所规定的重金属和微生物两项指标，各企业均未提供其他风险物质的信息。

四、化妆品生物技术来源原料的安全风险分析

由于化妆品生物技术来源原料在生产制备和应用中具有不同于传统化妆品原料的特殊性，因此需要对生物技术来源的原料质量控制和风险评估进行系统的科学研究。

微生物安全。发酵用微生物的安全性直接关乎原料的安全性，必须进行广泛调研及科学论证。可以参照和借鉴食品用菌种安全管理相关标准和规定，首先界定禁用微生物在生物技术来源化妆品原料中的应用，再进一步研究除《病原性微生物手册》以外的微生物是否安全。

其他可能的风险物质。某些生物技术来源原料的生产工艺和所得产品涉及极其复杂的体系。例如，微生物发酵产物成分复杂，其中筛查风险物质是极具挑战性的工作。微生物的次级代谢产物可能存在生物毒素、激素、抗生

素等风险物质。此外，生物技术来源原料的制备工艺中的提纯过程可能引入有机溶剂残留、重金属离子、表面活性剂等有害物质；产品受环境温度、光照、湿度、酸度等影响，导致生物大分子变性、降解，进而释放有毒有害物质。上述这些风险物质均会危害人体健康，需要进行筛查，为生物发酵原料的生产控制及其原料产品安全性提供科学依据。

五、化妆品生物技术来源原料的监管建议

（一）明确化妆品生物技术原料的定义及类别

根据前期的调查研究结果，建议化妆品生物技术来源原料可以初步释义为：以生物技术（包括基因工程、细胞工程、发酵工程、酶工程和蛋白质工程等），进行定向设计、生产加工，满足化妆品质量要求，用于化妆品领域的原料。建议按照不同的生物技术来进行划分，可以将原料大致分为五个门类：发酵工程来源原料、酶工程来源原料、蛋白质工程来源原料、细胞工程来源原料和其他生物技术来源原料。这其中，如何科学界定生物技术的边界、如何区分来源于生物的原料与生物技术来源原料的边界，如何科学分类等，还需继续广泛调研及科学论证。

（二）规范化妆品生物技术原料的名称

整体看来，《已使用化妆品原料目录（2021年版）》中的一些化妆品生物技术来源原料的名称较为混乱、含糊不清，比如发酵工程技术来源的化妆品原料，存在缺乏发酵菌种名称、发酵底物、产品物理特征信息的问题，不利于科学监管。建议对于发酵体系的产品名称中体现菌种＋底物＋提取部位＋产品性状等关键信息。

（三）研究制定化妆品生物技术原料的质量标准通则

生物技术已成为化妆品原料创新的重要手段之一，通过生物技术生产的化妆品原料不断增多。与直接提取和化学合成方法相比，生物技术来源原料在生产制备和应用中具有其特殊性。鉴于化妆品生物技术来源原料的标准体系目前在国内外还处于空白阶段，对于生物技术来源原料质量标准应涵盖的

关键要素的研究，即质量标准通则，有可能将为该类原料标准体系的构建打好基础。

（四）明确监管原料清单

生物技术来源原料在化妆品的使用中存在夸大宣传和使用产生不良反应的报道。建议在结合毒理学研究资料和实际使用不良反应监测反馈信息的基础上，逐步给出代表性原料的禁限用目录，指导和助力化妆品生物技术来源原料的科学监管。

（五）逐步建立化妆品生物技术原料标准体系

化妆品是健康人群使用的一种特殊商品，安全性要求高，对风险零容忍。由于生物技术来源原料在生产制备和应用中具有不同于传统化妆品原料的特殊性，因此需要在对原料质量控制和安全风险评估进行科学研究的基础上，逐步建立相适应的标准体系。

六、化妆品生物技术来源原料应用展望

随着生物技术和化妆品科学的快速发展，一些新的功效型活性原料如透明质酸、酶、活性肽以及植物细胞活性物等已逐渐成为国内外化妆品原料市场上竞赛的主角之一。消费者对功效型化妆品的需求和消费认知水平的不断提高，也使现代生物技术赋能化妆品创新日渐成为化妆品发展的客观需求。化妆品的核心是原料，化妆品生物技术来源原料的应用应在充分保障消费者安全的前提下追求产品的功效，同时应做好功效的验证。

（作者单位：刘学　杨成，江南大学、国家药品监督管理局化妆品监管科学研究基地、国家药品监督管理局化妆品质量研究与评价重点实验室）

社会力量篇

◎ 社会组织在化妆品安全治理中的作用研究

◎ 化妆品安全治理一体化数字平台的构建与应用
　　——以浙江省"数字辨妆"项目为例

◎ 中国化妆品配方师发展研究报告

社会组织在化妆品安全治理中的作用研究

陶丽莉　赵华

摘要： 作为社会共治的主体之一，社会组织在化妆品安全治理中发挥着重要作用。理清社会组织的基本范畴以及我国化妆品相关社会组织发展概况，总结提出社会组织在化妆品安全治理中的作用，在对我国化妆品相关社会组织发展痛点及挑战进行分析的基础上，提出对未来发展策略的建议。社会组织在化妆品安全治理中的作用主要包括搭建桥梁和信息传递、安全风险信息交流、政策倡议和建言献策、舆情治理和舆论引导、推动行业自律、推动标准建立、学术交流与共享、教育培训和人才培养、科学普及和传播、危机公关十个方面。未来，我国化妆品相关社会组织应遵循政社协同发展、差异化发展、品牌化发展、联合发展的策略。

关键词： 社会组织　化妆品　安全　治理　作用

"社会共治"是随《化妆品监督管理条例》建立的一种全新监管模式，强调与化妆品相关的不同社会领域、不同主体共同参与日常监督，共同规范化妆品生产经营行为，科学推动信息公开，共同促进行业健康发展。作为社会共治的主体之一，社会组织在化妆品安全治理中发挥着重要作用。

一、社会组织的基本范畴

社会组织是指经各级人民政府民政部门登记注册的社会团体、基金会、社会服务机构（民办非企业单位）。其中，社会团体的数量较多，根据社团的性质和任务，分为①学术性团体：是指从事自然科学、社会科学以及自然科学与社会科学交叉科学研究的团体；②行业性团体：主要是经济性团体，是指由同行业的企业组织组成的团体；③专业性团体：一般是非经济类的，是指由专业人员组成或依靠专业技术、专门资金从事某项事业而成立的社会团体；④联合性团体：是指人群的联合体或学术性、行业性、专业性团体的联合体。社会服务机构是由原民办非企业单位发展转换而来的科学概念，是企业事业单位、社会团体和其他社会力量以及公民个人利用非国有资产举办，从事非营利性社会服务活动的社会组织。比如各种民办学校、医院、剧团、养老院、研究所、图书馆、美术馆、宗教组织、其他社会服务和福利机构。基金会，是指利用自然人、法人或者其他组织捐赠的财产，以从事公益事业为目的，按照《基金会管理条例》的规定成立的非营利性法人。

二、化妆品相关社会组织发展概况

在我国社会组织信用信息公示平台上，以"化妆品""日用化学""日用化工""日化"为关键词搜索，查询到化妆品相关社会组织总计 167 家。总体上看，呈现出以下特点。

（一）行业性社会团体占据主导地位

167 家社会组织中，有 155 家为社会团体（占比 93%），12 家为民办非企业单位（占比 7%），0 家基金会。155 家社会团体全部为行业性社会团体，学术性团体、专业性团体、联合性团体均为空白。说明目前我国化妆品相关社会团体主要由企业等经营主体所组成，以实现特定的经济性目的为导向，组织形式比较单一。

（二）与产业成长发展相生相伴

我国化妆品相关社会组织起步稍晚，基本上与我国现代化妆品产业的发展历程同步。1989 年 9 月，国务院正式批准《化妆品卫生监督条例》，标志着我国化妆品行业进一步走上了法制化管理的轨道，相关社会组织亦由萌芽期步入快速发展期。20 世纪 80 年代，6 家社会组织诞生，占总数的比例仅为 3.59%；到了 90 年代，26 家社会组织成功注册，占总数的比例上升至 15.57%。20 世纪后，我国化妆品工业步入快速发展的轨道，化妆品相关社会组织迎来新的发展契机，不管数量上还是服务质量上都有大幅度提升。其中成立于2000—2009年的有30家，占比17.96%；成立于2010—2019年的数目最多，达到85家，占总数的比重为50.90%；2020年开始，社会组织数目仍在迅速增长中，截至目前，新成立的社会组织已达20家，占总数的11.98%（表1）。

表1　我国化妆品相关社会组织成立时间

编号	社会组织成立时间	社会组织数目	占比（%）
1	1981—1989年	6	3.59
2	1990—1999年	26	15.57
3	2000—2009年	30	17.96
4	2010—2019年	85	50.90
5	2020年至今	20	11.98
	合计	167	100.00

（三）区域化特征明显

在我国，社会组织的管理和服务主要以行政区域来划分。有全国性的社会组织（如中国香料香精化妆品工业协会、中国药品监督管理研究会等），亦有地域性的社会组织［省（直辖市）级如北京日化协会、江苏省日用化学品行业协会等；地市级如南宁市化妆品行业协会等；区县级如广州市白云化妆品产业促进会等］。不同行政区域的社会组织以各自行政区域内的行业企业为重点服务对象，彼此相互联系交织，共同编织起一张覆盖全国区域的网络，共同守护用妆安全。

我国化妆品产业发展亦呈现明显的区域化特征。广东省作为中国化妆品第一大省，拥有全国一半以上的化妆品生产企业，相关社会组织32家，也位居全国第一，占总数的比例为19.16%。长三角地区（江浙沪）化妆品相关社会组织24家，占比14.37%。福建省有15家，占比8.98%；山东省6家，占比3.59%；北京有5家，占比2.99%。基于北京市作为全国的政治中心、文化中心、科技创新中心、国际交往中心的定位，化妆品行业相关国家级协会中国香料香精化妆品工业协会、中国药品监督管理研究会、中国日用化工协会、中国洗涤用品工业协会均设在北京。

（四）覆盖全产业链条

从社会组织涉及的产业链环节来看，囊括了原料（如香料香精等）、生产、质量安全检测及管理、经营与流通（如电子商务等）、应用（如美容美发、皮肤护理等）、包装等各个环节。可以说整个化妆品产业链条的发展都离不开社会组织的参与。

（五）业务范围广泛

社会组织的业务范围广泛，主要涵盖如下方面：行业自律；行业协调；信息互通；对外交流；咨询服务；展销展评；学术研究；市场调研；信息发布；政策建议；承办委托；编辑出版；产品展示；技术服务；行业统计；标准制定；评比表彰；成果鉴评；专业培训；组织会议；成果转化；资讯推广；行业认证；科普宣传；产学研合作等。

（六）规模相对较小

我国化妆品相关社会团体的注册资本绝大多数在 10 万元以下；民办非企业单位注册资本稍高，介于 50 万 ~200 万元之间。社会组织全职从业人员数量大多在 10 人以下，少数在 10~20 人之间。整体来看，社会组织规模小，从业人员中退休人员占有相当比重，年轻人占比不高，致使社会组织总体活力不足，从业人员整体专业能力和创新能力不足。

三、社会组织在化妆品安全治理中的作用

（一）搭建桥梁和信息传递

在化妆品安全治理中，社会组织起着"桥梁"的作用，它在政府和企业之间、政府和基层民众之间充当"传话筒"的角色，将企业和基层民众在化妆品安全方面遇到的问题、利益诉求汇聚后以一种合理的方式传递给政府，然后把政府的方针政策与决议表述给企业和基层民众。

（二）安全风险信息交流

社会组织植根于基层社会，能够更加近距离地深刻而敏锐地察觉到行业的生存状态、存在问题和发展前景，在安全风险信息收集和交流方面积极发挥作用；对广泛存在于社会之中的种种矛盾和利益冲突有着天然的洞察力，能够发现社会冲突的激化和社会危机的萌芽，进而向政府和整个社会发出警报，为政府制定解决方案预留宝贵的时间。

（三）政策倡议和建言献策

社会组织积极参与行业重大问题的研究讨论并积极向政府建言献策。一方面运用科技专家优势参与或影响政策制修订过程；另一方面通过开展行业信息资料的统计研究及分析预测，向政府提供本学科领域的发展趋势报告及技术路线规划，为政府制定科技和行业发展规划及政策等进行前期研究，提出科技政策建议等。

（四）舆情治理和舆论引导

社会组织可围绕社会民众关心的热点事件或问题发声，对政府部门发布的相关解读或声明进行广泛转发和传播，消除公众疑虑。同时，通过各种媒介对舆情进行收集、分析、研判，促进社会与政府间的沟通，及时化解舆情风险。

（五）推动行业自律

社会组织可通过推动行业自律规约的建立、推进行业信用体系建设、开展行业检查与惩戒工作、探索建立行业联合激励惩戒机制等方式推动行业自律和诚信体系建设。

（六）推动标准建立

社会组织通过参与和推动行业相关标准的制修订工作，与会员企业、消费者等加强联系，更好地发挥组织协调作用。同时可以有效推广科学技术成果，更好地促进科技成果向实际产品的转化，让消费者更快地享受到更先进的产品。

（七）学术交流与共享

通过举办研讨会、技术法规讲堂、组织参观考察等形式开展学术交流，有利于技术和法规信息在业内良性流动，激发科技工作者的创新意识和法规意识，是推动化妆品安全治理不可或缺的内容。

（八）教育培训和人才培养

社会组织通过开展职业技能培训，提升行业从业人员的素质和业务能力。同时，搭建产学研合作平台，一方面通过企业为高校学生提供实习和就业岗位，为行业输送人才，另一方面促进科研成果产业化发展。

（九）科学普及和传播

社会组织集中专家力量，结合学术特色，发挥专业优势，通过进行科普展览、开设专家讲座、开展科普竞赛、实地参观讲解等方式开展形式多样的特色科普活动，并通过建设科普网站、设立微信公众号、视频号等网络手段，加强和巩固化妆品安全科普工作成果，营造安全用妆的良好社会生态。

（十）危机公关

在行业出现信誉危机时，社会组织充分利用自身行业组织的优势，与媒体进行积极有效的沟通，通过对行业危机事件的调研，收集相关行业信息，提出意见和建议。同时，通过媒体的信息传播优势，积极扩大化妆品安全科普宣传力度，加强正面宣传和报道，重塑社会信心和行业信誉。

四、我国化妆品相关社会组织发展痛点及挑战

（一）依附政府，社会性不足

在我国，纯粹"民间性"的独立于政府的社会组织很少。有些社会组织官方色彩浓厚，或者隶属于政府而获得"依附式"发展，其活动方向、资源获取、行为方式往往具有浓厚的"官方"色彩，社会性相对弱化。在现实社会生活中，它行动迟缓、效率低下、资源薄弱，特别是活力匮乏，所提供的

服务和产品难以适应日趋多元和复杂的社会和行业发展需要。

（二）服务同质，品牌化不足

社会组织类型的单一性、自身实力不足、缺乏创新思维等因素叠加，使社会组织服务面临严重的同质化问题。不管是国家级社会组织，还是区域性社会组织，为行业以及会员单位提供的服务内容大同小异。叠加新型冠状病毒感染疫情、经济增速放缓等大环境影响，行业的内卷已经延伸至社会组织领域，修炼内功、塑造差异化品牌，寻找和打造属于自己的蓝海领域已成为社会组织面临的重要课题。

（三）规范有余，引领性不足

规范市场秩序、引领行业发展可谓是社会组织的两翼，只有两翼齐飞，才可能飞得更高更远。目前我国绝大多数社会组织的工作更多地聚焦于规范现有的行业和市场秩序，在研判产业未来发展形势，引领行业企业长远发展方向方面仍缺乏高瞻远瞩的战略眼光和行之有效的方法论。

五、我国化妆品相关社会组织发展策略

（一）政社协同发展

在化妆品安全治理中，社会组织应立足会员需求以及自身内外部资源环境，积极主动作为，致力于实现与政府相互协作、相互提升、相互完善的协同关系。政府与社会组织经过相互作用、相互适应、相互补充的协同生长，将对方的某些属性和特质转化为自身的品质，从而实现各自能力提升、功能强化，共同构建化妆品安全治理网络。

（二）差异化发展

为避免同质化竞争，社会组织应充分发掘和立足于自身特点和优势，差异化发展，实现良性竞争和资源合理布局。这既包括国家级、省（直辖市）级、地市级、区县级社会组织的差异化布局，也包括不同区域社会组织的差异化发展。

（三）品牌化发展

先进社会组织的"先进"之处，并非在其工作中面面俱到、多方发力，而是在优先发展方向上各有侧重，即根据组织宗旨、发展理念和优势条件打造核心业务，塑造核心品牌。做强做大在本学科领域中有代表性、基础性的优势工作，通过核心工作树立权威和影响力。

（四）联合发展

在主要发达国家，基本都存在由多家具有相似利益的地方、领域社会组织相互联合组成的联合性社团，共同开展科技交流与服务。在化妆品安全治理实践中，必要的时候可以采取社会组织横向联合、纵向联合、跨界联合等多种形式，实现资源的优化与整合，达成"1+1 ＞ 2"的效果。

（作者单位：陶丽莉，北京日化协会；
赵华，北京工商大学、北京日化协会）

扫码看参考文献

化妆品安全治理一体化数字平台的构建与应用

——以浙江省"数字辨妆"项目为例

徐伟红

摘要： 近年来，化妆品消费市场蓬勃发展，化妆品质量安全问题也备受社会各界关注。面对网络销售、电商直播等不断涌现的新型销售业态，以及消费者对美丽、安全、健康需求的持续提升，原有的监管手段已难以适应新阶段的新要求。本文从化妆品监管实际出发，分析当前化妆品经营领域监管需求，总结近年来浙江省药品监督管理局、临海市市场监督管理局在化妆品安全治理方向开展的数字化探索及成果，为创新化妆品监管寻找更多的新方法、新工具，为推进化妆品治理体系和治理能力的现代化提供实践模板，并对下一步建设监管、追溯、制度在内的化妆品三大治理体系提出思考和建议。

关键词： 化妆品　数字辨妆　监管工具　监管体系

随着《化妆品监督管理条例》（简称《条例》）等一系列法规规范的发布实施，化妆品法规体系的"四梁八柱"正在逐步完善，标志着我国化妆品管理迈入法制化、制度化、规范化的新阶段。面对这样一种需求变化，如何构建科学、高效、权威的化妆品治理体系，将化妆品监管由"粗放式"管理向"智能化"监管转变，是监管系统一直在思考的问题。

一、基层化妆品经营领域的监管现状

我国化妆品产业发展迅速，蓬勃的化妆品行业和新型的销售业态，对化妆品监管提出了更高的要求，也与化妆品领域整体信息化程度不高、数字化监管手段推进缓慢的现状形成了鲜明的对比。

（一）经营者主体意识薄弱，数字化基础较差

近年来，通过对化妆品法规政策的大力宣贯，化妆品生产经营主体的责任意识、法律知识整体有所提高。但在《条例》正式施行后，部分化妆品经营主体责任意识、法律知识欠缺，化妆品专业知识认知不足，对《条例》中索证索票、标签标识、购进验收等规范要求不明确、不了解；部分个体经营者信息化水平较低，且缺少专职验收人员，没有精力按照要求规范开展进货查验等工作；进货查验时也不会查询产品注册备案信息等内容，导致验收结果不准确、不齐全，这些现状都与《条例》的要求有差距。

（二）消费者自我保护意识弱，消费环境有待改善

目前，市场上化妆品产品质量良莠不齐，假冒伪劣、虚假宣传、价格欺诈等违法行为时有发生，化妆品科普知识的宣传力度较弱，尚不能满足公众对美丽消费的追求速度。消费者安全用妆意识薄弱，易被商家和"伪科普"误导，维权意识薄弱，合法权益难以保障。如何加强对化妆品质量安全和消费环境的保障，如何引导消费者树立科学、健康的化妆品消费理念，对监管部门的治理智慧提出了更高的要求。

（三）监管端力量不足，亟需创新监管模式

化妆品经营主体种类杂、数量多，点多面广；而基层监管人员数量、专业能力均有欠缺，监管力量较为薄弱，难以全面掌握辖区内化妆品经营动态。如对于国家药品监督管理局（简称国家药监局）发布的不合格化妆品通告，基层监管部门往往只能采取"人海战术"，用逐户走访的方式进行排摸，既耗时又费力。同时，随着新型销售业态的日新月异，跨境电商、电商直播、短视频平台、内容分享平台等交易方式的热度上升，客观上还存在监管盲区。传统的监管模式、有限的监管人员无法满足对化妆品行业的监管需求，亟需通过推进数字化工具，构建适应《条例》要求的监管体系，提升监管效能。

二、化妆品安全治理一体化数字平台的构建思路

针对上述现状，浙江省以台州临海为试点，在原有化妆品经营监管基础上，以"数字辨妆　探索化妆品经营社会共治新模式"为名称立项，探索建设包含化妆品社会共治系统（公众端）、化妆品经营管理系统（企业端）、化妆品经营监管系统（监管端）的化妆品安全治理一体化数字平台——"数字辨妆"平台，为创新化妆品监管手段和工具提供有益参考。

（一）构建化妆品社会共治系统（公众端），提升公众辨妆能力

一是展示化妆品经营者地图。化妆品经营者登录化妆品经营管理系统（企业端），发布企业信息和产品信息，形成企业和产品数据库，公众端可展示全市化妆品经营者地图，消费者通过GPS定位后，可直接获取所处位置附近化妆品经营店的推荐信息，进入店内即可浏览企业信息和产品信息，并对化妆品店进行评价。

二是构建社会共治模块。系统链接至国家药监局数据库、化妆品不良反应报告系统、投诉举报平台，消费者可通过公众端查询化妆品合法性及质量状况信息，可以上报化妆品不良反应、对商家进行投诉举报，通过公众监督力量加强社会共治。

三是发布科普警示信息。监管部门可通过化妆品经营监管系统（监管端）向公众端推送化妆品安全科普知识、公示不合格化妆品信息、发布消费警示信息，消费者通过公众端平台即可查看信息，增强辨别化妆品产品质量和安全用妆的能力。

（二）构建化妆品经营管理系统（企业端），提升主体责任意识

一是智慧审核录入信息。系统已对接国家药监局数据库，并导入商品条码信息，化妆品经营者扫码产品后，系统即可进行智慧审核，自动生成产品信息，产品如未经注册、备案则无法入库。

二是日常维护进货信息。系统对供货者信息、化妆品信息进行存档与维护，记录证照相关信息，如实保存记录日常业务的进货查验信息和供应给经

营者的产品信息。

三是自动生成销售信息。经营者可通过上级供应商的销售记录自动生成本单位的进货产品信息档案，从而最大程度地降低经营者的操作难度和工作量，从根本上解决低小散化妆品经营者索证索票难、台账记录难等困境，从而达到《条例》的规范经营要求，落实经营者主体责任。

（三）构建化妆品经营监管系统（监管端），增强监管执法效能

一是统一系统内部接口，自动生成监管数据。监管系统开放规范统一的对接接口，对接化妆品经营管理系统（企业端）或经营者已有的企业资源计划（ERP）管理系统，接收辖区内化妆品经营者的相关数据并进行云端存储；对接化妆品社会共治系统（公众端），实时接收消费者的不良反应报告、举报投诉信息、满意度反馈意见等，自动生成监管所需的各种报表数据，监管部门可实时了解化妆品经营者所经营产品的质量状况，以及消费者的反馈意见等。

二是向上兼容网监系统，强化智能监管能力。通过对接浙江省网络化妆品销售监测系统及全国食品药品检测数据监测分析与质量风险防控系统，进行大数据分析，实现问题化妆品的智能预警、快捷追溯和精准处置。

三是加强部门数据互通，强化应急处置能力。通过对接浙政钉和检察院、公安部、卫生健康委、互联网信息办公室等部门以及政府热线"12345"平台，以数据共享实现部门联动和应急处置。如有异常情况，系统自动提示，监管部门可及时跟进，从而实现化妆品经营领域的"非现场"智能化监管。

三、化妆品安全治理一体化数字平台的推广应用思路

（一）深化政校合作，提升数字化水平

探索"政校合作"模式，针对较为薄弱的乡镇地区经营者和小美容院、小超市等经营主体，组织高校专业力量对《条例》的新要求进行解读，帮助经营者提升信息化技能，从而更好地应用"数字辨妆"平台开展日常管理、数据录入，加快平台在各类经营主体中应用的广度、深度。

（二）创新宣贯载体，提升应用认知度

创新运用各类宣传载体，线上利用"数字辨妆"监管端后台、微信公众号等载体发布科普信息，线下组建化妆品科普宣传志愿队伍，通过发放印有"数字辨妆"应用使用方法的宣传册和小礼品，营造社会关注的推广氛围。同时，争取财政支持给临海市辖区内经营者 3 年免费使用期，使"数字辨妆"系统成为企业欢迎、群众认可的便捷应用。

（三）打造监管品牌，提升应用辨识度

通过对"数字辨妆"中美妆、数字云、地图等元素进行提炼，设计形成有辨识度的"数字辨妆"应用图标；同时结合浙江省临海市"鹿城"地域特色称谓，设计形成形象亲切的卡通人物形象，并结合化妆品安全科普宣传周主题，制作形式活泼、内容易懂的科普宣传动画，以多种形式提升"数字辨妆"应用的辨识度。

四、建设化妆品安全治理体系的建议

（一）一地创新、全国共享，打造全域"一体化"的化妆品智能追溯体系

随着美丽消费的升级以及消费者自我保护意识的增强，产品信息透明化、可追溯已经成为未来化妆品行业的重点发展方向之一。通过"数字辨妆"平台，浙江省已在试点地区基本实现化妆品经营使用环节的数字化追溯。建议推动"数字辨妆"项目的一地创新、全国共享，通过持续对应用升级扩容、全域推广，进一步在其他地区推广使用，以及在化妆品生产企业中试点应用，延伸化妆品生产领域部门触角，形成全域"一体化"的化妆品追溯体系。

（二）共建互促、全域联动，打造全国"一盘棋"的化妆品智慧监管体系

目前，"数字辨妆"平台已完成与国家药监局化妆品数据库的对接工作，并已预留与国家商品条码库、海关进出口数据系统、国家企业信用信息公示

系统等对接的数据接口。建议完善并升级扩容"数字辨妆"平台，通过线上开展化妆品网销监测巡查，线下化妆品社会共治系统、化妆品经营监管系统等，鼓励化妆品生产经营企业进行高效规范管理，并依托数据共享共用、互联互通，串联起化妆品生产、经营、消费的各个端点，整合相关化妆品监管信息，打通"线上净网、线下清源"和"线下治理，线上延伸"路径，同时构建与公安部、卫生健康委、海关等部门的多跨协同应用场景，构建多层级、跨地区、跨部门的化妆品监管工作体系，形成"全国一盘棋"的智慧监管体系。

（三）提升理论、长效监管，提炼全程规范化的化妆品数字化监管制度

建议针对化妆品数字化监管体系的顶层设计、需求梳理、应用谋划、改革突破等方面进行深入总结，提炼形成可复制推广的化妆品数字化监管工作经验，以制度及规范性文件的形式进行成果输出，明确化妆品数字化监管的工作要求、工作流程，降低基层监管的操作难度，同时着力打造一支素质优良、结构合理的复合型专业监管队伍，提升化妆品数字化监管的能力，更好地服务于化妆品产业的高质量发展。

（作者单位：徐伟红，浙江省药品化妆品审评中心）

中国化妆品配方师发展研究报告

梁彦会　范皓然　古玉龙　曾万祥　陈来成
刘山　张太军　何秋星

摘要：[**目的**]调查中国化妆品配方师的职业演进、生存状况、能力状况、面临挑战，为其健康发展提供建议。[**方法**]通过文献调查了解演进历史，通过抽样调查了解现实状况。[**结果**]化妆品配方师的职业演进经历了启蒙、初级、兴盛、规范四个阶段，当前生存状态良好，但能力要求需要不断提高，面临挑战不断加大。[**结论**]化妆品配方师责任重大，需要提高法规素质、加强继续教育、强化多元发展。

关键词：化妆品配方师　演进　生存状况　能力　挑战　成长

随着化妆品产业的不断迭代和法规的不断完善，中国化妆品配方师已经逐步从一类"手艺人"演变成需要符合一整套安全和功效等要求的具备完善知识体系的工程技术人员，以便在推进中国化妆品产业高质量发展，培育打造高端化妆品品牌的过程中发挥着重要作用。本文对中国化妆品配方师的发展历程、生存状况、能力状况、面临挑战、未来成长等进行了全方位的调查研究，总体认为，中国化妆品配方师的生存状态良好，但能力要求需要不断提高，面临挑战不断加大，未来需要在监管、科技、资金、管理等方面获得更多重视和关注。

一、中国化妆品配方师的职业演进

（一）国际化妆品配方师的定义

化妆品配方师概念来源于国际化妆品化学家学会联盟（IFSCC）。狭义上的化妆品配方师是指选用符合化妆品安全要求的原料，进行化妆品配方（包括工艺）设计的工程技术人员。广义上讲，化妆品配方师包括进行符合化妆品要求的原料开发的人员；选用符合化妆品安全要求的原料进行化妆品配方设计的工程技术人员；对化妆品配方做安全性与功效性研究与验证的人员；对化妆品配方进行稳定性、毒理学研究的人员等。

（二）中国化妆品配方师的定义

根据人力资源和社会保障部国家职业资格管理分类标准，"化妆品配方师"是指选用符合化妆品安全要求的原料，进行化妆品配方（包括工艺）设计的人员。随着化妆品行业的发展和法规的完善，化妆品配方师具体描述为设计符合市场要求的各种形态和功能的化妆品，对所使用的原料进行选择及评价，使用仪器设备制作化妆品样品，根据产品品质评价结果和行业动态，及时对配方进行调整或更新，并确保其安全性、功效性的工程技术人员。

（三）中国化妆品配方师的职业演进

在中国改革开放后四十多年的化妆品发展史中，化妆品配方师的职业演进大致经历了以下四个阶段。

1. 启蒙阶段

早期的化妆品配方师主要是来源于高校化学化工专业和化工类研究所，俗称"学院派"。1989 年以前，在轻工部领导下从事表面活性剂合成的部分高校和科研院所，参与早期的化妆品配方研发。当时，配方师没有具体分工，基本上都是"大厨式"学院派配方师一人摸索或带学徒调配，参考书本及文献知识从事最基础的乳化体制作。由于那时有效的参考文献较少，化妆品原料种类有限，掌握的配方知识有限，大部分都集中在洗发、护发、雪花膏、润肤露和制皂（含皂基洁面乳）、牙膏等简单配方的调配等。

2. 初级阶段

1989 年前后到 1999 年初，在卫生部监管期间，部分外资、合资企业、民营企业、个体户等化妆品工厂进入并存的时代，配方师新进人员构成主要以大中专院校的精细化工、应用化学、日用化工、化学工程与工艺、轻化工程等专业毕业生为主，部分乳化车间熟练配料工为辅。该阶段的配方师开始因为卫生许可证管理需要，在知识体系和人员上开始补充微生物防腐和检测背景的人员。职业分工包括配料工、质检员、配方技术员、配方工艺员、工程师和技术厂长等。

3. 兴盛阶段

1999年左右到2015年前后，在药监局的监管之下，卫生安全开始逐渐获得重视，同时，国内化妆品产业快速发展，化妆品配方师需求暴涨。新增加的人员学历构成以大专起步，本科为主。精细化工、应用化学、日用化工、化学工程与工艺、轻化工程等专业毕业生为主，也有部分大专学历从乳化车间转行当配方师。职业分工里面开始衍生出产品稳定性研究的专门岗位、微生物研究控制的专门岗位，大量从事分析工作的人员开始获得配备。

4. 规范阶段

2015年后，在二证合一以及新的化妆品安全技术规范的推动下，以及随之而来的新规的落地过程中，行业开始重构，从业人员在层次和知识背景方面都获得了全面的更新。化妆品监管体制和法规标准不断完善，对化妆品研发和质量管理提出新的要求。该阶段的配方师新增加人员学历本科起步，硕士研究生逐步增加。所学专业也由原来以化学化工相关专业过渡到应用化学、生物工程、轻化工程、食品工程、化妆品科学与技术、化妆品技术与工程、医学等专业。职业岗位开始细分化、专业化，全职的功效验证工程师、安全评价工程师、稳定性验证工程师、微生物工程师不断配置到位。当然目前距离完善的体系还有较大差距。

（三）中国化妆品配方师的工作范围

化妆品配方师工作范围根据不同的方向，有不同的工作范围。基础化妆品原料研究方向包括化妆品原料化工合成和配方研究与工艺验证，植物活性物提取工艺研究，生物发酵技术与工艺研究，化妆品功能性原料复配与工艺研究，化妆品原料稳定性研究等。化妆品配方设计研究方向包括化妆品配方设计研究，化妆品配方设计稳定性测试，化妆品配方工艺验证与中试生产等。化妆品配方验证研究方向包括化妆品功效验证（人体功效评价、动物替代实验功效评价）和安全毒理学验证（动物实验、动物替代毒理实验），原料安全毒理学研究，化妆品安全评估报告编写等工作。

二、中国化妆品配方师的生存状况

据不完全统计，我国 5000 多家化妆品生产企业中，有 2 万 ~3 万名化妆品配方师。2023 年 6 月，广东省化妆品科学技术研究会（简称研究会）分别从工作时长、能力提升、薪酬待遇、资源配置等方面进行了问卷抽样调查，总体而言，生存状况良好，发展前途可期。具体结果如下。

（一）工作时长

图 1 是配方师分地域工作时长存在较大差异，结合问卷调查，可以看出，华东、华南的多数配方师每周工作时长是 5 天 ×8 小时工作制；而华南的汕头等少数地区大部分配方师是 6 天 ×8 小时工作制；广州、佛山、中山等珠三角介于二者之间，还有极少数地区配方师每月仅休息 2 天。化妆品配方师因地域不同工作时长还存在较大差异。

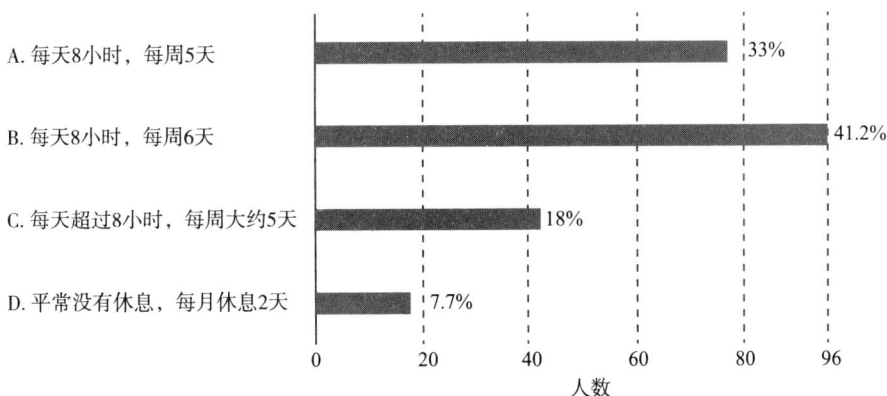

图 1　化妆品配方师在企业中周工作时长

（二）能力提升

图 2 是配方师能力提升渠道的调查，可以看出，其中以参加行业（协

会）组织的培训、自主查询文献资料、供应商的推广介绍研讨会为主。近几年，由于法规更新较快的原因，行业（协会）组织的培训相对较多，配方师参与的积极性较高。自主查询文献资料一般查询原料相关属性、应用知识，而供应商的推广介绍研讨会一般都是介绍原料的具体使用。化妆品配方师继续学习与能力提升的渠道虽然多样化，自主学习的意愿还有较大提升；行业组织在配方师成长中发挥着主要作用；同时商业推广对配方师的影响应引起注意。

图2　化妆品配方师的能力提升渠道

（三）薪酬待遇

图3是配方师薪酬待遇情况的调查，可以看出，一般学历越高薪酬待遇越高，尤其品牌＋工厂比单纯OEM工厂要高。其中年收入10万~20万元的比例最大，其次为20万~30万元，年薪10万元以下的比例差不多占了被调查对象的20%，整体呈现橄榄型分布。

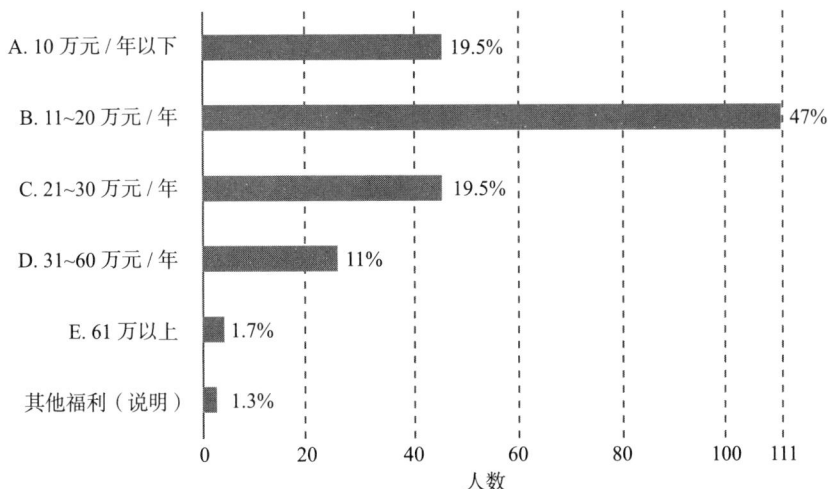

图 3 化妆品配方师薪酬情况调查

（四）资源配置

图 4 是配方师配置资源的调查，反映了工程师开展创新工作可仰仗的资源的到位情况。可以看出，配方师在企业资源配置状况相对比较良好，基本能满足研发需求，不同企业细分不同，一般规模较大企业分工细分明显，但是仍有 43.6% 的企业没有功效和安全评价条件。自认为设施完善的工程师仅6.8%。

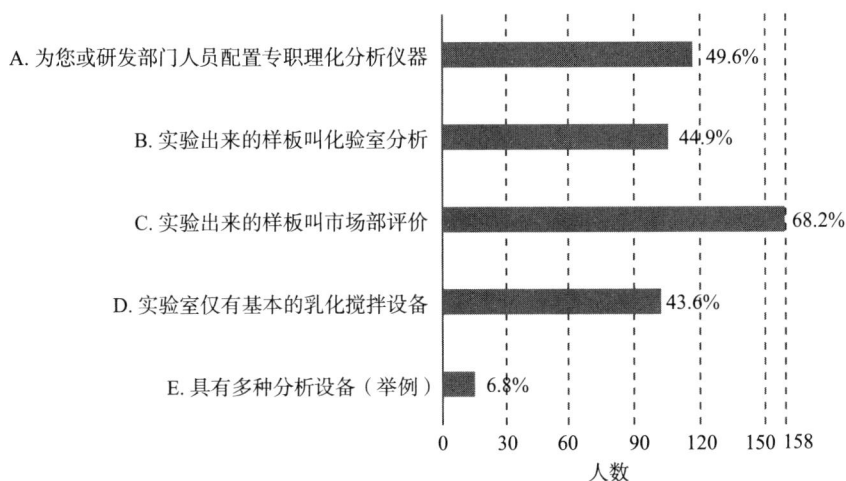

图 4 企业为化妆品配方师所配置的研发资源

三、中国化妆品配方师的能力状况

2023 年 6 月，广东省化妆品科学技术研究会组织抽样调查，从学历层次、专业分布、从业时间、项目层次、国际交流、论文发表与专利授权等方面对中国化妆品配方师的能力状况展开了调查。总体而言，配方师的能力要求需要不断提高，创新和研发已经成为配方师的核心能力。具体结果如下。

（一）学历层次

图 5 是配方师学历结构的调查结果，可以看出，目前极少数企业的配方师是极有经验的配料、学徒出生，主要群体已经从大专、本科为主（占82.2%），慢慢演变为本科、研究生为主，并逐步开始吸纳博士深入研究。这在 20 年前是不可想象的进步。

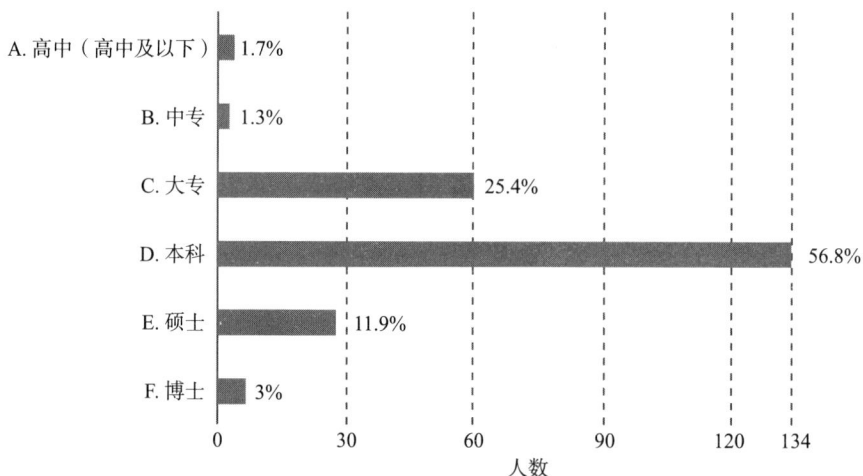

图 5　化妆品配方师的学历结构

（二）专业分布

图 6 是配方师专业结构的调查结果，可以看出，现阶段配方师的专业构成仍然以精细化工、应用化学、日用化工、化学工程与工艺、轻化工程等化工相关专业毕业生为主（占 76.7%），同时因需要考虑产品的生产环境、原料及产品的安全评估、产品的作用机制和功效性，也吸纳了少量食品、生物、

医学、毒理等相关专业的专业人才。人才结构比例虽然还有待提升，但较过去已经有很大的改善。

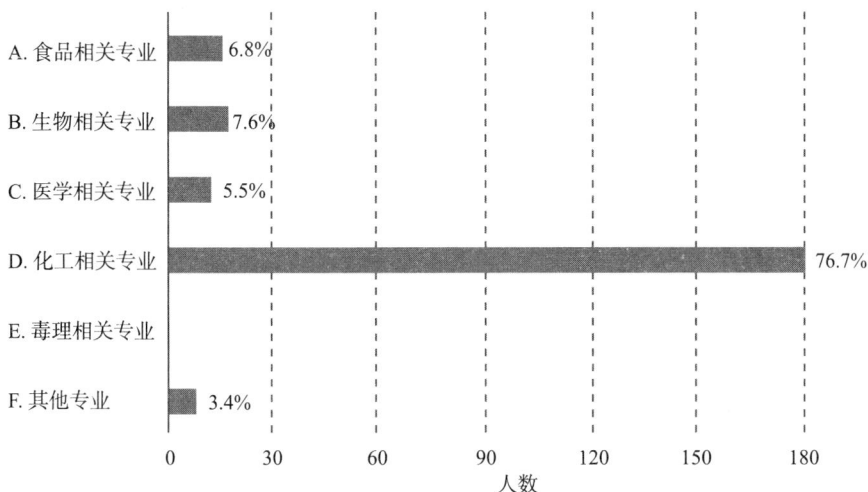

图6　化妆品配方师大学所修专业的调查

（三）从业时间

图7是对配方师从业时间的调查结果，可以看出，目前中坚力量主要集中在6~10年的从业经验，年龄在30~40岁之间，有活力和想法，后继有人。他们大都经历了新规酝酿修订完善到落地实施的全过程，对于理解新规、支持新规有比较好的思想基础。

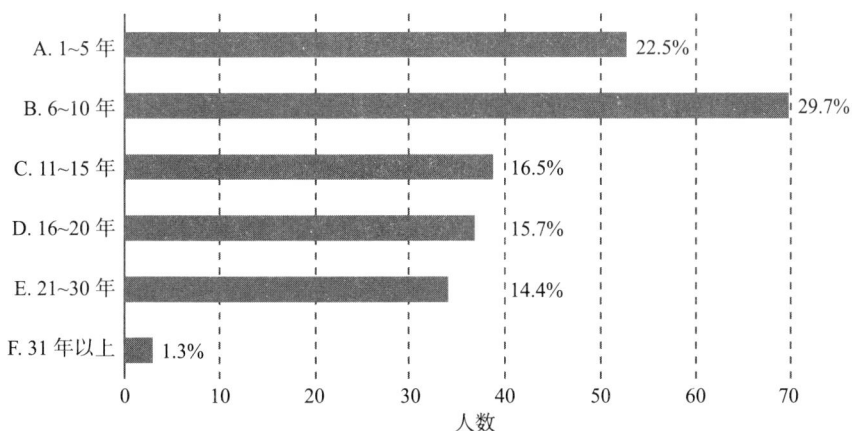

图7　化妆品配方师从业时间

（四）项目层次与国际交流

图8是对配方师的承担科研项目的调查结果，可以看出，项目主要来自企业内部，来自政府科技部门的项目较少。经历完整的科学创新体系锻炼的配方师还是很少。创新的系统性可能会比较欠缺。图9是对配方师开展国际学术交流的调研结果，可以看出，配方师对外交流较少。这预示他们的国际视野有待进一步提升，未来企业主、社会组织和从业人员在开拓国际化合作的经验可能不足。

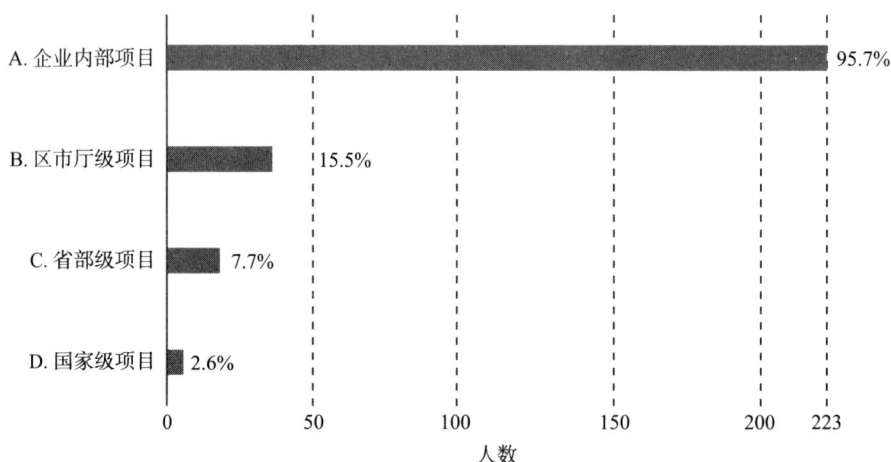

图 8　企业参与的科研项目等级

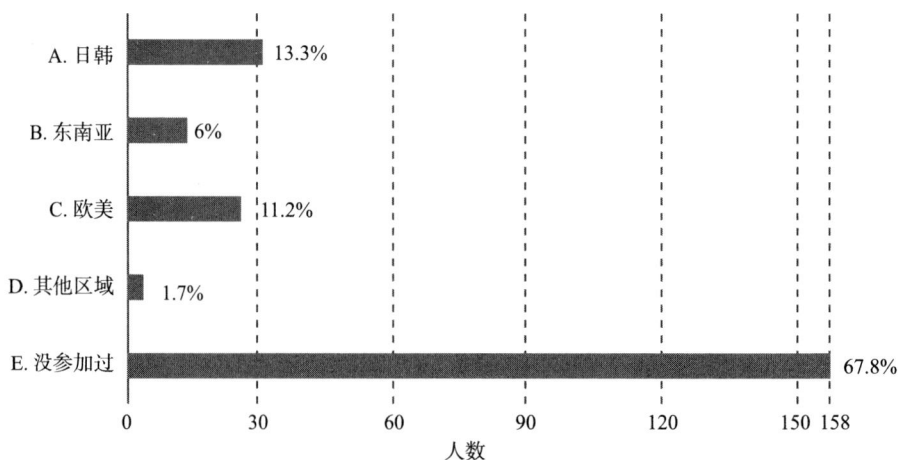

图 9　化妆品配方师与外界进行交流

（五）论文发表与专利授权

图 10、图 11 是从中国知网以"化妆品"为关键词搜索的论文调查结果，发现化妆品相关论文文献逐年增加，主要分布在技术研究方面。图 12 是从专利检索平台 incopat 检索化妆品行业相关专利申请情况，近几年呈现下降态势。其原因可能是，一方面今年专利审查趋严，另一方面新规刚落地不久，专业人员短缺，研发人员开展创新活动的时间减少等。

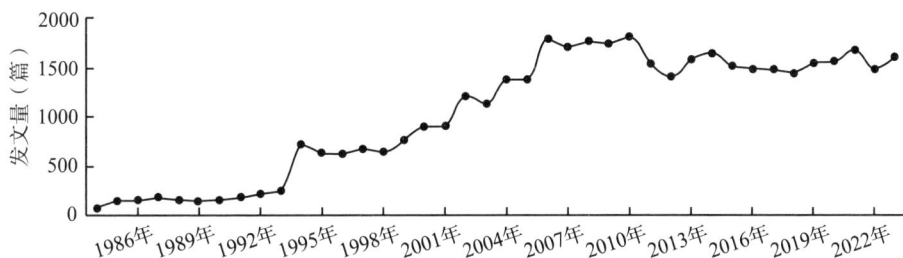

图 10 近 30 年化妆品论文统计结果

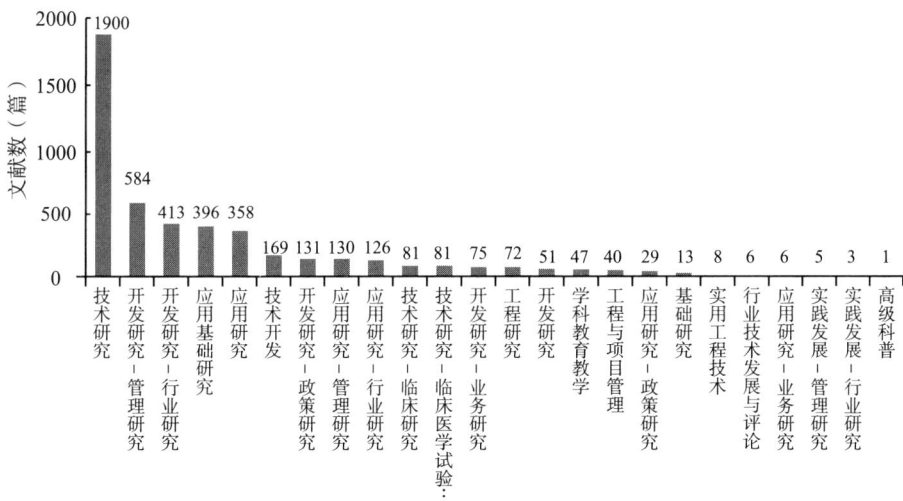

图 11 化妆品论文研究的细分领域

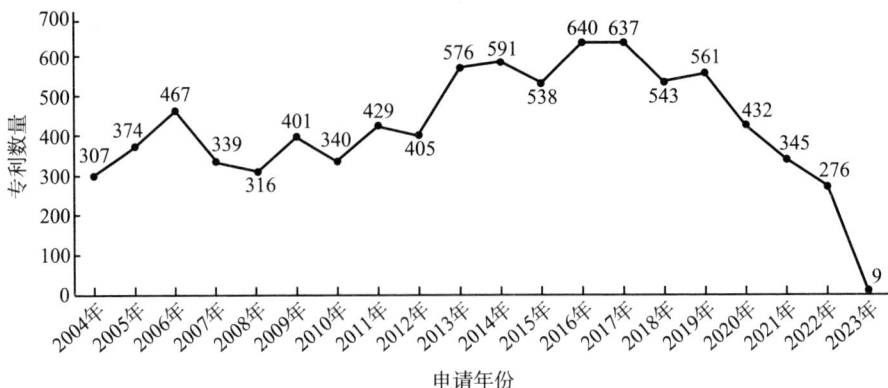

图 12　近 20 年化妆品授权专利统计情况

四、中国化妆品配方师面临的挑战

2023 年 6 月研究会对中国化妆品配方师面临的挑战进行调查，总体而言，挑战不断加大，主要包括原料开发、产品稳定性和兼容性、生产工艺与设备，产品功效测评、原料与产品的安全评估等，尤其以产品功效测评、原料与产品的安全评估所面临的挑战最大。具体结果概括如下。

（一）在功效测评方面

如何细分化妆品功效宣称种类，并制定相关的测评方式方法（建立企业标准、团体标准、行业标准）；如何规范和完善第三方化妆品功效宣称的检验检测和评估工作；在对功效原料了解和熟悉的基础上如何真实有效地研发配方，让企业和客户接受真实配方成本；如何让客户和消费者认同产品的功效宣称。在产业转型期，这些都是配方师在产品功效测评方面面临的挑战。

（二）在产品安全评估方面

如何在《已使用化妆品原料目录（2021 年版）》中没有"最高历史使用量"，且在美国化妆品成分安全评估（CIR）和其他国家的文献、实验室数据等也找不到相关信息时，按法规要求开展《毒理学试验项目》12 项（按不同情形需求而定）的巨大挑战。同时，配方师还需要熟悉多种外国语言、需要了解功效测评方法，特别是还要承担起化妆品安全评估人员的职责等都是巨大挑战。

（三）在原料应用开发方面

在全面熟悉原料性能、安全性、生产工艺、产地来源、功效评价，常用原料的检测指标及其检测方法，常用原料之间的配伍性，功效性原料的评价原理等基础上，找到原料开发的思路和方向，满足企业对新原料的需求和渴望。只有敢于创新的配方师才会接受新原料、敢用新原料、巧用新原料，能按产品、市场、客户、企业需求开发新原料或企业专用原料。

（四）在稳定性和兼容性方面

配方师对配方所配套的包装材料、生产设备、检验检测仪器、灌装设备、运输条件、消费者使用方式方法等方面设计相应的产品稳定性、兼容性测试标准或方式方法，是全面考察配方师综合能力的重要一环。如何用更短时间、更高效、更简单、更全面的方式方法，对配方稳定性、安全性、兼容性等条件出现的配方质量问题来优化和完善配方，是成功配方师应该做的工作。

（五）在生产工艺和设备方面

如果企业有工艺工程师，对配方师来说是"幸运"的事，在小试、中试、大生产、生产出现的配方质量问题等都有工艺工程师的支持。如果没有，配方师对生产工艺特别是配制（乳化）车间、乳化装备的性能指标的熟悉程度，决定了配方的稳定性和有效性。同时，如何让配制（乳化）操作工快速了解生产配方的操作工艺、内控指标、重点步骤、关键工艺点，用最节能降耗、最简洁环保、最安全有效的方法完成大生产，是配方师在必须熟悉生产和生产设备方面面临的挑战。

（六）在研究方法和研究模型建立方面

想要做好化妆品，从原料、半成品、产品；从配方、工艺、功效；从设备、仪器、用品用具；从检验、检测、测评等都需要配方师进行全方位深入的研究。但是，对研究方法和研究模型等调研、建立、运行，对科研项目的申报、实施、成果转化等的管理，对高新企业申报、企业上市申请等工作的配合，都是新时期化妆品配方师面临的挑战。

五、中国化妆品配方师的未来成长

化妆品产业发展的历史经验表明，能让一流工程师、配方师走向前台的企业，无疑是一流企业。中国化妆品产业要高质量发展，化妆品配方师责任重大，未来成长要在提高法规素质、加强继续教育、强化多元发展狠下功夫。

（一）提高化妆品配方师的法规素质

广东省化妆品科学技术研究会的调查结果表明，只有42.1%的在职技术人员能适应新规变化；30.5%的认为通过努力学习和调整可以适应；观望之中或不适应行业变化的占比16.3%，说明新规对行业的影响很大，需要企业多部门、协会及社会相关力量的关注和引导，让这一群体尽快提高法规素质。

（二）加强化妆品配方师的继续教育

广东省化妆品科学技术研究会的调查表明，研发人员参与行业培训及自我学习的积极性很高，但主要来自外部供应商，如原料商，而企业内部却很少提供这种培训。因而，加强配方师的继续教育还有很大的发展空间。

（三）重视化妆品配方师的专业多元发展

化妆品行业的高质量发展，会导致大中型、有核心竞争力、或者专精特新企业增速更快，并且越来越壮大，技术研发逐步回归应有的地位，岗位细分，专业要求更高，呈现专业多元发展，这对来自高校、研究所等人才输出机构提出了新的要求。

（作者单位：梁彦会，中国香料香精化妆品工业协会；
范皓然　古玉龙　曾万祥　陈来成　刘山　张太军　何秋星，
广东省化妆品科学技术研究会）

年度热点篇

2022 年中国化妆品安全热点事件分析报告

陈培婵　　赵晓菲　　占妮

摘要： 颜值经济的兴起推动着化妆品行业的迅速发展，也使该行业成为最具消费活力的市场之一。在产业升级的背景下，化妆品终端渠道也随之变迁，线上、线下渠道呈现差异化发展。消费者需求日益多样化，催生出例如平台种草、彩妆修复、小样经济等新型商业模式。行业在繁荣发展的同时，新概念炒作、产品鱼龙混杂也给监管带来了新的挑战。化妆品安全问题始终是公众关注的焦点，也是药监部门关注的重点。本文将从舆情走势、案例及风险趋势三方面对 2022 年度化妆品传播规律和特点进行总结。

关键词： 化妆品　舆情案例　风险趋势

一、年度化妆品舆情传播情况

随着人们生活质量和审美意识的提升，化妆品消费市场呈现快速增长，行业规模扩大，竞争加剧，市场乱象繁多。自媒体平台的普及，信息传播更加便利，但也增加了舆情风险。了解和分析化妆品舆情传播情况，对科学监管和规范市场具有重要意义。

（一）舆情走势

由图 1 可知，2022 年，化妆品舆情信息总量为 165 万篇次，对比近三年化妆品舆情总量，2021 年化妆品信息量最多，达到 202 万篇次。2022 年信息量较 2021 年下降 18.32%。

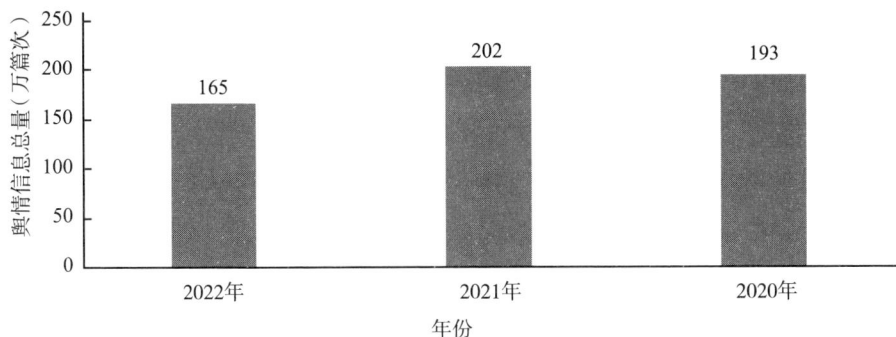

图 1 近三年化妆品舆情信息总量对比

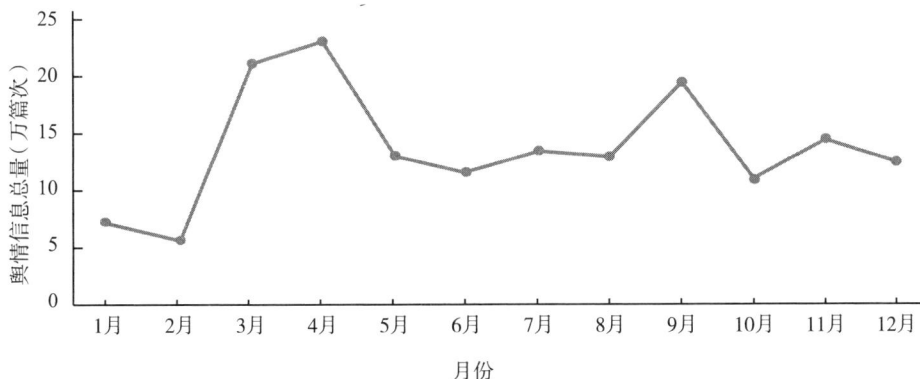

图 2 2022 年化妆品舆情走势

由图 2 可知，2022 年化妆品相关舆情传播呈现"波浪式"。春节期间信息量低，"两会"期间因代表委员建言献策信息量增多；4 月发布《化妆品生产质量管理规范检查要点及判定原则（征求意见稿）》、叠加"箐源草本普通化妆品宣称美白、抗炎功效"等相关舆情事件，推动信息量达到监测期最高峰；9 月信息量出现次高峰，主要因"外泌体化妆品被质疑是'伪概念'"等议题。

（二）传播渠道分布

近三年，网民对化妆品相关信息关注度显著高于媒体，见图 3。2022 年，社交类媒体总占比接近九成，其中微博平台的占比超八成。

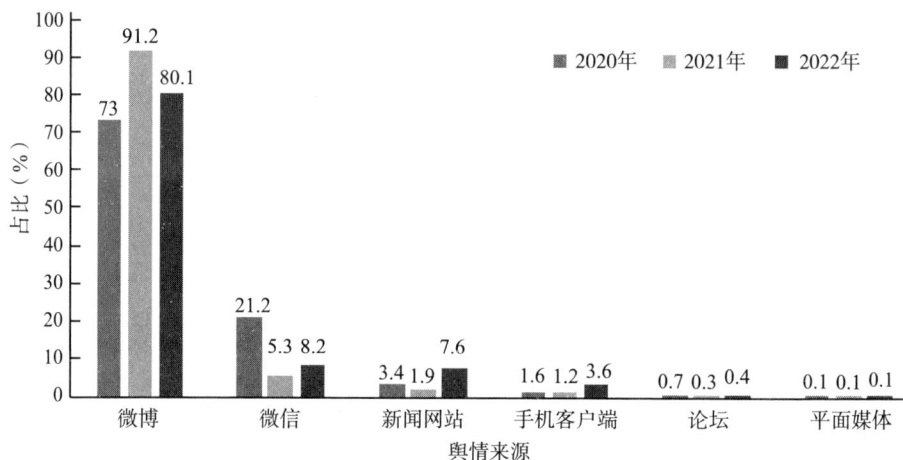

图 3　近三年化妆品舆情来源占比情况

（三）传播内容分布

2022 年，监管部门主动发布信息占比较高，监督执法、政策法规、信息发布类信息位列前三名，化妆品安全信息占比 9.7%，见图 4。

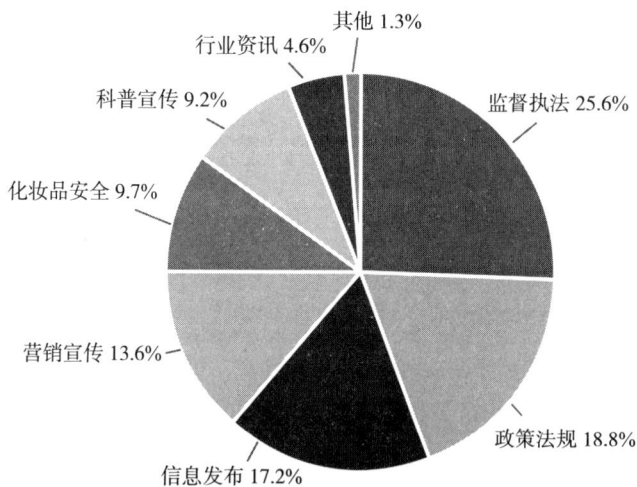

图 4　2022 年化妆品舆情传播内容分布

二、舆情案例分析

（一）2022 年化妆品热点舆情

1. 某主播抖音直播间售卖科颜氏产品疑为假货

2022 年 8 月 14 日，一名消费者在抖音平台反映在某主播直播间购买到疑似假化妆品。客服表示可 10 倍赔偿，但要删除维权视频，该消费者不同意。该主播工作室发声否认售卖假货，强硬态度引发网友不满。随后，经消费者找相关机构鉴定该产品确为假货，鉴定机构微博发布鉴定结果并收到该主播工作室的删帖要求。在舆论追问下，该主播工作室于 8 月 22 日表示已报警处理，该事件再一次被推上热搜，舆论普遍认为该主播方处理此事不妥。最终消费者获赔，但产品是否是假货仍未有定论。

2. 强生全球范围内停止销售含滑石粉的婴儿爽身粉

2022 年 8 月 11 日，美国强生公司宣布，将于 2023 年在全球范围内停止销售含滑石粉的婴儿爽身粉，原因是产品曾被质疑含致癌物石棉，可能导致使用者患病。强生强调其产品安全，无石棉污染，不会致癌。此事件引发了国内对相关产品在售情况、"双标"问题的关注和讨论。作为婴幼儿使用的产品，安全性问题备受关注。强生因婴儿爽身粉面临的巨额索赔，曾引发国内舆论高度关注。舆论不满强生在处理该产品问题上的滞后性。对于国内而言，监管标准、产品销售及消费者诉求等都是亟待解决的现实问题。

3. 牙膏虚假宣传

2022 年，直播、社交和线上购物平台出现了一些宣称具有美白、抗菌、消炎、去口臭、修复、补牙洞、促长牙等功能，或食品级的牙膏产品，但消费者反映效果不佳。国家药品监督管理局（简称国家药监局）发布《牙膏不能治疗疾病》《牙膏不是"促长牙""补牙洞"的神器》等科普文章，提示牙膏不能治疗疾病和补牙洞，并出台《牙膏监督管理办法》，讨论牙膏行业如何高质量发展和整治行业乱象。

（二）2022 年化妆品行业法规热点

1.国家药监局发布《化妆品生产质量管理规范》（简称《规范》）及配套文件
舆论主要关注以下两个方面。

一是认为新规进一步规范化妆品市场，行业进入强监管时代。此次《规范》（表 1）不仅明晰化妆品生产经营各个环节主体的责任义务，还将对化妆品行业上游生产者的违规查处更为严厉，其不仅要求企业应当独立设置质量管理部门，建立化妆品质量安全责任制，更进一步明确了企业法定代表人（或者主要负责人）、质量安全负责人、质量管理部门负责人、生产部门负责人以及其他化妆品质量安全相关岗位的职责。

二是认为新规将推动化妆品行业转型升级。《规范》对行业备受关注的质量安全负责人的责任进行了明确，删除了质量安全负责人"产品召回管理"的职责要求，明确质量安全负责人应当独立履行职责，可指定其他人员协助履行部分职责，但需确保协助履行职责行为可追溯，且其应当承担的法律责任并不转移给被指定人员。同时，解除了质量安全负责人"大专以上学历"的门槛，也可以依规更换质量安全负责人，有助于缓解质量安全负责人"一人难求"的现状。

表 1　《化妆品生产质量管理规范》及其配套文件

法规名称	发布时间	施行时间
《化妆品生产质量管理规范》	2022 年 1 月 7 日	2022 年 7 月 1 日
《化妆品生产质量管理规范检查要点及判定原则（征求意见稿）》	2022 年 3 月 30 日	
《化妆品生产质量管理规范检查要点及判定原则》	2022 年 10 月 25 日	2022 年 12 月 1 日

2.中国食品药品检定研究院发布《祛斑美白类特殊化妆品技术指导原则（征求意见稿）》

2022 年 8 月 1 日，中国食品药品检定研究院发布了《祛斑美白类特殊化妆品技术指导原则（征求意见稿）》。《祛斑美白类特殊化妆品技术指导原则》对祛斑美白类的界定作了详细说明，祛斑美白类化妆品主要是指有助于减轻或减缓皮肤色素沉着、达到皮肤美白增白效果的化妆品。而配方中仅使用防晒剂、未使用祛斑美白剂的产品，不可同时申报"祛斑美白类"，此类产品可宣称帮助减轻由日晒引起的皮肤黑化、色素沉着，不可直接宣称祛斑美白作用。

舆论关注点中，对于"美白剂清单何时出台"的讨论热度最高。2021 年年末，药监部门明确"377 禁用于普通化妆品"引发业内关于红没药醇、熊果苷、烟酰胺等其他具有美白功效的成分被禁用的担忧。业内某头部美妆企业法规负责人也表示，"因为各国的化妆品法规不同，监管背景也不一致，希望国家药监局能够尽快出台适用于国内的美白清单，就像普通化妆品备案使用的已使用原料列表一样。"

微信公众号"一苇评测"发布《祛斑美白化妆品新要求》称，鉴于企业的压力和行业的成熟度还未到达，中国的"美白剂清单"一直在讨论中。如今《祛斑美白类特殊化妆品技术指导原则》要求了各企业提供美白剂及其作用机制、有效浓度、效果验证等一系列资料，也许在为美白清单的出台做准备。

3. 中国食品药品检定研究院发布《儿童化妆品技术指导原则（征求意见稿）》

2022 年 4 月 11 日，中国食品药品检定研究院发布《儿童化妆品技术指导原则（征求意见稿）》，公开向社会征求意见，明确不得宣称"高倍防晒"、26 种致敏性组分香料或进入"黑名单"、pH 原则上不高于 7.0 等。同时，规定儿童防晒类产品不得宣称"高倍防晒"、不鼓励暴晒的内容（如有效抵抗 n 小时紫外线辐射、有效降低 $n\%$ 紫外线损伤、提供 n 倍防护能力等），而在产品中使用 3 种以上化学防晒剂、配方使用量与成人相似并且防晒系数（SPF）高于 30 的，必要时需提交配方优化过程的研究数据作为证据支持。

舆论主要关注以下两方面。

一是关注儿童化妆品监管进一步加强。中国食品药品网发表文章称，《儿童化妆品技术指导原则》是针对儿童化妆品的特定技术要求，整合了《化妆品监督管理条例》及配套法规文件关于儿童化妆品的各项要求，提出了较为完整、具体的技术要求，明确了安全评估具体要求。微信公众号"清扬君"发布《注意！儿童化妆品再迎强监管》表示，《儿童化妆品技术指导原则》被行业众多人士称为"首个儿童化妆品技术指导原则"，如明确了多种不能用于儿童化妆品的原料和列举了对防晒类儿童化妆品各方面的要求等，均有利于为之后企业产品提供技术指导和技术评审，市场乱象有望得到遏制。

二是关注市场影响。《中国商报》称，相比成人化妆品而言，儿童化妆品的功效宣称评价更难做。国内某芦荟护肤品品牌相关负责人表示，企业或可能在研发上更多用有机植物等无毒、纯天然的成分，这势必会增加企业的成本和影响产品"上新速度"。某美妆智能服务平台创始人表示，企业获取新品注册备案所需的原料报送码、安全评估报告、功效宣称评价报告等资料的难度增加，导致成本上涨，短期内新品上市节奏或会变慢。

三、舆情风险趋势

1. 新原料、新概念的出现导致监管"灰色地带"相应浮现

化妆品舆情中，虚假宣传与新概念充斥，新原料的出现为概念炒作带来新机会，但也为监管带来挑战。如"牛奶外泌体""驴奶粉"等新原料备案与"抗糖化妆品""临期化妆品""彩妆修复"等新概念。部分实际应用存在"灰色地带"，监管需加强研究探讨。

2. 牙膏、儿童化妆品等舆情风险级别较高

近年来，国内口腔市场快速增长，各种夸大功效误导消费的乱象也层出不穷，许多牙膏品牌宣称"根源灭幽门""补牙洞""美白"等。目前，《牙膏监督管理办法》正式出台，成效如何拭目以待。另外，儿童是舆情敏感群体之一，儿童化妆品也是监管和舆论关注的焦点。部分儿童用防晒霜宣称具有"物理防晒功效"，属于特殊化妆品，实际产品为防护乳，属于普通化妆品，引发关注。

3. 行业关注多维触点，舆情易燃易炸

当前，化妆品产业链不断向上、下游延伸，专业化的分工与协作逐渐成为常态。研发企业、生产企业、进口企业、销售企业、品牌企业，集团公司与分公司、母公司与子公司，线上与线下等，涉及的主体众多、分散，对于质量安全、合规销售的关注有着多维触点。在任何一点出现舆情，都可能由点及面，涉及甚广。如跨国企业在产品召回上出现"双标"问题，易触发网民情绪。此外，近年来直播带货形式兴起，特别是新型冠状病毒感染疫情暴发加速人们生活方式的线上化，叠加明星、网红主播等名人效应，舆情风险易集中暴发。

（作者单位：陈培婵　赵晓菲　占妮，中国健康传媒集团舆情监测中心）

2022 年化妆品新规下首罚和禁业案例汇总分析报告

蔡杏

摘要：随着《化妆品监督管理条例》及配套法规的颁布实施，化妆品行业开启了全方位、多层次、立体的拉网式监管时代，新规下一批违法典型案例曝光。本文通过盘点梳理 2022 年查办的"首罚"案例和"禁业"案例，探讨新规下的监管重点和监管的底层逻辑，并对企业如何落实主体责任提出建议，以共同促进行业健康发展，切实保障公众用妆安全。

关键词：化妆品 监管 首罚 禁业 案例

随着《化妆品监督管理条例》(简称《条例》)及配套法规的颁布实施，一批违法典型案例曝光。本文盘点梳理了 2022 年监管部门查办的"首罚"案例和"禁业"案例，探讨新规下的监管重点和监管的底层逻辑，对企业如何落实主体责任提出建议，以共同促进行业健康发展，切实保障公众用妆安全。

一、新规下中国化妆品监管走进从严监管时代

（一）新规加大惩处力度

以往法规侧重于规范制造端，品牌方被视为销售者进行管理，导致行业出现了责任划分不清、产品安全性无法溯源的"灰色地带"。《条例》明确"化妆品注册人、备案人对化妆品的质量安全和功效宣称负责"，从源头上加强了对产品所有者的管理，夯实了企业的主体责任。同时，监管重心由事前准入转向事后监管，注册人或备案人需负责产品全生命周期的管理和风险。

《条例》还加大了违法惩处力度。一方面，责任条款的数量有所增加，扩

充对法律责任和违法事由的规定，违法事实判定有法可依；另一方面将原条例中的处罚基数由"违法所得"变更为"货值金额"，金额倍数由3~5倍提升为15~30倍，且在保留没收、强制召回、责令停产停业、吊销许可证件等处罚之外，新增禁业限制、处罚到人的全新惩戒措施。

（二）行业监管空前加强

1. 飞行检查力度加大

据国家药品监督管理局（简称国家药监局）发布的《药品监督管理统计年度数据（2022年）》，2022年，我国共检查化妆品生产企业8493家次，飞行检查化妆品生产企业1643家次，责令暂停生产企业45家次，与2021年相比，检查总次数同比减少了20.74%，飞行检查次数同比增加了19.58%，日常检查次数减少的同时飞行检查频次增加，监管力度继续保持高压（图1）。

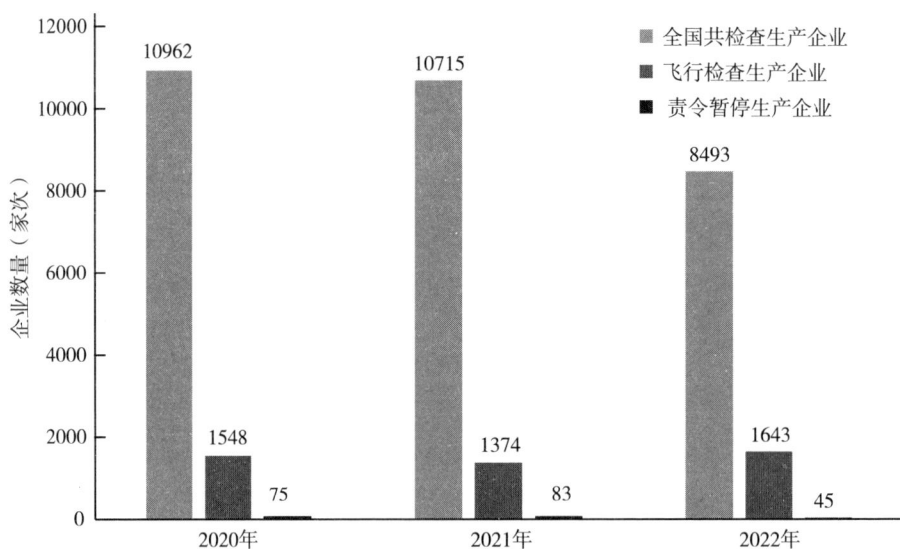

图1　我国化妆品生产企业日常监管情况

2. 案件查处从严

全国查处化妆品案件连续高增，2022年全国查处化妆品案件总数28289件，同比增长23.86%。其中，移送司法机关的案件数为147件，同比增长83.75%；行政处罚案件数为21068件，同比增长14.32%。按案件来源划分，日常监管与专项检查案件数为 22219 件，占案件总数 78.54%，同比增长 28.91%，查处力度进一步加强（图 2）。

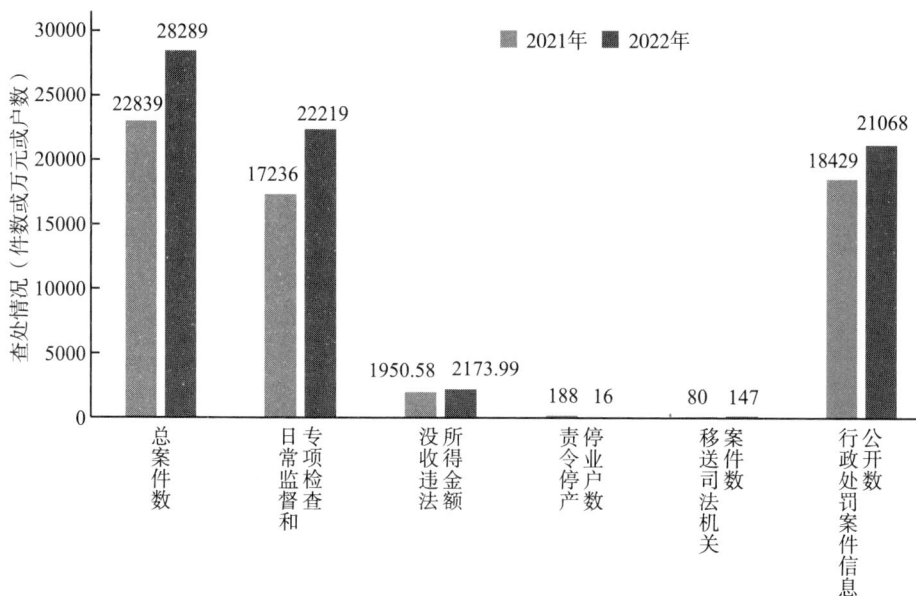

图 2　2022 年我国化妆品案件查处情况

二、2022 年新规下化妆品"首罚""禁业"案例

（一）首罚案例概况

随着《条例》《化妆品功效宣称评价规范》等法规出台，以往"擦边球"和争议的功效宣称得到了厘清和明确，依据新规扩充的违法事由被判定为虚假宣传或夸大宣传，属于《中华人民共和国广告法》（简称《广告法》）禁止的行为，因此出现了不少首罚案例（表 1）。

从违法类型来看，主要分为虚假宣传、混淆医疗用语以及未按新规进行备案三大违法情形。

表1 2022 年化妆品行业"首罚"案例一览表

时间	处罚对象	违法行为	处罚结果	违法依据	处罚机关	警示意义
1月12日	爱仕兰化妆品（上海）有限公司	公众号发布产品广告含"干细胞"字眼	罚款30万元	《中华人民共和国广告法》第二十八条	上海市浦东新区市场监督管理局	"干细胞化妆品"是个伪概念，化妆品标签禁止标注"干细胞"
3月14日	竹谷（上海）贸易有限公司	天猫旗舰店在售普通化妆品添加377宣称美白功效	罚款3万元	《中华人民共和国广告法》第二十八条	上海市松江区市场监督管理局	377作为美白功效原料，禁止添加于普通化妆品
3月22日	贝卓尔特（上海）生物科技有限公司	天猫网店宣传"以制药的标准生产化妆品"	罚款30万元	《中华人民共和国广告法》第八条	上海市奉贤区市场监督管理局	化妆品不得明示或者暗示产品具有医疗作用
4月1日	上海惟思腾广告有限公司	天猫旗舰店在售产品含"芳香疗法"等广告宣传语	罚两倍广告费6000元	《中华人民共和国广告法》第十七条	上海市崇明区市场监督管理局	宣称"芳香疗法"涉嫌暗示医疗作用，有违法风险
7月6日	天津美之路化妆品有限公司	未及时上传化妆品功效宣称依据的摘要	罚款1万元	《化妆品监督管理条例》第二十二条	天津市药品监督管理局	在国家药品监督管理规定的时间内完善备案资料，包括上传功效评价摘要
7月13日	上海全度研生物科技有限公司	天猫旗舰店在售化妆品宣传"刷酸""日常刷酸派"	罚两倍广告费1000元	《中华人民共和国广告法》第十七条	上海市金山区市场监督管理局	化妆品不得宣称"刷酸""换肤"

续表

时间	处罚对象	违法行为	处罚结果	违法依据	处罚机关	警示意义
7月28日	霸王（广州）有限公司	微信小程序所售产品宣传"赶走黄气""告别黄脸婆"	罚款60万元	《中华人民共和国广告法》第二十八条	广州市白云区市场监督管理局	普通化妆品不能暗示具有美白功效
8月8日	上海伴夏生物科技有限公司	天猫旗舰店在售产品广告宣传含"抗衰老"字眼	罚4倍广告费4000元	《中华人民共和国广告法》第二十八条	上海市闵行区市场监督管理局	"抗皱"功效并不等同于"抗衰老"
8月22日	宏之俊生物科技（上海）有限公司	未取得《化妆品生产许可证》自行灌装化妆品	罚处货值金额的18.3倍90万元	《化妆品监督管理条例》第二十七条	上海市虹口区市场监督管理局	未经许可从事化妆品生产活动的处罚力度加大
8月23日	康博士日化集团有限公司	标签标识的成分、生产厂址、生产许可证号与备案信息不符	罚没共计超过18万元	《化妆品监督管理条例》第三十五条	广州市天河区市场监督管理局	按新规未录备案信息后，产品标签需更新以保持一致性
8月29日	天津盛世永业科技发展有限公司	普通化妆品宣称"孕妇适用"	相关产品被注销、没收，并罚款5万元	《化妆品监督管理条例》第十六条	天津市药品监督管理局	"孕妇适用"属新功效，应按特殊化妆品进行注册
11月23日	北京润熙怡和科技有限公司	因工厂变更原料，生产经营不符合备案资料载明的技术要求的化妆品	罚没共计2.3万元	《化妆品监督管理条例》第二十九条	北京市市场监督管理局	代工厂违规生产导致产品出问题，品牌方也需担责

注：表中内容据公开信息不完全统计。

311

1. 虚假宣传

依据国家药监局发布的科普文章，多家企业因发布虚假广告被罚。譬如，爱仕兰化妆品（上海）有限公司宣称化妆品含"干细胞"；竹谷（上海）贸易有限公司宣称普通化妆品含377以暗示具有美白功效；化妆品能否宣称"抗衰老"尚不明确，新出台的《化妆品分类规则和分类目录》未将其纳入功效分类中，上海伴夏生物科技有限公司因宣称产品"抗衰老"，但实际备案功效为"抗皱"被判定虚假宣传。

2. 涉医宣传

化妆品禁止通过明示或者暗示产品具有医疗作用。国家药监局的科普文《科学认识"刷酸"美容》，指出"刷酸治疗"中使用的"酸"不是化妆品，上海全度研生物科技有限公司因天猫旗舰店宣传"刷酸""日常刷酸派"，被判定违反《广告法》，罚以两倍广告费。"芳香疗法"涉嫌暗示医疗作用，被列入"黑名单"，2022年4月，上海惟思腾广告有限公司因产品介绍含"芳香疗法"，被处以两倍广告费的罚款。

3. 未按新规要求注册

根据《条例》，宣称新功效的化妆品为特殊化妆品，《化妆品分类规则和分类目录》明确"宣称孕妇和哺乳期妇女适用"属于新功效。天津盛世永业科技发展有限公司因生产的普通化妆品宣称"孕妇适用"，被罚5万元。不少企业在备案问题上踩雷。如康博士日化集团有限公司因补录的备案信息与产品标签不匹配被罚18万；天津美之路化妆品有限公司未在规定时间内补录化妆品功效宣称依据的摘要，被罚款1万元；北京润熙怡和科技有限公司虽然并不直接从事生产，但作为备案人被处罚，原因是受委托的生产工厂私自更换原料，造成产品检验结果与备案资料不符。

（二）禁业案例概况

如前文所述，《条例》加大了违法惩处力度，增添了禁业限制、处罚到人的全新惩戒措施，以将严重违法者逐出市场，为守法者营造良好发展环境（表2）。

表 2　新规下化妆品行业 "禁业" 案例一览表

时间		公司名称	违法行为	禁业对象	禁业年限	处罚依据	处罚机关
2021 年	9 月	厦门香普尔日化有限公司	无证生产儿童化妆品	法定代表人	终身	《化妆品监督管理条例》第五十九条	厦门市市场监督管理局
	12 月	河北省康正药业有限公司	生产非法添加可能危害人体健康物质的儿童化妆品	公司主体	10 年	《化妆品监督管理条例》第五十九条	河北省药品监督管理局
				法定代表人	终身		
2022 年	3 月	广州赛因化妆品有限公司	生产销售不符合技术备案资料载明的技术要求的化妆品	法定代表人	10 年	《化妆品监督管理条例》第六十条	广东省药品监督管理局
	4 月	苏州某商贸公司	销售假冒化妆品，构成销售假冒注册商标的商品罪	法定代表人王某	3 年	《中华人民共和国商标法》第五十七条	江苏省常熟市市场监督管理局
				股东张某	3 年		
	8 月	广州市古得化妆品有限公司	生产非法添加可能危害人体健康物质的儿童化妆品	公司主体	10 年	《化妆品监督管理条例》第五十九条	广东省药品监督管理局
				法定代表人	终身		
	10 月	上海市金山区祝绍侠化妆品店	一年内两次经营变质、超过使用期限的化妆品	化妆品店主	10 年	《化妆品监督管理条例》第六十条	上海市金山区市场监督管理局
	10 月	广州恒澜生物科技有限公司	使用化妆品禁用原料生产化妆品	公司主体	10 年	《化妆品监督管理条例》第五十九条	广东省药品监督管理局
				法定代表人	终身		
				生产负责人	终身		
2023 年	4 月	汕头市某生物科技有限公司	生产不符合技术规范的化妆品，且未按规定执行原料进货查验记录制度	法定代表人	10 年	《化妆品监督管理条例》第六十条、《化妆品生产经营监督管理办法》第六十一条	广东省药品监督管理局
				质量安全负责人	10 年		

注：表中内容根据公开信息整理（截至 2023 年 5 月底）。

1. 禁业处罚呈上升态势

《化妆品观察》根据公开信息不完全统计，从数量上来看，2022年监管部门开出9张禁业罚单，是2021年的3倍。从禁业年限来看，最短3年，最长终身，2022年共开出3张终身禁业罚单，4张10年禁业罚单，2张3年禁业罚单。从禁业对象来看，涉及公司主体、法定代表人、公司股东、化妆品店主、生产负责人、质量安全负责人等，其中，公司法定代表人受到的禁业处罚最多，总计7人（图3）。

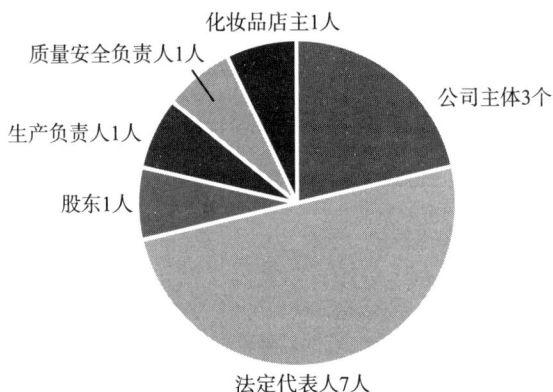

图3 我国化妆品禁业处罚对象概况

2. 儿童化妆品是监管重点

新规下，儿童化妆品成为监管重点。使用化妆品禁用原料生产儿童化妆品或者在儿童化妆品中非法添加可能危害人体健康的物质，均属于《化妆品生产经营监督管理办法》第六十一条规定的情节严重情形，对此类违法行为，均依法从重从严处罚。2021年3例违规均涉及儿童化妆品，厦门香普尔日化有限公司的法定代表人因无证生产被终身禁业。2022年9张禁业罚单中，有5张涉及儿童化妆品，占比过半。广州恒澜生物科技有限公司因使用化妆品禁用原料生产儿童化妆品，法定代表人、生产负责人被终身禁业；广州市古得化妆品有限公司因生产"非法添加可能危害人体健康物质"的儿童化妆品，公司被禁业10年、法定代表人被终身禁业。

3. 原料是化妆品安全防线

加强化妆品原料安全管理，有助于从源头控制化妆品质量安全。《条例》

第五十九条明确指出，"使用禁止用于化妆品生产的原料、应当注册但未经注册的新原料生产化妆品，在化妆品中非法添加可能危害人体健康的物质，或者使用超过使用期限、废弃、回收的化妆品或者原料生产化妆品"，轻则罚款、吊销许可证，重则禁业并依法追究刑事责任。

上述14张禁业罚单中，涉及原料安全的占71.4%。如广州赛因化妆品有限公司因生产产品中含有未标识的成分水杨酸，法定代表人被禁业10年；2023年首个禁业案例，也是因涉事企业汕头市某生物科技有限公司，未按规定执行原料进货查验记录制度等，企业法定代表人、原质量安全负责人均被禁业10年。

三、新规下化妆品行业监管的趋势分析

（一）违法事由不断增加

除了已经正式施行的法规文件，《祛斑美白类特殊化妆品技术指导原则》等配套文件正在征求意见，化妆品监管法规体系不断推进。法规条文将更加细化和具体化，增加违法判定依据，有利于监管层快速、精准打击违法行为，美妆企业"紧箍咒"将进一步收紧。

（二）处罚力度不断加大

过去，由于违法成本低，惩罚力度小，企业频繁违规，新规推行"处罚到人"制度，禁业年限虽长短不等，但处罚频次和原因均有所增加，监管层加大力度打击化妆品生产经营乱象，逐出严重违法企业及责任人员，追究刑事责任，形成强大震慑力，保障用妆安全，预期法规体系完善后，行业将迎来更多禁业罚单。

（三）处罚范围不断扩大

从上述案例可知，处罚范围已从生产环节扩大到经营环节，环环相扣，逐步夯实全链条责任，涉及企业法定代表人、主要负责人、直接负责的主管人员、其他直接责任人员，以及化妆品经营者，均受到处罚。违法事由不断增加，功效宣称和监管模糊地带将进一步厘清和明确。企业若不调整、整改，可能面临"首罚"。

（四）对儿童化妆品的监管将进一步收紧

新规首次设儿童化妆品分类，要求严于一般化妆品，明确专用标识，涉及儿童化妆品的违法行为要从严从重处罚。过去一年，国家药监局严查儿童化妆品违法行为，开出多张禁业罚单，严厉打击各类违法。接下来，监管层将加强对儿童化妆品的监管力度，严查非法添加、假冒伪劣等违法行为，保障儿童化妆品质量安全。

四、新规下化妆品企业合规化发展的建议

新规下监管层加大监管力度。管理松散、法律意识淡薄的企业面临淘汰风险，而合法合规、追求长期主义企业将迎来发展机遇。基于此，企业需注意以下几点。

（一）注册人、备案人需对产品全生命周期承担责任

注册人、备案人要依法设立质量安全负责人，建立化妆品生产、不良反应监测和评价、产品放行和产品召回等体系，承担全过程主体责任。若委托生产，建议派质控员进驻工厂，监督生产企业，建立追溯体系，对产品全生命周期质量安全和功效宣称负责。

监管层在新规实施前都给予企业一定的调整空间，注册人、备案人应在过渡期内自查自纠，若已注册备案和上市产品存在安全风险，应及时召回、下架，依法整改；若注册、备案信息不符合新规要求，应及时变更或补录；若产品标签、功效宣称有虚假宣传、涉医宣称风险，应及时更改下架。

（二）生产企业要确保生产过程的合法合规

从上述案例可知，监管层对违禁添加"零容忍"，建议企业考核、评估原料供应商，对原料进行溯源性审核，避免使用禁用原料、未经注册或备案的新原料，避免超出使用范围、限制条件使用限用原料。同时，《化妆品生产质量管理规范检查要点及判定原则》即"新版105条"已经颁布实施，企业应按规定整改，确保产品符合化妆品注册、备案资料载明的技术要求。

（三）经营企业要确保经营过程的合法合规

经营者要按《化妆品生产经营监督管理办法》等法规要求，执行进货查验记录制度，避免经营销售变质、过期及未注册备案的产品，禁止自行配制、更改使用期限。经营主体尤其电商平台经营者，需定期排查，及时下架不合规产品，并通知相关方召回。对严重违法或不召回的，建议向注册人、备案人所在地监管部门举报，保证消费者用妆安全。

［作者单位：蔡杏，品观科技（武汉）有限公司］

2022年中国化妆品新原料备案现状及趋势分析

蔡杏　杨阳　邓敏　李彬　谢志洁

摘要： 原料是化妆品安全和功效的基石，也是推动整个化妆品行业发展的核心动能之一。为鼓励和支持化妆品企业研发创新，《化妆品监督管理条例》深化落实"放管服"政策要求，对新原料施行分类管理，自此，中国化妆品新原料备案提速，为行业创新注入源头活水。本文通过分析2022年新原料的备案情况，探寻新原料发展趋势及注意事项，以从源头推动我国化妆品产业的发展和创新。

关键词： 化妆品　新原料　备案

原料，堪称化妆品的"芯片"。一直以来，中国化妆品在原料研发和创新上面临被国际巨头"卡脖子"的困境，加上新原料审批难，也在一定程度上制约了本土化妆品的发展。随着《化妆品监督管理条例》（简称《条例》）的颁布，这一局面正在改变。

一、中国化妆品新原料发展概况

（一）中国化妆品原料现状

《已使用化妆品原料目录（2021版）》（简称《目录》）收录原料8972种，比2015版多189种。欧盟《化妆品标签常用成分名称词汇表》收录原料超过30070种，美国《国际化妆品原料字典》收录原料超过29000种，均是中国的3倍左右，新原料年增长数量超过1000种。原料创新是化妆品研发源头，中国化妆品原料数量、种类均少于欧盟、美国，限制产业发展。

（二）中国化妆品新原料迎利好政策

1. 对新原料按照风险程度实施分类管理

《条例》调整了原监管体系下的"一刀切"注册方式，按风险等级实施注册与备案制度。对防腐、防晒、着色、染发、祛斑美白等高风险新原料实施注册，其他新原料实行备案。不仅简化了风险性较小的化妆品新原料的备案流程，还降低了企业研发新原料的门槛。

2. 对新原料设置三年监测期

《条例》第十四条明确规定，在三年监测期内，新原料注册人或备案人拥有新原料的使用权且是第一责任人，既保障了注册人或备案人利益，激发了企业研发创新原料的积极性，也为化妆品的发展丰富了弹药库。

（三）中国化妆品新原料备案呈爆发式增长

发布于 1989 年的《化妆品卫生监督条例》对新原料审批无差别化，且技术审评尺度难以把握，导致我国化妆品新原料获批数量少。公开资料显示，2009—2019 年的 10 年间，我国获批上市的化妆品新原料只有 4 个。

新规改变了化妆品新原料注册难度大、成本高、周期长、无保护期的壁垒，自新规实施以来，新原料备案取得爆发式增长。国家药品监督管理局官网数据显示，截至 2023 年 6 月，共计有 72 个新原料完成备案。2021 年共计有 6 个新原料完成备案，2022 年增至 42 个，而 2023 年 1—6 月份便有 24 个新原料，新原料备案呈翻倍增长态势（图 1）。

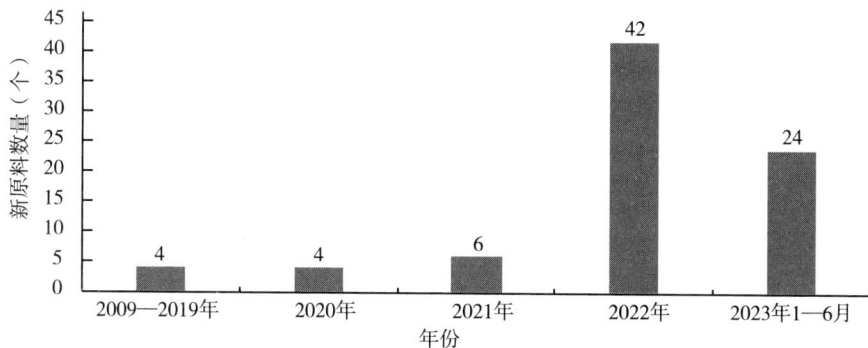

图 1　新规下中国新原料备案数量趋势

（四）已备案化妆品新原料的基本情况

《化妆品观察》从新原料备案人国籍、来源、使用目的三个维度，分析了2022年备案的新原料基本情况。

1. 中国企业成新原料备案主力军

从新原料备案人国籍分析，中国化妆品原料企业受政策利好影响加大新原料研发，本土新原料稳步增长。2021年完成6个新原料备案，其中4个国产，2个进口。2022年国产新原料进一步增长，完成备案的42个新原料中，其中22个为国产，20个备案人总部在国外（图2）。

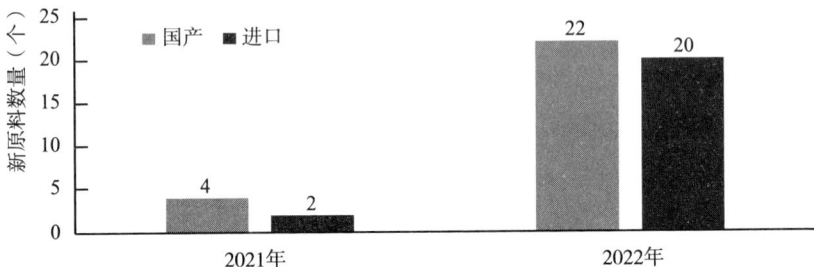

图2　新原料备案人国籍调查

2. 化学合成来源的新原料居多

从新原料来源（图3）可知，2022年备案的42个新原料中，化学合成原料占64.3%（27个），生物技术原料占21.4%（9个），动物和植物原料各占7.1%（3个）。新原料主要来自化学合成技术，其次是生物技术。

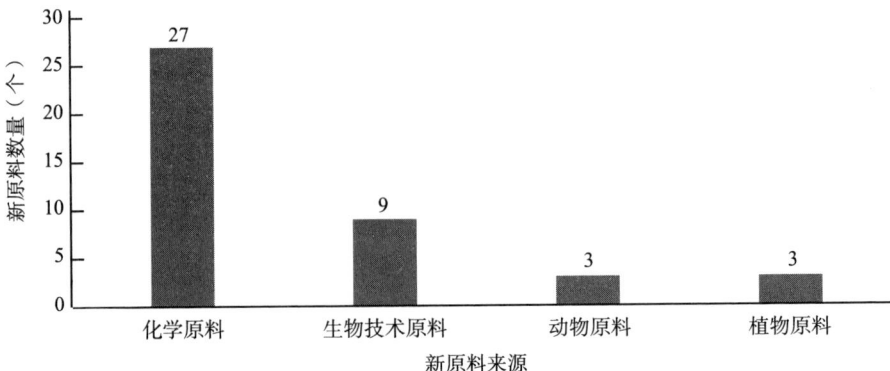

图3　2022年备案新原料来源调查

3. 基础功效原料受关注

从新原料的使用目的（图 4）来看，2022 年完成备案的 42 个新原料中，使用目的为皮肤保护剂的新原料有 19 个，对应的功效为屏障修护，涉及保湿功效的新原料共有 18 个，涉及抗氧化、抗皱功效的新原料分别有 10 个、4 个，其他使用目的包括发用调理剂 5 个，成膜剂 4 个，肤感调节剂和增稠剂各 3 个，起泡剂、溶剂、乳化剂和乳化稳定剂各 2 个，清洁剂、封闭剂、赋脂剂、磨砂剂、清凉剂、柔顺剂、润肤剂、分散剂、发用定型剂和收敛剂各 1 个。（单个原料或含有多个使用目的，因此数据有叠加）。

总体而言，屏障修护、保湿、抗皱等基础功效型新原料成为当前化妆品企业的研发重点。譬如，有"不老神药"之称的新原料 β- 烟酰胺单核苷酸（NMN），在 2022 年由余姚莱孚斯本、中山康盈红莓、深圳维琪科技三家企业完成了 4 次备案，2023 年音芙医药科技又进行了备案，使用目的包括抗皱剂、皮肤保护剂、保湿剂、抗氧化剂。

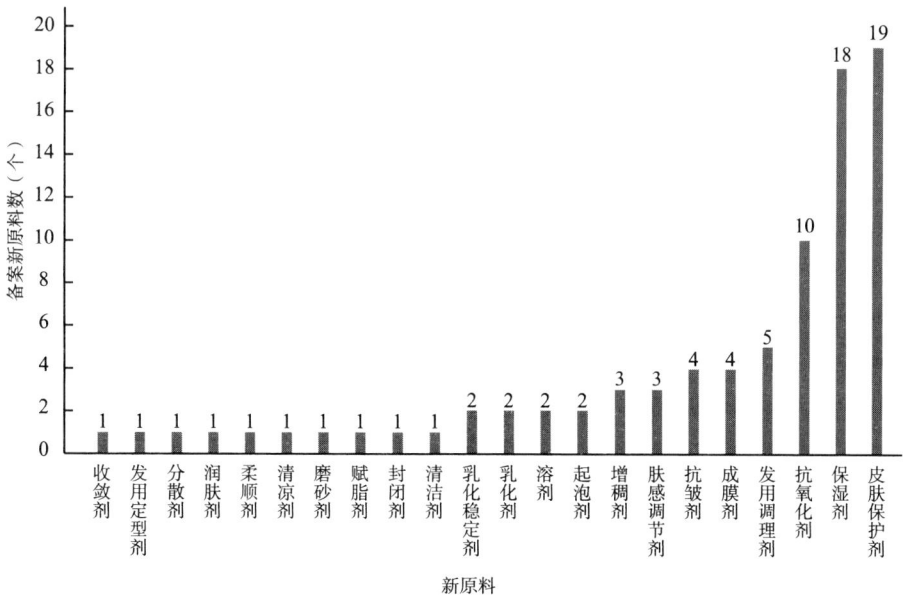

图 4　2022 年备案新原料使用目的调查

4. 新原料均已投入使用

新原料备案提速，众多品牌积极采纳新原料，借此构建独特竞争优势

（表1）。新原料的备案信息也显示，"状态"处于"监测期"，意味着新原料均已投入使用。

表1 化妆品新原料应用概况（部分）

新原料名称	主要使用目的	代表产品
N-乙酰神经氨酸	抗皱剂、皮肤保护剂、保湿剂、抗氧化剂	自然堂燕窝酸御龄凝脂面膜
		米蓓尔燕窝酸凝时奢养精华面膜
β-丙氨酰羟脯氨酰二氨基丁酸苄胺	皮肤保护剂	丸美多重胜肽紧致淡纹眼霜
		御泥坊微400玻尿酸抗衰修护次抛精华液
β-烟酰胺单核苷酸	皮肤保护剂、抗氧化剂、保湿剂	本肤说紧致轻龄菁萃液
		水植语NMN多肽肌润精华面膜
补骨脂酚	皮肤保护剂、肤感调节剂、保湿剂、抗氧化剂	AB.LAB补骨脂酚精华液
		透象补骨脂酚面霜
雪莲培养物	抗氧化剂	百雀羚帧颜焕彩晶透弹嫩精华液
		三生花晶采沁滢面膜
寡肽-215	皮肤保护剂	臻愈寡肽水润养护霜
		肌立嘉美肌水润精华液
酵母菌/珍珠发酵溶胞产物滤液	皮肤保护剂、抗氧化剂、保湿剂	欧诗漫珍珠酵粹舒缓冻干面膜
		欧诗漫珍珠保湿提亮冻干面膜
水解透明质酸锌	皮肤保护剂、保湿剂	米蓓尔安肤平衡清透水
		Bio-MESO肌活净颜清洁泥膜
山芙蓉根/茎提取物	皮肤保护剂、抗氧化剂	葛林若出水芙蓉霜
		圣迪妮尔四代芙蓉霜

注：表中内容根据国家药品监督管理局备案信息公示平台整理。

二、中国化妆品新原料发展面临的挑战

（一）监管制度有待完善

（1）《条例》第十二条规定，化妆品新原料注册备案，应当提交的资料包括"新原料安全评估资料"。虽然我国化妆品安全评价体系在逐步完善，但实际落地企业仍有疑惑。如植物提取物的安全评估，官方尚未给出明确指导。同时，部分原料因缺乏毒理学数据，难以进行完整版安全评估。

（2）国家药品监督管理局在发布的《化妆品新原料注册备案管理政策问

答》中指出，"包含于已使用类别原料中的具体原料"不属于新原料。如《目录》中已收载了类别原料"胶原"，该类别原料包含了不同工艺来源如动物组织提取、基因重组的胶原，也包含了不同分型如Ⅰ型胶原、Ⅲ型胶原等。

事实上，原料的分子结构不同性质就不一样，而一些类别原料的描述过于宽泛，易导致安全隐患。

（3）《化妆品新原料注册备案资料管理规定》明确了动物替代方法的要求，但对于未收录于中国《化妆品安全技术规范》的动物替代试验方法，需要确认其是否已被国际权威替代方法验证机构收录，且需要提交该方法能准确预测该毒理学终点的证明资料。虽然国内的动物替代方法在逐步完善，但目前已经接受的替代方法仍然有限且存在难度，是企业研发化妆品新原料的阻力之一。

（二）企业核心技术仍存在短板

目前，中国化妆品原料生产技术有四大类型：化学合成、动植物提取、生物发酵和合成生物学。化学合成技术偏传统，天然植物萃取技术和生物发酵技术是主流，合成生物学是未来新原料的生产技术。

在核心技术方面，中国企业与外国企业相比仍有较大差距。中国植物提取龙头企业莱茵生物和晨光生物在招股书中均提到，植物提取技术发展历史悠久，但技术高低参差不齐，酸碱提取法、有机溶剂提取等传统提取方式的技术壁垒低，导致行业集中度较低。

三、中国化妆品新原料发展面临的新机遇

新规深化实施"放管服"，品牌竞争升级为研发，原料产业链价值提升，中国化妆品新原料迎来新机遇。

（一）"纯净美妆"热潮下，植物提取原料受关注

《条例》明确指出，"国家鼓励和支持开展化妆品研究、创新，鼓励和支持运用现代科学技术，结合我国传统优势项目和特色植物资源研究开发化妆品"，为我国植物原料在化妆品产业中的开发和应用指明了方向。

随着人们生活质量提高，对绿色生活的追求，纯净美妆逐渐流行。以植物提取物为原料的化妆品，因其"绿色、天然、安全、健康"的理念，受到消费者青睐，将推动企业探索植物提取原料在化妆品中的应用。

（二）科技进步，合成生物学助力原料创新

我国合成生物起步晚，但发展迅速。根据中信证券数据，美国和韩国的相关专利数量稳定，波动小；中国自 1999 年起专利数从 36 项大幅增加至 2019 年的 8019 项，领先全球。合成生物学创新被纳入国家发展和改革委员会 2022 年 5 月发布的《"十四五"生物经济发展规划》。随着国家相关政策的利好和科技的进步，合成生物学将进一步推动化妆品行业研发新原料。

四、促进中国化妆品新原料发展的建议

（一）对化妆品新原料监管方面的建议

1. 完善法规监管制度

建议持续完善新原料注册、备案创新管理制度，建立健全化妆品安全评估体系，落实新原料注册人或备案人责任。同时，建议建立更科学严谨且符合中国实际的中国化妆品原料名称目录以完善命名标准，便于原料填报安全信息。

2. 加强化妆品新原料安全信息采集

为避免目前收录的原料安全信息不足、同一名称的原料来源不同导致风险物质和安全性有差异、个别类别原料定义不清导致具体原料不清难以针对性地开展安全评估等情况，建议加强化妆品新原料安全信息采集，建立化妆品原料安全信息库，保障化妆品原料的合规、安全和可追溯。

3. 实施"负面清单制度"和"优先审批"

全国人民代表大会和中国政治协商会议（简称"两会"）有委员建议化妆品新原料备案实施"负面清单制"，即对欧洲、美国等其他发达国家已连续使用三年以上没有不良反应及负面报道、安全可控的化妆品原料，纳入我国已使用原料清单直接使用；其他新原料按照法规进行备案和注册。

此外，在中草药新原料的审批问题上，建议在优化新原料备案政策的同

时，对于我国优势资源的原料，在明确原料来源和原料安全相关信息后，可以优先审批。

（二）对企业研发新原料方面的建议

1. 加大研发投入，提升科技壁垒

原料研发具有技术含量高、难度大等特点，企业只有提高研发水平和创新能力，方能打破技术壁垒。以深圳维琪科技为例，国家药品监督管理局官网显示，自 2021 年新规实施至 2023 年 6 月底，已备案 8 个新原料，是拥有新原料数量最多的企业。据其官网，维琪科技设有分子结构创新平台、特色资源研发平台、生物合成平台和全球找好料平台的"1+3 创芯研发平台"，依托科研平台为行业带来安全高效的创新原料。

2. 夯实"产学研"，推动科研成果转化

产学研合作是指企业和科研院所、高校之间的合作，二者优势互补、联合攻关。如华熙生物与高等院校深度合作，是其快速推出新原料的原因之一。2022 年其备案了 3 个化妆品新原料，数量上仅次于深圳维琪科技。财报显示，华熙生物 2022 年与中国海洋大学、北京化工大学、齐鲁工业大学等 20 余家合成生物学技术领域知名科研院校展开深度合作，开展多种生物活性物的关键技术研究与生物制造。

[作者单位：蔡杏　杨阳　邓敏，品观科技（武汉）有限公司；

李彬，香山化妆品产业研究院；

谢志洁，中国药品监督管理研究会化妆品监管研究专业委员会]

扫码看参考文献

从"外泌体化妆品"事件看伪概念的安全危害

蔡朝阳　李彬　谢志洁

摘要： 2022 年"外泌体化妆品"是否是伪概念，引发全行业讨论。本文通过对"外泌体化妆品"事件发酵的三个阶段，分析得出伪概念的出现与市场需求、社媒热度以及消费者态度有关的结论；最后通过对伪概念的发展阶段以及出现原因进行探讨，提出伪概念的治理策略和建议。对于伪概念事件，政府部门需加强相关监管，加大科学教育。企业需加强自身意识，真正实现消费者所需要的功效。

关键词： 外泌体化妆品　伪概念　安全危害

一、"外泌体化妆品"事件始末

（一）第一阶段：广东省药品监督管理局发文质疑"外泌体化妆品"

2019 年开始，"外泌体"成为很多美妆产品的宣传重点。部分商家宣称其能实现逆转衰老、修复美容的功效，在小红书、抖音等平台，外泌体更是被称为"全能抗衰选手""女性的守护者"等。

2022 年 9 月 7 日，广东省药品监督管理局（简称广东省药监局）在其公众号"广东药监"上发布了《"剁手"需谨慎，"外泌体化妆品"其实是个伪概念！》的文章，提出"外泌体化妆品"是伪概念这一观点，让消费者注意相关产品。

文章指出，国家药品监督管理局（简称国家药监局）发布的《已使用化妆品原料目录》中，未收录"外泌体"相关化妆品原料，也未有"外泌体"相关化妆品新原料获得国家药品监管部门批准或者完成备案。

文章还表示，根据《化妆品监督管理条例》规定，化妆品标签禁止标注虚假或者引人误解的内容，明示或者暗示具有医疗作用的内容。"外泌体化妆品"涉嫌存在误导、欺骗消费者和虚假夸大宣传、明示或暗示具有医疗作用等违法违规行为。

文章最后强调，监管部门将组织开展针对此类违法行为的查处工作。消费者也应当理性对待，警惕商业噱头，避免受到不法经营者的侵害。

（二）第二阶段：天津外泌体公司称其研发的"牛奶外泌体"取得化妆品原料报送码

而在广东省药监局发文后，天津外泌体公司公开宣布其研发的"牛奶外泌体"原料已经被准予纳入国际化妆品原料目录（INCI），"Milk Exosomes"为商品名称，"35079"为 INCI 编号，并获得国家药监局化妆品原料报送码。

然而，实际上，"牛奶外泌体"只是该原料的商品名，其由牛奶提取物（milk extract）、海藻糖（trehalose）和甘露醇（mannitol）三种成分组成。对于"牛奶外泌体"纳入 INCI 目录的问题，许多原料商表示，进入 INCI 目录对于该原料仅相当于一个新词汇被添加到词典中，其中不涉及任何注册或认证程序。

（三）第三阶段：中检院称"牛奶外泌体"并非获得监管部门批准

10 月 27 日，中国食品药品检定研究院（简称中检院）发文称，获得原料报送码，并不等于该原料获得监管部门批准或认可，强调任何利用"取得原料报送码"等类似用语谎称该原料获得监管部门批准或认可，甚至以编造"某某外泌体"等不属于化妆品原料范畴的商品名进行类似宣传的，涉嫌虚假或夸大宣传，将会受到相关监管部门依法查处。

二、伪概念的影响和危害

伪概念是指虚假的概念，或者是不符合科学性的概念。通过对现有的一些热词或者新词汇进行组合，成为新鲜概念，诸如上文提及的"外泌体化妆品"等，而这些词是带有目的性的虚假概念。

1983 年，在绵羊网织红细胞中发现了外泌体，1987 年 Johnstone 将其命名为"exosome"（外泌体）。一般来说，外泌体指的是动物或人体细胞分泌的胞外囊泡类物质，具有磷脂双分子层结构，直径 30~200nm（纳米级）。它天然存在于体液中，包括血液、唾液、脑脊液和乳汁，并含有大量的生物活性物质，如蛋白质、DNA、RNA 和脂质等。

有研究表示，人皮肤细胞中，成纤维细胞和角质形成细胞是防止皮肤内源性老化和紫外线（ultraviolet，UVB）光老化的保护屏障。脂肪干细胞外泌体条件培养基可下调信号通路的激活和转录，上调抗氧化反应元件，进而保护成纤维细胞和角质形成细胞免受 UVB 的光老化，达到皮肤抗衰老的功效。

根据中山大学附属第三医院皮肤科主任赖维教授的观点，外泌体的免疫原性很低，同时还含有生长因子、抗炎成分等多种有益成分。因此，外泌体不仅可以修复敏感肌肤，还能够发挥一定的抗衰老和美肤功效。

然而，外泌体对温度有严格的要求，在 -20°C 环境下可贮存 6 个月，-80℃环境下可长期保存，也就是说在常温下外泌体中的活性成分容易降解。另外，有研究表明，通过直接涂抹的方式，外泌体很难通过皮肤屏障穿过角质层进入皮肤的。

目前，外泌体的转化应用还处于实验室研究阶段，并未见明确的使用报道。从合规性来看，外泌体尚未被列入《已使用化妆品原料目录（2021 年版）》中。

而许多商家为了博取眼球，虚假宣传其产品含有外泌体，具有抗衰老功效，同时通过制造虚假热词等刻意营销，扰乱了市场秩序。另外，很多公司通过虚假宣传将自己打造成一种高尖端科技型企业，但其核心产品实际上缺乏真正的创新性和价值，在安全方面没有得到足够的测试和监管。

比如在 1688（阿里巴巴）平台上，"北京某化妆品实力供应商"销售的"外泌体冻干粉"产品，宣称其"每只冻干粉包含 80 万囊泡和多种细胞因子"。对该产品的备案号"沪 G 妆网备字 2020015400"进行查询，这款外泌体冻干粉的实际备案名称为"某某青春赋活美肌精华"，且因备案人未按法规要求进行 2021 年度报告，目前产品处于异常状态。

虚假的宣传往往会让消费者抱有过高的期望，当产品效果与宣传效果不一致时，消费者对其产品以及品牌会产生不信任感。

伪概念不仅对美容行业造成了负面影响，同时也可能给消费者带来一系列问题。一些化妆品混有化学成分和有害物质，但因为某种伪概念的存在，消费者可能会忽视这些化妆品携带的潜在危险。

三、伪概念出现的原因

（一）抗衰老市场前景

"外泌体"这一伪概念之所以在美容行业兴起，根本原因在于抗衰老市场的增长。全球抗衰老市场规模在 2015 年时为 1395 亿美元，而到了 2021 年已经增长至 2160 亿美元，增长额高达 765 亿美元。此外，根据天猫渠道 2021 年度的数据显示，在化妆品类中，抗衰老市场零售额达到 870 亿元，同比增长 11%，客单价为 229 元，客单价同比增长率为 21%。值得一提的是，抗衰老市场的规模仅次于保湿市场，领先于修护、美白等其他市场。

（二）社媒热度

社媒热度是伪概念产生和传播的重要原因之一。随着互联网技术的不断发展，社交媒体已成为人们获取信息、交流意见、分享感受的主要平台之一。

在这种背景下，"外泌体化妆品"等伪概念往往能够在社交媒体上迅速获得大量的关注和转发。可以看到，在小红书平台上，外泌体相关热度于 2021 年底激增，不少笔记称外泌体为"抗衰界的新宠"。

（三）消费者态度

消费者态度是导致伪概念产生和传播的另一个重要原因。

在抖音平台上以"外泌体"为关键词进行搜索（图 1），发现多款外泌体类产品，价格从几十到上千元不等，不少注射类外泌体产品也打着"妆字号"的备案。另外，在淘宝、京东等电商平台也存在外泌体相关商品，且价格不菲。

通过对外泌体的相关评论热词进行分析，消费者大多认为其功效不错（图 2）。

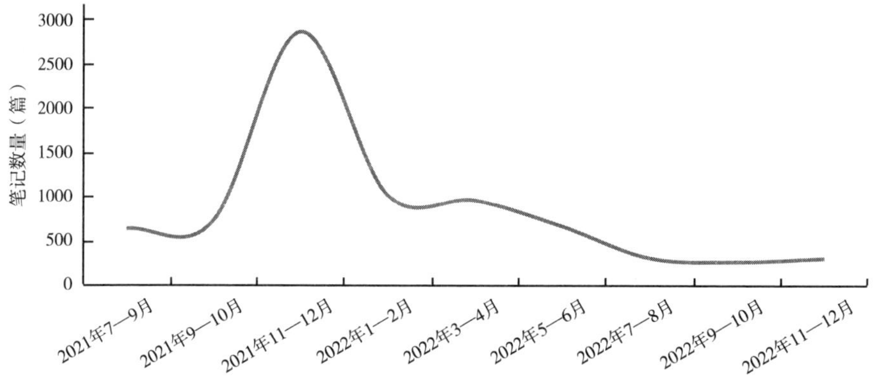

图 1　小红书"外泌体"笔记数量

数据来源：青眼情报、小红书。

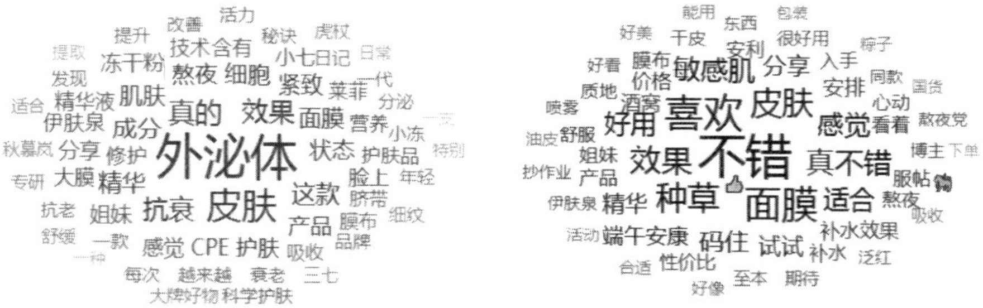

图 2　外泌体评价词云

数据来源：青眼情报、抖音。

　　综合来说，一方面，消费者缺乏科学基础知识和判断能力，往往容易被虚假信息所迷惑。例如，面对一些宣传语言华丽、包装精美的化妆品产品，消费者可能会被其吸引并盲目购买。如果这些产品存在安全隐患或是伪概念，就会对消费者的健康造成危害。

　　另一方面，一些消费者也有一种"尝鲜"的心态，喜欢尝试新的产品或者新的理念。在这种情况下，一些厂商可以通过炒作一些所谓的"新型概念"，来吸引消费者的注意，从而促成产品销售。

四、治理策略和建议

（一）政府部门加强监管

政府部门应该加强对于化妆品市场的监督和管理，加强对于虚假宣传和欺诈行为的打击力度。特别是对于一些涉及化妆品等领域的伪概念，定期抽检，加强执法力度，对于违规行为进行严肃处理。同时加强政府部门之间的信息共享和合作，借助现代化技术手段，及时发现和处理伪概念问题。

（二）加强科学教育

加强科学教育和普及，提高公众的科学素养和信息鉴别能力。可以通过开展各种形式的宣传教育和培训活动，邀请专家学者为公众讲解化妆品的相关知识，让消费者更加了解化妆品的成分、原理、安全性等方面的知识，提高他们的科学素养，同时也增强他们对虚假宣传的辨别能力。

同时，加强对美妆从业人员的科学培训。美妆行业的从业人员应该接受相应的科学知识培训，从而更好地指导顾客选择适合自己的美妆产品，同时也减少虚假宣传对消费者的误导。

（三）提高企业自身意识

企业应该遵守行业规范和标准。化妆品企业应该关注行业自律和规范化建设，遵守国家和行业的相关规定和标准，不得使用虚假、夸大的宣传语言和图片等。同时，建立行业诚信标准，制定行业自律规范。

其次，企业应该加强内部管理和监督机制。企业应该建立健全的内部审查和监督机制，对广告和宣传材料进行审核和审查，严格控制宣传内容的真实性和准确性。

最后，消费者对于产品的功效越来越注重，因此，企业应该将研发作为重要的战略方向，加大对产品研发的投入和力度，切实满足消费者的需求。在产品研发过程中，企业应该充分了解消费者的需求，结合市场趋势和科技进展，选择合适的原材料和技术，并通过严格的产品测试和评估，确保产品质量和效果符合消费者的期望。只有真正实现消费者所需要的功效，才能赢得消费者的信任和忠诚，提升企业的品牌价值和市场份额。

［作者单位：蔡朝阳，青眼网络科技（武汉）有限公司；

李彬，香山化妆品产业研究院；

谢志洁，中国药品监督管理研究会化妆品监管研究专业委员会］

扫码看参考文献

国际进展篇

◎ 2022—2023 年全球化妆品市场规模及发展
  前景研究报告

◎ 2022 年国际化妆品法规标准监测研究报告

◎ 国际化妆品中塑料微珠治理进展研究报告

◎ 社会组织参与化妆品治理的国际比较研究

2022—2023 年全球化妆品市场规模及发展前景研究报告

张毅　　翟佳琪

摘要： 随着全球经济复苏，人们收入水平提升，消费结构变化以及化妆品消费理念的增强，全球化妆品市场规模扩大，行业发展潜力巨大。2022 年，全球化妆品市场规模达到 5012.3 亿美元，预计 2023 年将达到 5232.8 亿美元。2023 年，化妆品行业将持续重成分、重功效，男颜经济新赛道有待开发，品牌道德实践的重要性值得关注。

关键词： 全球化妆品行业　市场规模　国际化妆品品牌

一、全球化妆品行业概况

（一）全球化妆品行业市场规模分析

越来越多的消费者对自身外貌要求提高，对化妆品的需求也大幅提升。数据显示（图 1），2022 年全球化妆品行业市场规模达到 5012.3 亿美元，同比增长率为 4.2%，预计在未来的三年中，全球化妆品行业市场规模将保持稳步上升的态势。

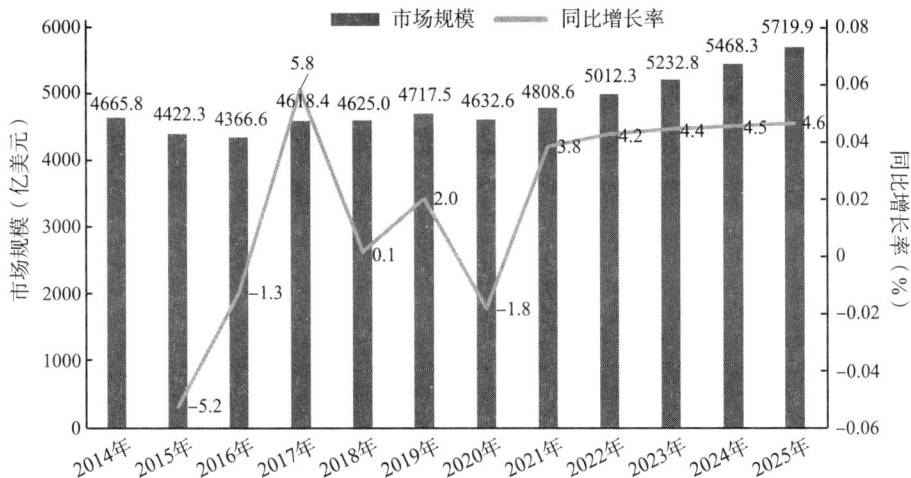

图 1 2014—2025 年全球化妆品市场规模及同比增长率

数据来源：艾媒数据中心（data.iimedia.cn）。

（二）化妆品行业的市场细分情况

在"颜值经济"的背景下，全球的化妆品消费不断增加，市场规模不断扩大，化妆品行业蓬勃发展。数据显示（图 2），在 2021 年全球化妆品细分市场中，护肤品市场占比最大，达到 41%；其次是护发用品占据第二大细分领域，占比为 22%；彩妆位列第三，占比为 16%。护肤行为是颜值经济下选修的第一门课，好的肌肤是高颜值的基础，护肤品市场发展空间巨大。同时，人们对高颜值的要求是方方面面的，头发的"颜值"也受到人们的重视，"护肤型护发"成为趋势，护发产品得以占据较大的市场份额。美妆的市场份额虽然不及护肤品和护发品，但其前景可观。随着年轻一代对即时性美容需求的不断提升，人们对美妆产品的需求也不断增加，2021 年，全球美妆的市场份额接近两成，逐渐接近护发产品，有望成为全球化妆品行业第二大细分市场。

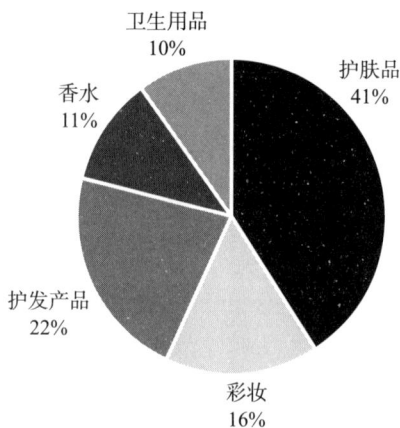

图2　2021年全球化妆品行业市场细分结构占比

数据来源：欧莱雅集团，艾媒数据中心（data.iimedia.cn）。

（三）全球化妆品行业投融资情况

图3数据显示，自2019年之后，全球化妆品行业投融资备受资本关注，其中投融资数量高峰在2021年，全年投融资事件发生100起。2022年全球投融资金额与数量急剧下滑，全球投融资金额为33.30亿元，投融资数量仅有15项。受全球性通货膨胀及经济波动的影响，资本投资市场收缩，投资人对投资项目的审视更为严格，化妆品行业投融资迎来"大降温"。

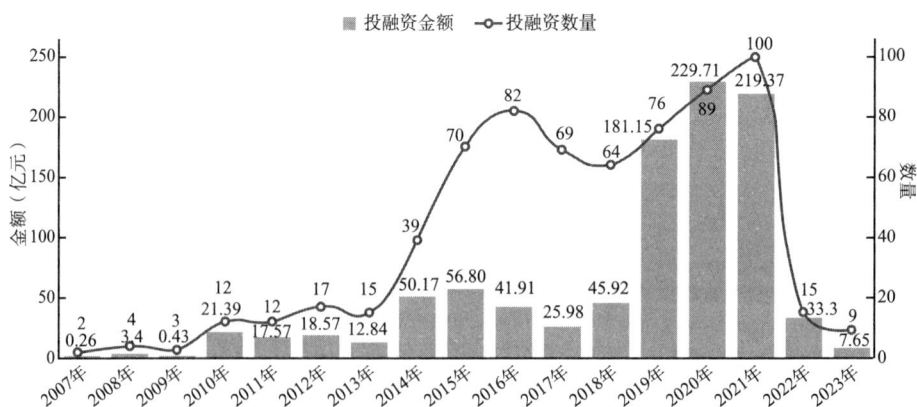

图3　2007—2023年全球化妆品行业投融资情况

数据来源：艾媒数据中心（data.iimedia.cn）。

二、全球化化妆品行业竞争格局

（一）全球化妆品行业的主要品牌梯队

按价格和目标消费群体，全球化妆品品牌主要分为高奢端、中高端和低端三个梯队。处于第一梯队的化妆品品牌主要有欧莱雅、雅诗兰黛、迪奥、香奈儿等国际顶尖品牌。这一梯队的品牌创立时间久，企业实力雄厚，定位高端消费人群。第二梯队包含一些亚洲化妆品品牌，如高露洁、悦诗风吟、毛戈平等。第三梯队包含定价大众化的品牌，如伊蒂之屋、美宝莲等。这一梯队化妆品品牌价格相对平价，面向大众消费者。

（二）全球化妆品头部企业经营情况分析

由图 4 可知，从企业销售额来看，欧莱雅占据销售额第一位，全年销售额达 2813 亿元，由于其细分产品类型、价格定位等多样化，能满足不同消费者的需求，在全球化妆品行业中占据了较大的市场份额。其次是联合利华、雅诗兰黛居于第二、第三位，化妆品销售额分别达到 1882 亿元和 1124 亿元。在头部企业中，欧莱雅稳坐销售额第一位，与联合利华营业额均超过 1500 亿元，与其他企业远远拉开距离；雅诗兰黛、宝洁、高露洁位于 900 亿~1500 亿元梯度；LVMH、资生堂等品牌处于 300 亿~600 亿元的梯度，头部企业梯度分层级明显。

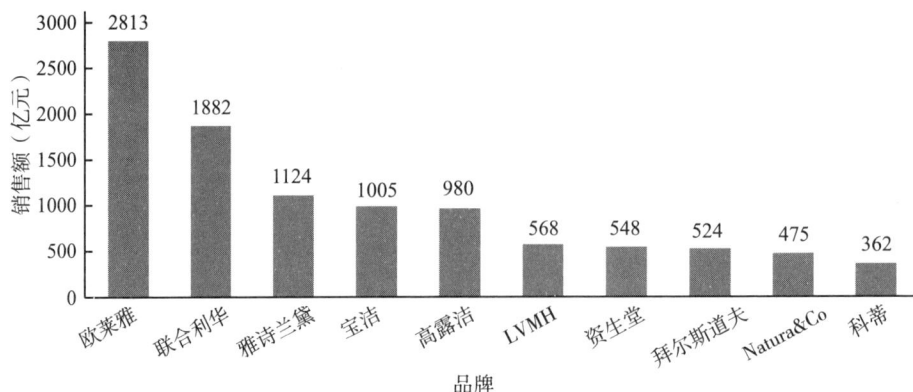

图 4　2022 年全球化妆品销售额排名前十品牌

数据来源：艾媒数据中心（data.iimedia.cn）。

（三）全球化妆品市场区域布局情况

图 5 数据显示，在 2021 年全球化妆品市场区域分布状况中，北亚地区是目前最大的化妆品消费市场，占比为 35%，发展潜力较大。紧随其后的是北美、欧洲，占比分别为 26%、22%；南亚太区、中东、北非和撒哈拉以南非洲地区和拉丁美洲地区化妆品市场所占比例较少，仅为 10% 和 7%。全球化妆品品牌可根据北亚地区、北美地区及欧洲地区消费者肤质等因素，推出更能满足当地需求的化妆品，进一步拓展市场。

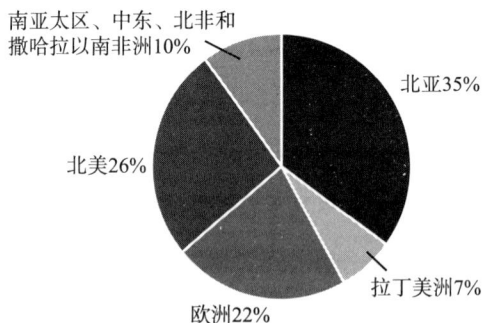

图 5　2021 年全球化妆品市场区域分布状况

数据来源：欧莱雅集团，艾媒数据中心（data.iimedia.cn）。

三、全球化妆品行业消费渠道和销售模式分析

（一）化妆品行业的消费渠道分布及其发展趋势

全球化妆品销售渠道主要包括线上和线下渠道，线下渠道如大型超市、日化店等，线上渠道主要指电商平台。近年来，电商平台发展迅猛，消费渠道线上的趋势明显。英国、德国、美国与中国为全球美妆个人护肤品主要消费市场，由图 6 数据显示，2019—2021 年，英、德、美、中的电商普及率呈逐年增长趋势，除中国电商普及率低于 70% 外，其他国家电商普及率均高于 70%，不过在 2021 年，中国的电商普及率也逼近 70%。电商的迅速发展为化妆品行业开辟了线上渠道，线上渠道将持续成为化妆品销售的重要渠道之一。

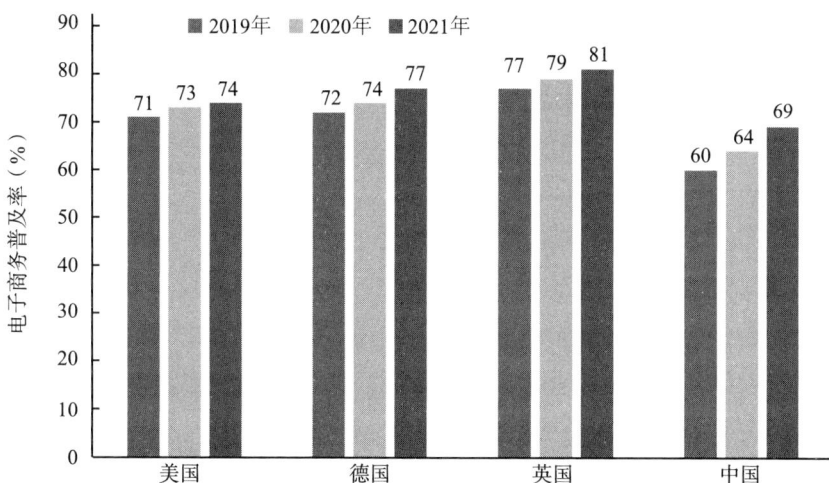

图 6　2019—2021 年四大美妆市场电子商务普及率

数据来源：《2022 年全球美妆个护行业报告》。

（二）化妆品行业的线上销售模式和发展方向

图 7 数据显示，2017—2021 年全球美妆个人护肤品电商销售额占比逐年增长，2017 年美妆个人护肤品线上销售额仅占总体的 16%，而这一数据在

2021 年和 2022 年达到了 28%，化妆品行业线上渠道取得快速发展。

但值得注意的是，线下渠道仍是美妆个人护肤品行业主要销售渠道，虽然近年来线下销售额占比不断下降，但仍占总体销售额近 3/4。随着大众消费节奏不断提速，线下消费持续发展，各大品牌在加大电商平台布局投入的同时，应持续布局线下，实现各渠道全面发展。

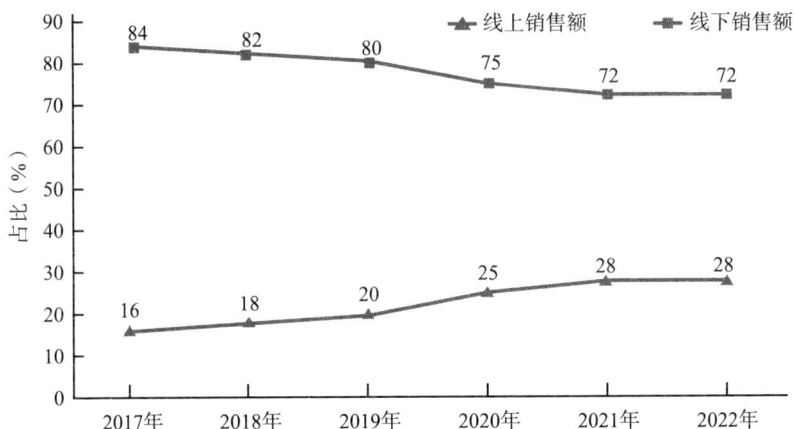

图 7　2017—2022 年全球美妆个护各渠道销售额占比

数据来源：《2023 年欧洲、中东与非洲地区美妆个护电商市场报告》。

四、全球化妆品行业发展趋势

（一）重成分，重功效

全球市场中，从小众品牌到国际大牌，产品效果成为企业和消费者共同追求的目标。数据显示，2023 年产品功效和产品成分是影响消费者购买化妆品的重要因素，分别占比为 54.91% 和 53.32%。在全球化妆品市场中，由于消费者对产品效果的追求，促使他们不断提升美妆护肤意识、积累护肤科学知识，并对化妆品的成分、功效要求不断严格。在这样的风潮下，更多品牌致力于成分、功效的研发和创新，通过打出"成分党"的标题来吸引消费者。

（二）男颜经济新赛道

长期以来，化妆品消费群体集中在女性和年轻群体中，男性化妆品消费群体规模小，国内外品牌在男士美妆产品赛道上尚未形成系统的规模。随着"男颜经济"的崛起，男性化妆品将成为化妆品行业中一大增长点。数据显示，2022 年中国男性护肤品市场规模为 127.2 亿元，同比增长 28.5%，呈较快发展态势，预计 2023 年将突破 160.0 亿元。各大品牌也注意到男性化妆品品类的缺失，2022 年，花王、资生堂等外资美妆巨头均推出了男士化妆新品牌，已拥有高端男士护肤品牌朗仕的雅诗兰黛在中国设立男士卓效护肤研究中心，华熙生物"珂岸男士功效护肤研究室"也在上海揭牌。男颜经济下，实力强大的企业必然要进一步细分消费者市场，男性化妆品赛道成为一大趋势。

（三）重视品牌道德实践

随着人们消费水平的提高、化妆品品牌选择的增多，人们挑选化妆品由产品价格、质量的单一标准向企业形象、社会舆论等多元标准转移。数据显示，47% 的中国消费者愿意为环保进行消费升级，他们愿意为环保美容 / 护理产品多花钱；30% 的中国消费者越来越关注他们所使用品牌的道德实践，他们认为道德至关重要；85% 的中国消费者期待美容可持续创新，希望知名美容品牌具有更多创新的可持续理念。知名美妆品牌欧莱雅的环保理念就是"尊重环境"，其早在 2013 年就提出了"美丽，与众共享"的全球可持续发展计划，并将这一目标渗透到企业发展的方方面面。企业积极的社会活动能够有效推动产品销售，提升消费者忠诚度，树立良好的企业形象；反之，不重视企业形象、忽视道德实践的企业将会被打入"黑名单"，受到消费者的抵制。

[作者单位：张毅 翟佳琪，艾媒咨询（广州）有限公司]

2022年国际化妆品法规标准监测研究报告

李继超　　孙梅

摘要： 本文从化妆品监管法规、化妆品定义、化妆品分类管理等几个维度简述了国际化妆品主流市场法规标准概况，并结合这些市场2022年的法规标准更新内容，归纳出2023年国际主流化妆品市场法规标准面临的挑战及发展趋势，以及对我国化妆品法规标准体系的启示和思考。

关键词： 国际化妆品　法规　标准　监管模式　发展趋势

世界各国均出台了专门针对化妆品的监管法规和标准，虽然监管边界、管理模式有差异，但总体呈现出较高的相似性。对标国际通行规则，借鉴完善中国制度具有重要意义。本文以国际主流化妆品市场（特指欧盟、美国、加拿大、韩国、东盟及相关国际组织）的法规标准变化作为研究对象，以2022年为监测年度，对其更新情况进行监测、面临挑战进行分析、发展趋势进行预测、启示借鉴进行归纳，供同行研究参考。

一、2022年国际主流市场法规标准更新变化

（一）法规更新

本文汇总了2022年度国际主流化妆品市场法规更新内容。

1. 欧盟

2022年，欧盟委员会共计发布5项化妆品法规，涉及禁用组分调整、允许使用的防晒剂清单调整和用量调整、限用组分调整、防腐剂警示语标注阈值调整等内容，见表1。

表 1　2022 年欧盟公布的化妆品法规及主要内容

时间	法规名称	内容简述
2022 年 1 月	EU 2022/135	将邻甲氨基苯甲酸甲酯纳入欧盟化妆品法规限用组分清单管理
2022 年 7 月	EU 2022/1176	更新化妆品准用防晒剂二苯酮 –3 和奥克立林的使用要求
2022 年 7 月	EU 2022/1181	更新甲醛警示语阈值和标注要求
2022 年 9 月	EU 2022/1531	将包括四氟乙烯在内的 14 个物质列为欧盟化妆品禁用组分；将水杨酸甲酯纳入欧盟化妆品法规限用组分清单中管理
2022 年 11 月	EU 2022/2195	将丁羟甲苯和酸性黄 3 纳入限用组分清单管理；更新化妆品准用防晒剂胡莫柳酯的使用要求；将 HAA229 及其纳米形态纳入准用防晒剂清单

2. 美国

2022 年 12 月 29 日，美国总统签署通过了《2023 年综合拨款法案（H.R.2617）》，该法案包含了《2022 化妆品法规现代化法案》（MoCRA），标志着 1938 年颁布的《联邦食品、药品和化妆品法案》（FD&C Act）的第一次重大修订，同时也是 85 年来美国食品药品管理局（FDA）化妆品监管法规的首次法定变更，其他信息见表 2。

表 2　2022 年美国公布的化妆品法规及主要内容

时间	法规名称	内容简述
2022 年 3 月	加州 AB 2771 法案	禁止化妆品中的全氟烷基和多氟烷基物质（PFAS）的使用
2022 年 12 月	纽约州 A8630A 法案	禁止在化妆品和个人护理产品中使用二噁烷或汞
2022 年 12 月	《2022 年化妆品法规现代化法案》	化妆品制造商需向 FDA 注册；在美国市场流通的化妆品需要完成化妆品注册；强制实施良好生产规范；实施不良反应报告制度；责任人必须保证化妆品成分和产品的安全性都具有充分的安全证据

3. 东盟

东盟化妆品指令，是全球诸多化妆品市场中最紧跟欧盟化妆品法规的一个，但存在几个月的滞后性。2022 年 12 月，东盟更新其化妆品指令，主要更新内容基本上是跟进了欧盟化妆品法规的相关调整，见表 3。

表 3　2022 年东盟公布的化妆品法规及主要内容

时间	法规名称	内容简述
2022 年 12 月	东盟化妆品指令	新增禁用组分如过硼酸钠、次氮基三乙酸钠盐、邻苯二甲酸二异己酯等；修订准用着色剂 CI 77891 使用要求；修订准用防晒剂二氧化钛使用要求；修订限用组分水杨酸使用要求

4. 韩国

韩国化妆品市场有着与中国相似的管理思路，按照产品风险高低进行划分，分为一般化妆品和功能性化妆品。其主要监管法规《化妆品安全标准规定条例》每年也会作出多次更新，见表 4。

表 4　2022 年韩国公布的化妆品法规及主要内容

时间	法规名称及主要内容
2022 年 1 月	No.2022-3：定制化妆品销售商遵守事项相关规定
2022 年 4 月	No.2022-27：化妆品安全标准规定条例，禁用十一氟癸酸、三氟乙酸镍（Ⅱ）、九氟癸酸钠、七氟纳米酸钠、九氟癸酸铵、氟纳米酸铵，以及《持久性有机污染物控制法》指定的持久性有机化合物等
2022 年 4 月	No.2022-33：化妆品使用注意事项及过敏成分标识相关规定
2022 年 9 月	修订化妆品安全标准规定条例，禁用 5 种染发剂成分及标识，5 种成分为邻氨基苯酚、盐酸间苯二胺、间苯二胺、儿茶酚、邻苯三酚

（二）标准更新

化妆品标准为化妆品法规的实施提供了依据，也是化妆品安全评价的重要依据之一。本文汇总了 2022 年度国际主流化妆品市场标准更新内容。

1. 欧盟

欧盟消费者安全科学委员会（SCCS）是欧盟化妆品主要的技术支持机构，在全球化妆品市场占据着举足轻重的地位。这是因为现行欧盟化妆品法规内容有不少是从化妆品科学评估机构的评估意见中转化而来，即使那些最终还没有转化到法规中的评估意见，也是化妆品安全评估中的重要参考依据，见表 5。

表5　2022年欧盟消费者安全科学委员会公布的主要化妆品原料评估意见及主要内容

时间	编号	内容简述
2022年3月	SCCS/1637/21	将曲酸的最大安全浓度更新为0.7%
2022年4月	SCCS/1640/21	4%的4-甲基苄亚基樟脑作为防晒剂不安全
2022年5月	SCCS/1642/21	评估给出α-熊果苷和β-熊果苷的最大限量浓度及相关注意问题
2022年9月	SCCS/1641/22	染料木黄酮和大豆苷元在化妆品中最大浓度分别为0.007%和0.02%
2022年10月	SCCS/1639/21	评估给出视黄醇及其衍生物在不同类型化妆品中的最大限量,但无法给出化妆品对维生素A总暴露的影响程度
2022年10月	SCCS/1643/22	评估了三氯生和三氯卡班在化妆品中的安全性问题,尤其关注其在儿童产品中的使用

2. 美国

2022年,美国个人护理品委员会(PCPC)公布了化妆品和个人护理用品的微生物技术指南,该技术指南包含微生物限度、防腐挑战试验、化妆品微生物限度限值等内容,是行业广泛使用的微生物技术标准和限值来源,见表6。

表6　2022年美国个人护理品委员会公布的化妆品相关标准

发布机构	技术文件名称
PCPC	个人护理品委员会技术指南 微生物指南2022版

3. 加拿大

2022年8月,加拿大卫生部更新化妆品成分热点清单,内容涉及新增限用组分和修订部分物质的使用要求,见表7。

表7　2022年加拿大公布的化妆品相关标准

时间	法规名称	内容简述
2022年8月	化妆品成分热点清单	新增限用组分己酸乙基己酯、壬二酸及其盐类;修订维甲酸及其盐类、桉叶油、过氧化物和释放过氧化物的化合物、对羟基苯甲醚使用要求

4.国际组织

2022 年，国际标准化组织（ISO）共发布 4 项化妆品相关标准，涉及防晒产品测试和化妆品中重金属测试，见表 8。其中防晒测试方法被国际多数主流化妆品市场所采纳，重金属测试由于方法本身涉及的种类有限，未能涵盖各主流市场全部的类别，加之各主流化妆品市场有自己的测试方法或不限定测试方法，故尚未被行业广泛采纳。

表 8　2022 年国际标准化组织公布的化妆品相关标准

标准编号	标准名称
ISO 24442：2022	化妆品防晒测试方法　防晒产品 UVA 防护能力测试
ISO 24444：2019/AMD 1：2022	化妆品防晒测试方法　防晒指数 SPF 测试修订 1
ISO 23821：2022	化妆品分析方法　加压消解原子吸收光谱 – 冷蒸气技术测定化妆品中痕量汞
ISO 23674：2022	化妆品分析方法　热分解 – 原子吸收光谱法直接测定化妆品中痕量汞（汞分析仪）

二、2023 年国际主流市场法规标准面临挑战

（一）公众安全诉求

从 2022 年国际主流化妆品市场法规和标准的更新可以看出，大部分都和化妆品安全相关，或是禁用组分清单调整，或是被降低最高使用量，或是赋予新的要求，核心突出的是对化妆品安全的关切。这是国际主流市场的动态趋势，是这些市场监管机构的工作方向，更是公众对化妆品安全诉求的不断提升，且这种诉求随着消费者认知水平的提高会演变得更加极致，这是当前国际化妆品法规标准面临的一大挑战。

（二）环境生态要求

最近几年化妆品的环境友好性被越来越多被提及，从几年前的塑料微珠，到欧盟《关于化学品注册、评估、许可和限制的法规》（简称 REACH 法规）对 D4 和 D5 的限制，再到今天广受各行各业关注的全氟烷基和多氟烷基物质

（PFAS）的使用限制，消费者和化妆品行业开始愈来愈关注环境生态要求。最近几年 Clean Beauty 在海内外声名鹊起，旨在为消费者提供更加安全且环境更加友好的化妆品，国内也在 2022 年和 2023 年陆续由不同的组织出台了相应的团体标准，可见这一概念在国内也存在着广泛的群众基础。化妆品环境生态要求已然成为国际化妆品法规标准需要面对的课题。

（三）监管融合需求

国际主流化妆品市场在监管上呈现出相似但不相同的局面，不同国家的化妆品从业人员、消费者、研究机构、媒体等也在不断关注全球主流化妆品市场的调查报告和对比研究。一些行业交流大会、跨区域的展览会论坛等也在不断讨论主流化妆品市场的监管对比，这使得各个主流化妆品市场的监管越来越走向融合，都在避免出现"鹤立鸡群""一枝独秀"这种背离市场的状况出现。监管上如何融合、吸纳其他国家和地区的先进经验，同时又能照顾到本国化妆品产业的特点，充分考虑其化妆品产业所处的发展阶段，是监管部门面临的重大挑战之一。

（四）贸易便利追求

不难发现，国际主流化妆品市场基本都有着自己的化妆品市场准入制度和相关的技术标准。一些地区性的法规建立更是如此，比如欧盟化妆品法规、东盟化妆品指令、海湾国家化妆品标准等均是为了化妆品更加便利的自由贸易。各个市场化妆品法规标准的制定，既要符合本国的基本国情、尊重行业发展规律，又要具有融合发展的理念，能够助力本国化妆品行业"走出去"发展。化妆品法规标准的制定，在满足安全、环境生态友好的前提下，要为国内化妆品对接国际主流市场做好铺垫，为贸易提供便利，这也是未来化妆品法规标准发展的挑战。

三、2023 年国际主流市场法规标准发展趋势

（一）全流程监管模式呈现融合

众所周知，2022 年底美国国会颁布《2022 年化妆品法规现代化法案》之

前，美国曾是国际主流化妆品市场"表面宽松"的代表。之所以称之为"表面宽松"，是因为美国在进行化妆品法规制度设计时已经将风险相对较高的产品排除在外，剩下的品类风险较低，故监管也较为宽松。但随着新法案的颁布及相关细则的出台，可以预见美国化妆品市场也将开启全流程监管模式，从生产商注册到产品的强制注册，从强制良好生产规范到不良反应的监测等，全流程监管模式逐渐清晰，法规标准的发展呈现出越来越明显的融合态势。需要特别强调的是，监管模式的形成与发展是动态演进的，它不是绝对的、固化的、非此即彼的，不同类型之间有时候是存在交叉、融合的。

（二）"三致"物质（CMR物质）管理日趋严格

欧盟化妆品法规在立法之初，就明确规定了禁止在化妆品中使用CMR1A类、1B类或2类物质。2022年欧盟发布的化妆品法规修订案将甲醛的标注阈值降低了50倍，将包括四氟乙烯在内的14个物质列为欧盟化妆品禁用组分，将水杨酸甲酯纳入欧盟化妆品法规限用组分清单中管理，这些物质均是近几年被《欧盟物质和混合物的分类、标签和包装法则》（简称欧盟CLP法规）列为CMR1A类、1B类或2类的物质。2022年11月，欧盟委员会向世界贸易组织（WTO）递交G/TBT/N/EU/935号通报，计划将包括喷替酸、喷替酸五钠等在内的约30个CMR物质列为化妆品禁用组分。欧盟在CMR物质的管理上不遗余力，使得欧盟已然成为国际上CMR物质管理最为严格的地区。

（三）内分泌干扰物跃入视野

2002年，世界卫生组织（WHO）对内分泌干扰物作出定义，指出内分泌干扰物是一种外源性物质或混合物，它会改变内分泌系统的功能，从而对完整的生物体、其后代或（亚）群体的健康造成不利影响。

2022年欧盟发布化妆品法规修订案，降低化妆品准用防晒剂二苯酮-3、奥克立林和胡莫柳酯的最高使用限量，将抗氧化剂丁羟甲苯（BHT）纳入限用组分。同年SCCS还发表了关于三氯生和三氯卡班的评估意见SCCS/1643/22，该意见基于安全评估的结果，更新了其在儿童产品，尤其是牙膏和漱口水中的使用要求。2022年3月，加州发布AB 2771法案禁止化妆品中的全氟烷基和多氟烷基物质（PFAS）的使用。以上物质的调整均和其自身具有潜在的内分泌干扰毒性相关。欧盟、美国等在内分泌干扰物的立法上走在了全球前列，提示国内化妆品行业也需要密切关注内分泌干扰物的危害，并尽早建立或更新相关法规，以最大限度地保护消费者安全。

四、对我国化妆品法规标准体系的启示和思考

（一）坚定全程监管的制度自信

近年来，化妆品行业发生了巨大变化，从传统互联网平台经济到短视频直播经济，从外资主导市场到国潮国货的兴起，人民群众对化妆品的认知水平明显提高，消费能力、消费水平、消费方式、消费习惯明显变化，安全功效要求越来越高。我国实施的是具有中国特色的化妆品全流程监管模式，和亚洲其他重要市场日本和韩国非常相似，这其中也折射出东方传统文化中"大政府"理念。如今，随着美国颁布《2022 年化妆品法规现代化法案（MoCRA）》，国际主流化妆品市场中又增加一个重量级的全流程监管模式市场。因此，我们需要更加坚定当前监管模式的制度自信。总之，监管模式没有先进落后之分，只有合适与否的结果之别，而且都是特定条件下的进化产物。

（二）注重国际通行规则的对接

过去的一年里，在法规标准方面，国际主流化妆品市场已经呈现出了几个比较鲜明的特点和趋势，这其中有不少和化妆品安全性相关，如 CMR 物质和内分泌干扰物等。我们需要主动监测和对标国际通行规则，以我为主深入开展中国化、本土化，形成中国特色的法规制度，在实践中保障制妆强国的实现，才能在参与国际规则制定中贡献中国智慧。注重国际通行规则的对接，不是照抄照搬其他国家和地区的制度，不能是"拿来主义"，而是需要引进消化吸收，结合本国基本国情和市场特点再创新。

（作者单位：李继超 孙梅，通标标准技术服务有限公司广州分公司）

国际化妆品中塑料微珠治理进展研究报告

王晓炜　曹菲斐　邱颖姮　庞学斌　蒲红

摘要： 塑料微珠在化妆品中的使用对海洋生态环境带来直接影响，国际上已采取治理措施以减少其排放。但由于经济及技术方面的限制，目前在治理中存在禁塑覆盖面不完全、缺乏替代品等问题。未来治理或朝着化妆品全面禁塑的方向发展，建议不断完善监管体系，以保障生态环境安全，推进产业可持续发展。

关键词： 化妆品　塑料微珠　国际　治理

塑料微珠又称为塑料微粒，生产简单、成本低廉，可添加至淋洗类化妆品中起到清洁、磨砂、去角质等作用。因其尺寸小而不能完全被污水厂处理，对海洋生态环境带来直接影响。近年来，塑料微珠的危害性已在国际上引起广泛关注，本文以国际化妆品中塑料微珠治理进展为研究对象，总结发展现状、分析发展的痛点，探讨发展趋势、提出发展建议。研究表明，国际上已采取治理措施以减少塑料微珠的排放，并已初显成效。但由于经济及技术方面的限制，还存在禁塑覆盖面不完全、缺乏替代品等问题。建议关注塑料微珠治理的新动向，完善监管体系，保护环境安全，推动可持续发展。

一、国际化妆品中塑料微珠治理发展概况

（一）主要国家和地区的监管政策及相关法规

1. 中国

2018 年初，中国将添加塑料微珠的化妆品和清洁用品列入《环境保护综合名录（2017 年版）》"高污染、高环境风险"产品清单。2019 年 10 月 30 日，

中国发布《产业结构调整指导目录（2019年版）》，提出含塑料微珠的日化用品到2020年12月31日禁产、2022年12月31日禁售。2020年1月16日，中国发布的《关于进一步加强塑料污染治理的意见》，明确规定到2020年底禁止生产含塑料微珠的日化产品，到2022年底禁止销售含塑料微珠的日化产品。

2017年8月3日，中国台湾发布公告《限制含塑料微粒的化妆品及个人清洁用品制造、输入及贩卖》，规定了不得制造、输入和贩卖含塑料微粒的化妆品和个人清洁用品；2019年4月19日对上述草案进行了修订，明确规定非天然聚合物的固体合成蜡等聚合物颗粒属于塑料微粒，含上述颗粒的化妆品及个人清洁用品2019年9月1日起不得制造和输入、2020年3月1日起不得贩卖，同时增订了天然聚合物的定义，且中国台湾对塑料微珠的定义中明确了其材质包括生物可降解塑料。

2.美国

2015年12月28日，美国发布《2015年无微珠水域法案》，分阶段禁止在美国生产、引进和销售含塑料微珠的淋洗类化妆品（包括牙膏）和被视为非处方（OTC）药品的淋洗类化妆品（包括牙膏）。由于美国50个州各自拥有完全主权和州宪法，美国伊利诺伊州、威斯康辛州等州基于联邦法案也先后颁布了塑料微珠禁令，禁止生产、引进和销售含塑料微珠的淋洗类化妆品。

3.加拿大

2016年6月29日，加拿大将塑料微珠加入《1999年加拿大环境保护法》（CEPA 1999）附表1的有毒物质清单。2017年6月14日，加拿大发布《洗护用品中的微珠条例》，禁止生产、进口和销售含用于人体去角质或清洁的塑料微珠的洗护用品、天然保健产品和OTC药品。

4.欧盟

欧盟目前尚无专门针对禁止使用塑料微珠的法案，但是欧盟委员会已计划对有意添加到产品中的微塑料采取监管行动。2019年1月，欧洲化学品管理局发布了针对微塑料的REACH限制报告草案，提议对投放到欧盟市场的产品中的微塑料进行全面限制。2022年8月30日，欧盟委员会发布微塑料限制提案，用作磨料（即起去角质、抛光或清洁作用）的淋洗类化妆品或清洗剂的禁用没有过渡期，因为估计2020年行业已自愿逐步淘汰此类运用。但对于添加了起其他作用的微塑料的淋洗类产品（除微囊香精外）、微囊香精和驻留类产品（除唇部、指甲和彩妆产品）、唇部、指甲和彩妆等驻留类产品，分别拟定了 4 年、6 年、12 年的过渡期。

一些欧盟成员国如法国、比利时、意大利、瑞典、葡萄牙等国也已通过或提议在一些消费品中故意添加微塑料的禁令，主要涉及去角质或清洁作用的淋洗类化妆品中的塑料微珠。

5. 英国

英国英格兰、苏格兰、威尔士、北爱尔兰四个地区于 2017—2019 年先后颁布《环境保护（微珠）条例》，禁止生产和销售含有塑料微珠的淋洗类个人护理产品。

6. 韩国

2016 年 9 月 29 日，韩国发布《关于化妆品安全标准等规定部分修改的行政通知（草案）》，拟将 5mm 以下的微塑料添加到禁止使用的原料清单中。2017 年 7 月 1 日，《化妆品安全标准等规定》正式将"微塑料（清洁和去角质等产品中残留的小于 5mm 的固体塑料）"纳入禁止使用的原料清单，并于 2018 年 7 月 1 日开始禁止销售含此类原料的产品。

（二）化妆品中塑料微珠的治理措施

国际上对于塑料微珠的治理包括政策手段、治理内容、法规形式、实施步骤等。在手段方面，利用倡议、立法、征税、经济激励等措施，禁止生产、进口和销售含有塑料微珠的产品，并鼓励使用天然、可降解替代品，从源头上防治塑料污染。在内容方面，大多数国家和地区目前仅在淋洗类化妆品和个人护理产品中禁用起去角质或清洁作用的塑料微珠，但欧盟正实施计划在全品类化妆品中全面禁止塑料微珠的使用。在法规形式方面，美国、加拿大、法国、英国等国均已颁布专门的禁令，韩国则将塑料微珠列为禁用原料清单中。在实施步骤方面，逐步淘汰塑料微珠的使用：如加拿大先发布制定相关微珠法规的计划，并将塑料微珠添加到环境有毒物质清单后，再逐步禁止生产、进口和销售含有塑料微珠的洗护用品。

（三）化妆品中塑料微珠的治理现状

少数国家和地区已出台塑料微珠禁令，许多化妆品厂家已自愿停止生产含塑料微珠的淋洗类产品。经调研与文献检索，国外对个人护理产品中的塑料微珠监管执行情况报道较少，近三年来数据几乎未见，仅阿拉伯联合酋长国（UAE）报道了 2018—2020 年间阿联酋市场流通的淋洗类产品检测数据，含有微塑料的产品数量逐年减少。但全球趋势是反对使用微珠，这种"环境规范"对消费者习惯、政府政策和公司营销产生强大影响，推动了全面禁塑的进程。

二、国际化妆品中塑料微珠治理发展痛点及挑战

1. 化妆品中塑料微珠监管政策覆盖面不完全

目前，全球共有 15 个国家和地区对塑料微珠有明确禁令、8 个国家和地区提议禁止塑料微珠、5 个国家和地区呼吁倡导禁止塑料微珠，主要集中于欧盟、美国、加拿大、澳大利亚、中国、印度、巴西等国家和地区。绝大多数发展中国家和地区未出台相应的监管政策，如果此类国家和地区仍在广泛使用塑料微珠，影响治理的成效。

2. 驻留类化妆品中使用的塑料微珠尚无合适的替代品

市场上可用于彩妆、护肤产品中的塑料微珠替代品供应有限。已尝试过的替代品如硅石、纤维素和淀粉由于性能较差、成本较高等原因未能实现替代作用。塑料微珠在成膜剂方面也没有现成的替代品。因此，化妆品全面禁用塑料微珠在目前暂时无法实现，一些塑料微珠仍可能通过驻留类化妆品进入环境，造成污染。

3. 现有的化妆品中塑料微珠检测标准体系亟待完善

目前已有的化妆品中塑料微珠法定检测标准少且均为定性方法，但随着技术的发展，产品中添加的塑料微珠种类变多，还可能混有其他塑料微珠替代品颗粒，而现有的检测方法无法检测更细小的颗粒、难以分离不溶性颗粒。由于化妆品基质种类繁多、理化性质各异，单一的前处理手段存在不适用于某些基质的情况，对应用和监管造成了一定的障碍。

三、国际化妆品中塑料微珠治理发展趋势分析

1. 禁塑范围或逐渐由淋洗类化妆品扩展至驻留类化妆品

2022 年 8 月 30 日，欧盟委员会发布 REACH（EC）No 1907/2006 Annex XVII 的修订草案，限制在各种产品中使用有意添加的微塑料。该草案将驻留类化妆品也纳入了限制范围，涉及护肤品、香水和唇部护理等产品，并设置了 6~12 年的过渡期。该草案一旦实施，意味着欧盟将在所有化妆品中完全禁止微塑料的使用。可见化妆中塑料微珠的治理后续将朝化妆品全面禁塑的方向发展，持续推进减少塑料微珠的排放。

2. 塑料微珠豁免条款随着技术发展适用范围不断修订

目前一些国家和地区在其塑料微珠禁令中设置了豁免条款，如瑞典、葡萄牙的禁令将含仅由天然聚合物组成的塑料颗粒的产品排除在外；葡萄牙禁令的豁免条款还包括可生物降解的聚合物和溶解度超过 2g/L 的聚合物；欧盟委员会明确将一些聚合物排除在"微塑料"定义外，包括未经化学改性的天然聚合物、可降解聚合物、水溶性大于 2g/L 的聚合物、化学结构中不含碳原子的聚合物。随着材料科学的不断发展，"生物可降解""天然聚合物"等新型材料已出现在市面上。

然而上述材料尚无明确定义，包括种类、材质和性质等尚不明晰。为防止监管漏洞，一些国家和地区严格将可生物降解的塑料排除于豁免条款之外，如美国加利福尼亚州和中国台湾。针对此类材料的豁免条款既要综合考虑各种难点和行业现状，还要避免禁令过于严苛而缺乏合理性，因此其适用范围或将随着技术发展不断修订。

四、化妆品中塑料微珠治理发展建议

1. 持续关注塑料微珠治理新动向，适时调整监管政策

塑料微珠造成的环境问题目前仍持续被国际社会重点关注，塑料微珠的安全评估、检测技术、检测标准、相关法规也一直处于不断更新发展中。同时，随着化妆品产业不断创新，新技术、新产品不断涌现，塑料微珠在监管

中也将遇到新现象、新问题，对现有的监管政策形成挑战。对此，建议持续保持对塑料微珠治理新动向的关注，根据国际最新研究成果及行业发展情况适时调整监管政策，不断提升治理水平，保障全球生态环境安全和人类健康。

2. 鼓励化妆品中塑料微珠替代品的研发

为进一步减少塑料微珠的排放，建议鼓励替代品相关的技术开发和应用，提供更多性能良好稳定、环保绿色的原料供选择。同时，建议在监管政策配套措施中加入政策激励，鼓励企业不断创新升级，从源头减少化妆品中添加塑料微珠。

3. 逐渐完善化妆品中塑料微珠的检测标准体系

目前化妆品中塑料微珠的检测方法均为定性方法，且前处理普适性不强、可参比的标准光谱图有限，建议进行相应的修订。同时，各国法规对化妆品中塑料微珠的定义包括粒径、溶解性、降解性等的规定，但目前暂无相应的法定检测方法；建议制订相应配套检测方法，逐渐完善化妆品中塑料微珠的检测标准体系，为塑料微珠的减排提供技术支持。

（作者单位：王晓炜 曹菲斐 邱颖姮 庞学斌 蒲红，深圳市药品
　　检验研究院、国家药品监督管理局化妆品监测评价重点实验室）

扫码看参考文献

社会组织参与化妆品治理的国际比较研究

黄浩婷　谢志洁　陈正东　刘佐仁

摘要： 为全面了解国际主流市场社会组织参与化妆品治理的现状，并形成可供借鉴的经验方法，为我国社会组织充分发挥作用提供建议。本文通过对美国、欧盟、日本、中国社会组织的法定概念、外部治理及内部治理等内容的比较，分析归纳了社会组织参与化妆品治理的挑战及发展趋势。最后结合中国实际，提出了重视可持续发展意识，提高社会组织自主性，优化准入管理，发挥社会组织作用，加强国际交流等创新中国社会组织参与化妆品治理的建议。

关键词： 国际　化妆品　社会组织　治理

根据民政部统计数据，目前我国共有社会组织 90.2 万家，其中社会团体 37.1 万家。但在全国社会组织信用公示平台查询"化妆品"，化妆品社会组织仅有 182 家，其中社会团体 159 家（行业协会商会 117 家，其中资金规模在 10 万以下的 98 家）。可以看出，我国化妆品社会组织还处于发展的初级阶段，数量少、规模小。国际经验证明，强大的产业需要强大的监管和社会力量的支持。同时，根据《国务院办公厅关于全面加强药品监管能力建设的实施意见》提出的对标国际通行规则精神，有必要开展社会组织参与化妆品治理的对标研究。美国、欧盟、日本是化妆品消费大国或地区和国际主流市场，因此，本文选取美国、欧盟、日本作为我国的对标研究对象。

一、国际主流市场社会组织的定义与分类

国际上无统一的"社会组织"定义，在法律形式上也有各种形式，见表 1。

美国、欧盟、日本大致将社会组织分为进行非营利性活动和可进行商业经济活动的类型，并分别给予不同的税收优惠。日本还进一步将组织活动目的进行细分，按对多数人利益或特定领域活动目的细分为公益社团法人和特定非营利活动法人。中国则以社会组织的成立形式进行划分，强调以非营利性为活动目的。

表1　美国、欧盟、日本、中国社会组织的法定概念比较

国家或地区	法律依据	法律形式		活动限制
美国	《美国国内税收法典》州公司法，如加利福尼亚州《非营利组织法》	①公益组织		公益或慈善
		②互益性组织		除公益、慈善、宗教外的合法目的
		③宗教		宗教目的
欧盟（以德国为例）	《德国结社法》《德国民法典》	①注册协会		慈善或宗教目的可享受税收优惠
		②经济协会		经济商业活动，通过州裁决获得法律行为能力
		③非社团法人		慈善或宗教目的可享受税收优惠
		④旧法协会		在《民法典》生效之前就已存在
日本	《一般社团法人及一般财团法人法》《公益社团法人及公益财团法人认定法》《特定非营利活动促进法》	①广义公益法人	一般社团/财团法人	合法目的
			公益社团/财团法人	关于学术、技术、慈善等且对多数人的利益作出贡献的公益目的事业
			特定非营利法人	促进学术、文化、艺术或体育的活动等20类
		②共同利益法人		非营利性
		③任意团体		不具备法人资格、非营利性

续表

国家或地区	法律依据	法律形式	活动限制
中国	《民法典》《社会团体登记管理条例》《基金会管理条例》《民办非企业单位登记管理暂行条例》	①社会团体	非营利性
		②基金会	公益事业、非营利性
		③民办非企业单位	非营利性社会服务

二、社会组织参与化妆品治理的国际比较

各国社会组织的法律形式各不相同，数量也较多，为使研究更具有代表性，本文选取了国际主流市场中较为权威的、有较大影响力的化妆品社会组织作为典型案例进行比较研究，如美国个人护理用品协会（PCPC）、欧洲化妆品协会（CE）、日本化妆品工业联合会（JCIA）、中国香料香精化妆品工业协会等。需要说明的是，这些案例可能更具典型意义，未必具有普遍意义。

（一）社会组织的外部治理比较

社会组织的外部治理是指社会组织在国家法律框架下的角色定位、职权分配等，反映的是政府与社会组织的关系。本文根据社会组织的相关法律法规，从组织准入、主管机构、监督管理等方面进行社会组织的外部治理比较，见表2。

表2　美国、欧盟、日本、中国社会组织的外部治理比较

项目	美国	欧盟	日本	中国
组织准入	申请登记（享受税收优惠：登记注册）	申请登记	一般社团法人：申请登记；公益社团法人或特定非营利活动法人：认证＋登记	登记审批
主管机构	美国国税局所在州司法部	辖区初级法院	主管机关、登记机关	业务主管单位、登记管理机关

项目	美国	欧盟	日本	中国
监督管理	非营利性审查及财务活动监督	非营利性审查及财务活动监督	法务局负责登记，主管机关负责认证及业务监管	登记管理机关负责准入和外部监督，业务主管部门对其内部业务进行管理

如上表所述，美国、欧盟政府只针对社会组织的非营利性审查及财务活动监督，在准入上也采取申请登记的宽进原则，满足相关法律要求，则准予设立。美国的登记注册也只是社会组织获得税收优惠的程序，并不是为了合法性。日本政府除了对公益社团法人、特定非营利活动法人的干预较多，由登记机关和主管机关双重管理，一般社团法人仅需申请登记即可设立。中国的社会组织则统一需要经过登记审批，日常活动也有政府部门进行监管，政府干预较多。

（二）社会组织的内部治理比较

社会组织的内部治理是指社会组织自身在参与化妆品治理的制度性安排，反映的社会组织与市场的关系。本文从成立时间、使命宗旨、组织架构、会员组成、主要举措等方面进行社会组织的内部治理比较，具体见表3。

表3 美国、欧盟、日本、中国社会组织的内部治理比较

项目	PCPC	CE	JCIA	中国香料香精化妆品工业协会
成立时间	1894 年	1962 年	1959 年	1984 年
使命宗旨	致力于质量、安全、创新，推动行业发展，提高行业影响力，保持公众对行业的信心	保证消费者的安全，推动化妆品行业创新和可持续发展，塑造一个有利于长期增长和可持续发展的经营环境	提高全球竞争力，提高化妆品的质量和安全性，把握市场变化，了解海外监管趋势，发挥影响力，为环境和可持续发展作出贡献	遵守法律、代表行业、沟通政府、维权自律、服务企业、促进发展

续表

项目	PCPC	CE	JCIA	中国香料香精化妆品工业协会
组织架构	5个部门 8个委员会 14个技术／监管委员会	7个部门 成分联盟	理事会 11个专业委员会 2个独立机构	会员代表大会 理事会 秘书处 12个专业委员会 3个标准化工作机构
会员组成	化妆品制造商、分销商、零售商和美容院，原材料、包装等的供应商，消费者、媒体等，目前有600多家会员	从事该行业及对该行业感兴趣的协会、企业等，目前拥有83家国家级协会、企业会员	包括约1300家正式会员、47家原料部会员、约300家支持会员	在行业内具有一定影响的企事业单位或个人，现有会员单位1200余家
主要举措	①自愿化妆品注册计划（VCRP）；②组建国际化妆品成分命名委员会（INC），建立INCI名称目录；③成立化妆品成分审查专家小组（CIR）；④制定行业指南、标准；⑤证书计划：自由销售证书（CFS）、良好生产规范证书（GMP）；⑥建立数据库：信息数据库、国际监管数据库（IRDB）、在线信息库（InfoBase）、供应商名录、wINCI；⑦可持续发展行动	①科学研究，如动物替代试验、长期科学战略研究计划和欧盟旗舰项目EU-ToxRisk；②确保化妆品安全，发表科学出版物、指导文件、政策意见和建议；③制定指南，如通过《负责任广告和营销传播章程和指导原则》，作为对现有欧洲立法框架的补充；④支持国际监管趋同，提高国际竞争力；⑤风险监测，对涉及并可能影响化妆品行业的主题进行长期监测；⑥可持续发展行动	①调查和研究与化妆品相关的问题，并制定对策；②制定化妆品及医药部外品成分名称清单；③提供出口证书签发服务；④提供公众科普知识，设立心理咨询室；⑤举办化妆品培训班、研讨会等；⑥制定化妆品行业自律指南、标准；⑦国际交流合作；⑧可持续发展行动	①行业管理，参与药监部门组织的行业交流会、举办学术研讨会、举办科普宣传教育活动等；②承接政府部分职能及购买服务，如开展课题研究、承接政府化妆品备案审核工作；③业务培训，如与国家药品监督管理局高级研修院联合举办"化妆品安全评估专题研修班"；④咨询服务，如产品注册备案指导；⑤制定团体标准；⑥提供自由销售证明；⑦国际交流

如上表所述，各国化妆品社会组织致力于行业发展，但侧重点存在差异。

在使命宗旨上，美国、欧盟和日本强调可持续发展；在组织架构上，主要由决策机构和专业委员会组成；在会员组成上，美国、欧盟和日本社会组织的会员基本涵盖了整个行业，但中国社会组织的会员主要是国内的中大型企业，小型企业大多不是会员。特别是在主要举措上，美国和欧盟社会组织在行业治理中具有重要地位和自主性，活动范围广泛，涵盖整个行业；日本社会组织部分职能由政府授权；中国社会组织的自主性较弱，主要在政府的引导下进行活动，作为政府和行业之间的桥梁。

三、中国社会组织参与化妆品治理的挑战

（一）对内主动治理不足、标准供应不足

相比美国和欧盟的社会组织，中国社会组织在化妆品治理中的自主性较低，在主动治理方面缺乏充分的动力，更多是在政府的引导下承担桥梁的角色。此外，中国社会组织在制定和推广更严格标准和准则方面的供应仍相对有限，覆盖面较窄。而美国和欧盟的社会组织通过制定具有广泛影响力的行业标准，如 PCPC 制定《可持续发展手册：最佳实践实用指南》，CE 制定《化妆品行业良好可持续发展实践》等引导行业可持续发展，对化妆品行业进行有效的引导和监督。

（二）对外国际协调不足、规则互认不足

由于不同国家和地区的法规和标准存在差异，化妆品企业面临在国际市场上遵守多种规则的挑战。社会组织在国际协调方面可以发挥重要作用，推动各国规则的互认和趋同，减轻企业在国际市场上的负担和风险。然而，中国社会组织在国际标准制定和协调方面的机会相对较少，缺乏与国际社会组织的密切合作和交流。而美国和欧盟的社会组织为此付诸了大量行动，如 PCPC 的证书计划，建立的国际监管数据库（IRDB）等数据库。CE 成为国际化妆品监管合作组织（ICCR）的成员之一，参与制定国际标准，积极推动法规的趋同和相互兼容性等。

四、社会组织参与化妆品治理的国际趋势

（一）政府和社会组织协同治理

在美国，政府对化妆品的监管力度相对较小，社会组织体系得以发挥积极作用。同时，美国宪法保障了公民的自由结社权，政府不能干预社会组织的活动，社会组织具有较大的自由度，在化妆品治理中发挥着重要作用，推动行业的自律和规范，填补了政府监管的空白，与政府监管相辅相成。这种政府和社会组织的合作模式有助于平衡监管责任和行业需求，促进化妆品行业的可持续发展。

（二）社会组织引领高质量发展

在欧盟，社会组织在化妆品治理中起着引领作用。欧盟政府注重保障最基本的产品安全，而社会组织关注更严格的产品质量和安全标准，推动行业向可持续高质量发展的方向发展，如通过制定严格的标准和准则，提供专业的服务和指导，引导企业遵循高标准，保障产品质量和消费者权益。

（三）社会组织联合协作参与治理

在日本，政府对化妆品进行全过程全生命周期的监管，监管力度略弱于中国。由于政府的强势监管，社会组织的作用受到一定限制。在这种情况下，社会组织通过联合协作的方式参与行业治理和促进行业发展，如JCIA由日本东京化妆品工业会、西日本化妆品工业会和日本中部化妆品工业会组成，社会组织之间形成合作网络，充分发挥各自的专长和优势，提高治理效能，共同推动化妆品行业的发展。

五、中国社会组织参与化妆品治理的建议

中国社会组织的兴起源于改革开放带来的制度变迁、观念转变和政府让渡，也因此中国社会组织与政府的联系最为紧密，权威性高，但同时也限制了组织的自主性，使得其在参与化妆品治理方面的作用远未发挥出来。基于

以上分析，为我国社会组织参与化妆品治理提出以下建议。

（一）重视可持续发展意识，引领可持续发展

中国社会组织应加强对可持续发展理念的认知，将其纳入化妆品产业发展的目标和规划中。社会组织可以发挥引领者的作用，通过制定和推广可持续发展标准、倡导绿色生产和消费，推动行业走向可持续发展道路。政府、企业和社会组织之间应建立更紧密的合作关系，形成多方合力推进可持续发展。

（二）提高社会组织自主性，优化准入管理

为提高社会组织的自主权和自律能力，政府应加强对社会组织的支持和引导。政府可以通过简化准入程序、降低准入门槛，建立科学的分类管理机制，为社会组织提供更多的发展空间和资源支持，同时积极与社会组织互动，支持和引导社会组织与企业合作，共同推动化妆品治理的改善和行业可持续发展。

（三）发挥社会组织的作用，加强国际交流

中国社会组织应提高自身的影响力和专业水平，积极参与化妆品治理的决策和规划。如在标准的制修订上，社会组织可以推动制定更严格、适应行业发展需求的标准，引领化妆品行业走向高质量发展。同时，积极与国际社会组织合作，参与国际研讨会、论坛等，加强信息共享和经验交流，提升国际话语权，促进我国化妆品治理与国际接轨。

（作者单位：黄浩婷　刘佐仁，广东药科大学；

陈正东，广东省药品检验所；

谢志洁，中国药品监督管理研究会化妆品监管研究专业委员会）

扫码看参考文献

附　录

◎ 中国化妆品行业大事记（2022 年）

◎ 国际化妆品行业大事记（2022 年）

中国化妆品行业大事记（2022 年）

时间	事件标题	事件内容	一级分类	二级分类	事件类型
1 月 5 日	代工企业芭薇完成过亿元 B 轮融资	该轮融资资金将用于投入数字化智能工厂改造来扩充产能提升利用率及对原材料应用，配方研发加强公司竞争技术壁垒。广东芭薇生物科技股份有限公司成立于 2006 年，是一家集化妆品专业策划、研发、生产为一体的综合性国际化大型股份制企业。芭薇服务化妆品牌客户近 2000 个，协助品牌客户向省药品监管部门备案登记国产普通化妆品、特殊用途化妆品6000 多种（来源：新浪财经）	经济	经营活动	新事
1 月 5 日	福瑞达与齐鲁工业大学共建研究中心	双方依托生物基材料与绿色造纸国家重点实验室，联合共建生物功能材料工程技术研究中心。后续将在王浆酸的生物合成研究与应用项目、酵母核苷等多个方面进行协同研发合作，包括环保包装材料研究及开发等化妆品产业相关的新产品，新技术研发以及相关的基础应用研究等（来源：齐鲁工业大学）	技术	研发投入	新事
1 月 6 日	植物医生成第一个与国家重点实验室合作的护肤品牌	中国科学院昆明植物研究所国家重点实验室是首个以"植物化学"命名的实验室，云南首个国家级重点实验室，在天然产物的化学合成和反应方面，纯净美肌，属当前国内领先水平。植物医生定位"高山植物，纯净美肌"，多年来深耕高山植物这一珍贵民族文化资源，双方将携手合作，探索植物资源价值，进一步传递中国特色资源文化（来源：植物医生）	技术	研发投入	特事

续表

时间	事件标题	事件内容	一级分类	二级分类	事件类型
1月6日	中检院发布《特殊化妆品注册备案延续审理受理审核要点（试行）》	审核要点规定了总体判定原则和受理审核的具体要求，包括申报资料的一般要求、申请表要求、注册证要求、自查情况说明要求、检验报告的要求、产品执行的标准或产品技术要求、不可抗力等规定（来源：中检院）	技术	技术监督	新事
1月7日	国家药监局发布《化妆品生产质量管理规范》	规范自 2022 年 7 月 1 日起施行，明确了化妆品生产企业质量管理体系人员，质量保证与管理，厂房设施与设备管理、物料与产品管理，生产过程管理，产品销售管理等要求。该规范将进一步提升我国化妆品生产质量管理的整体水平，指导和督促企业持续稳定地生产出质量安全、符合要求的化妆品（来源：国家药监局）	政治	法律法规	大事
1月10日	国家药监局综合司印发《国家药品监督管理局重点实验室考核评估规则（试行）》	评估规则规定所有通过国家药监局评审认定的重点实验室均应参加考核和评估，考核每年开展一次，评估每 5 年开展一次。考核评估的内容包括重点实验室的支撑条件建设情况、科学研究及服务监管情况、成果转移转化情况、开放交流与合作研究情况等。评估结果为优秀的重点实验室将获得通报表扬等，评估结果为不合格的或被撤消重点实验室资格（来源：国家药监局）	政治	法律法规	大事
1月17日	鲸蜡基二甘油三硅乙基聚二甲基硅氧烷2022年首个备案新原料	据国家药监局官网信息显示，首个新备案原料 001 号的备案日期为 2021 年 1 月 17 日，中文名称为"鲸蜡基二甘油三硅乙基聚二甲基硅氧烷"（国妆原备字 20220001），原料备案人为陶氏（张家港）投资有限公司。原料的使用目的为乳化剂，推荐使用中含量是 2%~8%，当前原料还处于监测状态（来源：国家药监局）	技术	科技发展	特事

续表

时间	事件标题	事件内容	一级分类	二级分类	事件类型
1月17日	2021年化妆品零售总额首次突破4000亿元	据国家统计局发布的2021年社会消费品零售总额数据显示，2021年社会消费品零售总额440823亿元，比去年同期增长12.5%。2021年全年中国化妆品限额以上零售总额达到4026亿元，同比增长14.0%，超过总零售总额12%的增长率，化妆品销售首次突破4000亿元大关（来源：国家统计局）	经济	经济水平	特事
1月18日	2021年化妆品进出口贸易逆差进一步缩小	据海关总署发布2021年全国进出口重点商品量值数据显示，2021年美容化妆品及洗护用品进口总量473839吨，同比增长5.2%；出口总量96356吨，同比减少3.1%；进口总金额1613亿元，同比增长15.2%，创新高；出口总额313.5亿元，同比增长6.4%，贸易逆差进一步缩小（来源：中国海关总署）	经济	经济水平	特事
1月20日	美妆新零售品牌HARMAY話梅完成近2亿美元C轮及D轮融资	HARMAY話梅定位全球美妆集合店，以临街独栋店铺作为主要选址依据，目前HARMAY話梅所售的大牌以及海外小众品牌达400多个，SKU超9000个，2021年新晋合作品牌超过了百个，这也是HARMAY話梅相比其他同业渠道的主要差异优势（来源：[36]氪）	经济	经营活动	特事
1月26日	2022年全国化妆品监管工作电视电话会议召开	会议系统总结2021年化妆品监管工作，深入分析任务形势，并全面部署2022年重点工作。一是提升法规保障力，夯实监管基础；二是强化风险防控力，推进全链条监管；三是完善技术支撑力，提升监管科学化水平；四是提升科普引导力，加强社会共治；五是提升国际影响力，加强全球政治交流协作；六是提高政治定力，大力弘扬作风精神，锻造忠诚干净担当的干部队伍（来源：国家药监局）	政治	行政监管	大事

时间	事件标题	事件内容	一级分类	二级分类	事件类型
1 月 29 日	山东省首个针对化妆品产业专项实施意见出台	山东省工业和信息化厅、山东省药品监督管理局联合印发《山东省促进化妆品产业高质量发展实施意见》，到 2025 年，形成以济南为核心、青岛、烟台、泰安、临沂、菏泽等多层次多区位多品类发展的"一核多点"发展格局；培育百亿级化妆品企业 1 家，50 亿级企业 2 家，20 亿级企业 10 家，规模以上企业 100 家，构建起"龙头引领、梯次发展"的企业培育格局，筑成中国北方化妆品发展新高地（来源：山东省工业和信息化厅）	政治	行业政策	大事
2 月 21 日	国家药监局发布《化妆品不良反应监测管理办法》	《办法》自 2022 年 10 月 1 日起施行，《办法》理清了药监局（包括国家级、省级和市县级）、监测机构（包括国家级、省级和市县级）、化妆品注册人／备案人、化妆品受托生产企业／化妆品经营者、医疗机构、化妆品电子商务平台经营者等主体所承担化妆品不良反应监测责任与义务，是我国首部专门针对对化妆品不良反应监测管理制定的法规文件，对推进化妆品不良反应监测工作具有重要的里程碑意义（来源：国家药监局）	政治	法律法规	大事
2 月 22 日	本土纯净美妆得意（Dewy Lab）完成千万元美金 Pre-A 轮融资	该轮融资由华创资本领投，小红书跟投，这是小红书投资的第一家化妆品牌。2021 年 1 月，国内首个纯净美妆品牌「Dewy Lab 得意」正式上线首批产品，自上线以来，一年内已完成三轮融资。现已形成粉霜、遮眼，散粉三大单品矩阵，以25~35 岁女性为主客，客单价稳定在 200 多元（来源：³⁶ 氪）	经济	经营活动	特事

续表

时间	事件标题	事件内容	一级分类	二级分类	事件类型
3月1日	维琪医药完成超2亿元的A轮股权融资	本次融资资金将主要用于功效性护肤品原料研发和生产基地建设等方面。维琪科技创立于2011年，是一家以技术研发为核心、产品创新为驱动，专注于化妆品功效原料研发、生产和应用的国家高新技术企业。近年来，维琪科技围绕皮肤活性物原料创新领域作出了一系列产品布局。当前，公司已申请数项国内专利50多项，其中近20项已取得授权，并申请数项PCT国际发明专利（来源：松禾资本）	经济	经营活动	特事
3月10日	国产新锐儿童个护品牌海龟爸爸完成近亿元Pre-A轮融资	本轮资金预计将主要用于产品研发、团队建设及用户运营。海龟爸爸于2019年创立于广州，是一家专注于3~12岁阶段的儿童个护品牌。截至目前，海龟爸爸已推出品牌润唇膏、防晒霜、洁颜泡、洗发沐浴露、保湿霜等多个系列儿童个护产品（来源：36氪）	经济	经营活动	特事
3月15日	中山市人民政府印发《中山市推动化妆品产业高质量发展行动方案》	方案提出以高质量发展为目标，坚持数字化、标准化、绿色化发展方向，将中山打造成为集高端研发、规范生产、优质质服务为一体的国内知名的化妆品先进制造示范区及持证入制创新发展引领区。到2025年，全市化妆品产业销售收入达250亿元，培育年销售收入超过50亿元本地龙头企业1~2家、年销售收入20亿~50亿元的本土企业2~3家（来源：中山市人民政府）	政治	行业政策	大事

续表

时间	事件标题	事件内容	一级分类	二级分类	事件类型
3 月 18 日	中检院开展化妆品注册备案检验检测机构能力考评	据考评结果显示，辽宁嘉汇职业卫生技术咨询服务有限公司等 66 家检验检测机构因未按原因未按要求参加能力考评、北京智泰康医药技术有限公司等 40 家检验检测机构参加能力考评结果达不到要求的情形，46 家检验检测机构被暂停化妆品注册备案检验信息系统使用权限；北京鸿测科技发展有限公司等 12 家检验检测机构能力考评部分项目结果可疑，被要求进行整改（来源：国家药监局）	技术	技术监督	特事
3 月 21 日	绿水青山北方美谷健康产业园签约仪式举行	华昕生物医药、北京好透明度、区块（海南）数字科技和绿水青山军民（烟台）电子商务共建绿水青山北方美谷健康产业园，"北方美谷"是山东省政府重点扶持的健康产业项目，此次"绿水青山北方美谷健康产业园"项目便是在这一背景下积极响应政策号召的结果，项目预计建设范围 300~500 亩，投入 50 亿元（来源：华昕生物医药科技有限公司）	经济	产业集群	大事
3 月 21 日	2021 年国家化妆品监督抽检年报发布	2021 年全国药品监督管理部门组织对染发类、洗发护发类、彩妆类、防晒类、面膜类、宣称祛痘类、宣称保湿滋润的一般护肤类、宣称紧致抗驳的一般护肤类、儿童类、祛斑／美白类和爽身粉类等 11 类化妆品进行抽检，共抽检 20245 批次产品，其中 19847 批次产品符合规定，全国化妆品抽检合格率为 98.03%。爽身粉类、祛斑／美白类产品合格率总体合格率为 98%以上，染发类合格率最低，为 87.6%（来源：国家药监局）	政治	行政监管	大事

续表

时间	事件标题	事件内容	一级分类	二级分类	事件类型
3月29日	国家药监局综合司发布《关于启用国家药监局化妆品检查抽样专用章的通知》	为加强化妆品监督检查工作，根据《国家药监局"直通车"检查制度的通知》《国家药监局综合司关于印发化妆品安全高风险信息（2021）111号）要求，国家药监局自2022年4月1日起启用"国家药监局化妆品检查抽样专用章"（来源：国家药监局）	政治	行政监管	新事
3月31日	中检院公开征求《化妆品安全技术规范》修订意见	结合我国化妆品监管工作和行业发展需求，中检院开展《化妆品安全技术规范》的修订工作，规范的框架基本不变，对各部分进行修订，如在概述上，修订和完善禁用原料、防晒剂、染发剂、淋洗类化妆品、眼部化妆品和安全性风险物质等术语和释义。增加化妆品使用时的pH值通用要求，解决标准不适用问题。结合原料管理调整，对总则中对应部分进行修改，如未的限值。对部分术语进行规范完善，如"组分"规范为"原料"等（来源：中检院）	技术	技术监管	新事
4月1日	黄埔发布"美谷十条"实施细则	细则共11章81个条款，对鼓励提升核心竞争力，打造中国特色美妆精品，构建产业集聚高端载体，搭建重大公共服务平台，创建国际知名自主品牌，助力提升品牌影响力，营造一流产业发展环境等各个专项扶持项目的申报条件、申报程序作了细化规定，单个扶持项目最高额度高达5000万（来源：广州市人民政府）	政治	行业政策	大事

续表

时间	事件标题	事件内容	一级分类	二级分类	事件类型
4月11日	中检院发布《儿童化妆品技术指导原则》意见稿	意见稿旨在为儿童化妆品的注册或者备案提供技术指导及备案技术审查工作提供依据，以及为儿童普通化妆品备案后技术核查提供技术支持。内容包括儿童化妆品基本要求、产品名称及相关资料要求、标签要求、产品配方及原料使用要求、产品执行的标准要求、安全评估报告要求7个部分，以及26种香精过敏原组分的附表（来源：中检院）	技术	技术监督	大事
4月25日	中国香料香精化妆品工业协会与其他单位联合倡议反对过度包装	中国香料香精化妆品工业协会、中国洗涤用品工业协会等14家主要行业协会，共同向广大经营者发出"反对商品过度包装践行简约适度理念"的倡议，倡导绿色环保低碳履行社会责任，向市场供给更高质量、更加绿色环保低碳的产品；倡导消费者在个人和家庭消费时，树立科学、理性的消费观念，尽量购买和选用资源节约型产品，遇到过度包装等浪费行为，主动投诉举报（来源：中国香料香精化妆品工业协会）	社会	社会组织	大事
4月27日	国家药监局综合司发布《关于化妆品质量安全负责人有关问题的复函》	公告明确化妆品质量安全负责人在具备化妆品质量安全相关专业知识的前提下，其所具有的药品、医疗器械、特殊食品生产或者质量管理经验可以视为具有化妆品生产或者质量安全管理经验（来源：国家药监局）	政治	行政监管	特事

续表

时间	事件标题	事件内容	一级分类	二级分类	事件类型
4月28日	水芝澳亏损1.2亿元关停	宝丽集团发布公告称决定解散水芝澳公司（H₂O PLUS HOLDINGS），在2019—2021年3年间，水芝澳的总销售额仅为1.74亿元，且共亏损了1.27亿元。水芝澳于1989年在美国芝加哥创立，至今已有33年。在中国，水芝澳10年前曾经凭借着"每日八杯水 肌肤喝饱水"这句广告语深入人心，在水芝澳的带动下，中国美妆市场开创了一个新护肤概念（来源：界面新闻）	经济	经营活动	特事
4月28日	全国药品领域安全专项整治化妆品网络经营监管研讨会在京召开	会议通报第一季度药品安全专项整治化妆品领域工作进展，总结化妆品"线上净网线下清源"专项行动阶段工作重点，部署下一阶段药品安全专项整治化妆品领域下一步工作重点。会议明确，药品安全专项整治化妆品领域工作要点：一要坚持严查违法，强化风险管控；二要坚持问题导向，突出整治重点；三要坚持"打建联动"，强化平战结合（来源：国家药监局）	政治	行政监管	大事
5月6日	2022（第二届）中国化妆品国际合作峰会在北京召开	大会由中国医药保健品进出口商会和中国保健协会共同举办，为期两天。大会以"引领化妆品新时代"为主题，以线上和线下相结合的方式，并设置了八个分论坛，打造聚焦化妆品行业发展和国际合作新形势的主论坛，涵盖可检验检测技术、数字经济与新销售市场，化妆品原料、化妆品功效评价与合作伙伴关系（RCEP）与海外市场，中品牌与产业园区振兴，化妆品艺术美学与时尚等话题（来源：中国医药保健品进出口商会）	国际	技术交流	大事

续表

时间	事件标题	事件内容	一级分类	二级分类	事件类型
5月11日	国家药监局印发《药品监管网络安全与信息化建设"十四五"规划》	规划从信息化层面提出推进药品智慧监管的发展战略和建设规划，以促进药品监管体系和监管能力现代化为目标，坚持以信息化引领药品监管现代化，提出了加强化妆品监管业务信息化应用整合及移动化建设等9大建设目标，升级"两品一械"智慧监管能力等5大重点任务，并设置了化妆品监管能力提升等16个任务专栏（来源：国家药监局）	政治	法律法规	大事
5月12日	首届CBE线上美妆博览会开幕	线上展以【CBE云逛展】为主要载体，通过企业/品牌专属页、需求广场、CBE商贸社群等线上三大贸易通道，实现展商与专业买家足不出户，实时贸易配对。【CBE云逛展】小程序吸引了2000+美妆企业、40000+件产品参与线上贸易配对。开展首日页面访问量达到67.3万次，线上三大贸易通道合计新增2.79万条贸易线索。举办的"CBE美妆新增长峰会"云峰会，直播间观看量达11.9万，互动点赞量达19.8万，平均观看时长158分钟（来源：世展网）	社会	文化环境	特事
5月12日	巴斯夫投资2.8亿在上海金山扩建护理化学品基地	世界500强企业巴斯夫在上海金山"云签约""高端护肤靓妆产品技改项目"，项目投资总额约2.8亿元，将推动金山巴斯夫打造成高端化妆品原料、护理化学品生产销售一体化的总部基地。新投资的项目运营后，除了满足国内市场之外，也将出口到日本、韩国、东南亚以及南亚等国际市场（来源：上海市金山区人民政府）	技术	研发投入	特事

续表

时间	事件标题	事件内容	一级分类	二级分类	事件类型
5月17日	本土美妆品牌花西子首建CMF实验室	花西子母公司宜格集团宣布旗下的CMF实验室正式揭幕并投入使用，这是国内首家美妆品牌建立CMF实验室。宜格集团曾提出"5年投入10亿元，发力多个基础研究"的研发战略，此次揭幕的CMF实验室是其工业设计与CMF研发中心的重要组成部分（来源：中国日报网）	技术	研发投入	新事
6月1日	中国医药科技出版社出版《2021中国化妆品蓝皮书》	本书由中国健康传媒集团和中国药品监督管理研究会组织编写，全书通过总论、法规制度篇、监管科学篇、行业发展篇4个篇章以反大事记和热点事件分析2个附录，对2021年我国化妆品全产业链相关活动进行深度调查研究和趋势分析，为新法规的落地实施建言，监管科学等方面的进评价、标准建设、不良反应、风险监测，力求展现2021年我国化妆品行业发展的全景画卷（来源：中国药品监督管理研究会）	社会	社会组织	特事
6月6日	中检院明确已取得行政许可的原进口非特殊用途化妆品注册备案管理有关事宜	通过原注册备案平台已取得行政许可的原进口非特殊用途化妆品，原行政许可在华申报责任单位或境内责任人可在产品的行政许可有效期届满前，按照原有关相关要求，向国家药监局原行政受理服务机构提交纸质质版资料，经形式审查后出具接收凭证。后续可通过新备案平台，提交相关资料进行重新备案。重新备案，原行政许可通过新备案平台，原有行政许可有效期尚未届满的，可继续使用。产品行政许可有效期届满的，应当在备案时提交原进口非特殊用途化妆品行政许可注销申请书（来源：中检院）	政治	行政监管	特事

续表

时间	事件标题	事件内容	一级分类	二级分类	事件类型
6 月 8 日	工业和信息化部等五部门联合发布《关于推动轻工业高质量发展的指导意见》	意见提出到 2025 年，轻工业综合实力显著提升，占工业比重基本稳定，扩内需、促消费发展的能力增强。在日用化学品等行业加快关键技术突破。围绕健康、育幼、养老等迫切需求，大力发展化妆品等产品，培育会展、设计大赛等品牌建设交流展示平台，在化妆品等领域培育一批国际知名品牌，强化品牌培育服务。编制化妆品等领域产业链图谱，建立风险技术和产品清单，推动补链固链强链（来源：中国政府网）	政治	行业政策	大事
6 月 14 日	首个肽类新原料完成备案	国家药监局官网显示，"寡肽-215"已完成化妆品原料备案，备案号为国妆原备字 20220012，备案人为深圳市维琪医药研有限公司，使用目的为皮肤保护剂，原料适用或使用范围是可用于各类肤用化妆品，其安全使用量≤ 0.3%（来源：国家药监局）	技术	科技发展	特事
6 月 23 日	"阿里健康大药房 × 黄埔美妆馆"正式上线	该项目为广州黄埔区人民政府与阿里健康签订目的合作，将为广州黄埔区内美妆、健康企业提供线上销售、品牌展示等综合服务，助力黄埔美妆大健康产业打造产业创新经济平台。黄埔区政府将联合阿里健康通过"互联网＋大健康"的模式，探索持续发展的道路，助力黄埔区内企业经营多元化，加强厂企合作，打造品牌，以"互联网＋"打造普惠、智能、开放、融合、跨界的产业生态，共同推动黄埔区化妆品大健康产业的发展（来源：新华网广东频道）	技术	研发投入	特事

续表

时间	事件标题	事件内容	一级分类	二级分类	事件类型
6月24日	国家药监局综合司公开征求《化妆品抽样检验管理办法（征求意见稿）》意见	《管理办法》共8章63条，主要包括计划制定、抽样、检验和结果报送、复检和异议、核查处置、信息公开等内容。此不合格的处罚等各方面，都提出了更高的要求和更加细化的标准。其中明确了重点品类为：儿童化妆品、特殊化妆品、使用新原料的化妆品，日常监管中出现问题较多的、既往抽样检验不合格率较高的、流通范围广、使用频次高的和其他安全风险较高的产品（来源：国家药监局）	政治	法律法规	大事
7月5日	2022第二届 CiE美妆创新展在杭州举办	展会由品观网举办，为期2天，以"新品牌、新买家、新生态"为主题，聚焦产业新资源。展区共4.5万㎡，设置4大展馆，包括进口品主题馆，代工主题馆，包装主题馆，新国货主题馆，以及 VIP展区和新品空间站展区，共600+展商参展，聚集300+精选品牌，200+优质供应链以及100+生态资源，覆盖供应链、品牌商、生态资源等全产业链资源，呈现美妆产业创新力量（来源：品观网）	社会	文化环境	特事
7月5日	国内首个蓝酮肽原料组体标准《化妆品用原料三肽−1铜》实施	该标准由山东标准化协会提出并发布，山东济肽生物科技有限公司、山东省食品药品检验研究院、国家药品监督管理局质量控制重点实验室以及专研肌肤抗衰新锐品牌 OGP 时光肌的护肤品研发团队（杭州时光肌生物科技有限公司）共同参与制定。蓝铜胜肽被认为是极有潜力的修护、抗衰成分，该标准的诞生意义重大，将推动该成分研究与化妆品应用，更好满足消费者需求（来源：青眼）	技术	标准体系	新事

续表

时间	事件标题	事件内容	一级分类	二级分类	事件类型
7 月 11 日	国家药监局发布 2022 年全国化妆品安全科普宣传周科普海报	本次化妆品安全科普宣传周主题为"安全用妆、携手童行"，提出儿童不宜用彩妆，从正规渠道购买儿童化妆品，选购儿童化妆品请关注"小金盾"，勿将玩具当儿童化妆品使用等科普（来源：国家药监局）	社会	文化环境	特事
7 月 13 日	国内首个 NMN 产品标准《β- 烟酰胺单核苷酸产品要求和测试方法》发布	该团标由中国食品药品企业质量安全促进会批准发布，邦泰生物、华熙生物等单位参与起草，将于 2022 年 8 月 12 日正式实施。这是国内首个 NMN 产品标准，填补了国内出口原料 β- 烟酰胺单核苷酸产品的质量管控，描述了相应的测试方法和标准参照（来源：全国团体标准信息平台）	技术	标准体系	新事
7 月 14 日	"一带一路"化妆品产业国际合作论坛（2022）在北京举行	论坛由中国抗衰老促进会化妆品产业分会、中国未来研究会"一带一路"专业委员会主办，以"一带一路、共享美丽"为主题，邀请了联合国教科文组织驻华总代表、"一带一路"相关国家驻华代表等专家代表。会上发起"一带一路抗衰老促进会护肤科学专业委员会；成立了中国抗衰老促进会护肤科学专业委员会；与山东日化协会进行战略签约，组织"一带一路相关国家驻华使馆代表走进山东；与《烟火人间》电视剧进行化妆品品牌建设战略签约（来源：海外网）	国际	国际合作	特事

时间	事件标题	事件内容	一级分类	二级分类	事件类型
7月25日	第二届中国国际消费品博览会在海南海口举行	博览会由商务部和海南省人民政府共同主办，主题为"共享开放机遇 共创美好生活"，展览总面积10万平方米。国际展区8万平方米，法国担任本届消费会主宾国。国内展区2万平方米，全国31个省（区、市）和新疆生产建设兵团均参展。参会企业共有来自61个国家和地区的1955家企业，2800个消费精品品牌参展，总进场观众超28万人次。展会期间举办新品发布及展示活动177场，新品数量达622件，产品涵盖时尚香化、珠宝首饰、世界名酒、高端食品、电子科技、人工智能等领域。（来源：海南省人民政府）	国际	国际合作	大事
7月26日	上海人大常委会通过《上海市浦东新区化妆品产业创新发展若干规定》	为促进浦东新区化妆品产业创新发展，培育化妆品领域新模式新业态，助力上海国际消费中心城市建设，上海人大常委会通过了该规定，自2022年8月1日起施行。新研发、新模式新业态培育，贸易便利创新等方面提出了部分创新性举措。规定还明确，优化进口化妆品通关，对于符合相关要求的化妆品样品以及展览展示化妆品，特殊化妆品注册或进口普通化妆品备案信息，并免于进口检验。（来源：新华网）	政治	行业政策	大事
7月26日	深圳市发展和改革委员会印发《深圳市促进大健康产业集群高质量发展的若干措施》	措施提出要积极发展化妆品产业，支持化妆品产业。鼓励创新化妆品商业模式，打造立足本土、辐射周边、影响全国的营销平台，实现企业销售降本增效。以深圳美丽客合山基地作为深圳市化妆品产业核心区，面向化妆品产业生态搭建检验检测、功效及安全评价平台，支持参与服务、产品包装设计、替代动物实验等公共服务平台。支持参与化妆品标准制定等（来源：深圳市发展和改革委员会）	政治	行业政策	大事

续表

时间	事件标题	事件内容	一级分类	二级分类	事件类型
7 月 28 日	国家药监局发布《化妆品中莫匹罗星等 5 种组分的测定》化妆品补充检验方法	该方法规定了化妆品中莫匹罗星、夫西地酸、噻吗洛尔、特比萘芬、红霉素的测定方法。适用于膏霜乳类，液体类（水）化妆品中莫匹罗星等 5 种组分的定性和定量测定（来源：国家药监局）	技术	标准体系	新事
7 月 28 日	全国首向化妆品领域的国家级知识产权快速维权中心在上海奉贤落户	经国家知识产权局同意，上海市奉贤区建设国家级知识产权快速维权中心——"中国奉贤（化妆品）知识产权快速维权中心"，这是上海首家国家级知识产权快速维权中心，也是全国唯一家面向化妆品领域的国家级知识产权快速维权中心（来源：上海市奉贤区人民政府）	政治	行政监管	特事
7 月 29 日	国家发改委等七部门联合印发《关于新时代推进品牌建设的指导意见》	意见指出，到 2025 年，品牌建设初具成效，基本形成层次分明、优势互补、影响力创新力显著增强的品牌体系，到 2035 年，品牌建设成效显著，形成一批质量卓越、优势明显、拥有自主知识产权的企业品牌、产业品牌、区域品牌。鼓励消费品行业发展个性定制、规模定制，在汽车、纺织服装、消费类电子、家用电器、食品、化妆品等领域，培育一批高端品牌、"专精特新"企业（来源：中国政府网）	政治	行业政策	大事
8 月 1 日	中检院发布《化妆品技术审评专家咨询管理办法》	为加强和规范化妆品技术审评专家的聘用与管理、促进审评工作科学化和规范化，保证技术审评的公正、公平、公开，根据 2019 年国家药品监督管理局发布的《国家药品监督管理局外聘专家管理暂行办法》规定，中检院制定了本办法。办法共 9 章 39 条，对资格条件与聘任、权利与义务、遴选与聘任、日常管理、培训与考核、监督管理、费用管理等进行了明确（来源：中检院）	技术	技术监督	新事

续表

时间	事件标题	事件内容	一级分类	二级分类	事件类型
8月1日	中检院征求《祛斑美白类特殊化妆品技术指导原则》意见	意见稿对祛斑美白类特殊化妆品的祛斑美白作用作用基本原则、祛斑美白类化妆品的界定及各项技术指标（包括产品基本信息、产品名称、产品配方及原料使用、产品执行的标准、包装标签、产品检验报告、安全评估资料）作出具体规定（来源：中检院）	技术	技术监督	新事
8月1日	水羊股份5000万欧元收购中高端品牌伊菲丹	伊菲丹是专为敏感肌研发的高奢抗衰品牌，由法国圣保罗彭旺斯贵族在2007年创立，该品牌于2019年正式入驻中国，由水羊国际代理中国市场运营。本次收购后，水羊股份也将获得该品牌的研发和产品线（来源：北京商报）	经济	经营活动	特事
8月8日	2022第六届中国（白云）美湾化妆品国际高峰论坛在广州开幕	论坛由广东省化妆品学会主办，以"科技创新赋能品牌发展"为主题，吸引线下观众6000+人次，云集百余位资深专家及业界知名企业领导人莅临会场。线上近6万人次。会上签约启动白云美湾国际化妆品研究院集群，本次签约将加速产业集群效应的形成，推动政、产、学、研多方合作与资源共享。大会期间主办方还发布了《中国化妆品产业研究报告（2022）》（来源：中国日报网）	社会	社会组织	大事
8月9日	石斛提取物相关产品数增长875.47%	据美丽修行发布的《2022年度功效成分榜单》，排在榜单前三名的成分分别是烟酰胺、透明质酸钠、积雪草提取物，是成分界的"常青树"。植物提取物越来越受到用户关注度且石斛提取物在美丽修行平台上的用户关注度增长875.47%，含有铁皮石斛提取物的产品环比增长1854.7%，含石斛提取物的产品同比增长875.47%（来源：化妆品观察）	经济	经营活动	特事

续表

时间	事件标题	事件内容	一级分类	二级分类	事件类型
8月11日	国家药监局综合司公开征求《化妆品检验机构资质认定条件（征求意见稿）》意见	意见稿共 8 章 28 条，对组织机构、管理体系、检验能力、管理人员和关键技术人员、设施和环境、仪器设备等作出了说明。如检验机构应当能够独立承担所开展检验活动的管理活动；应当建立和实施与其所开展检验活动所需的现行有效的国家标准、技术规范，补充检验方法等检验检测技术要求，并具备相应的检验能力等（来源：国家药监局）	政治	法律法规	新事
8月16日	ICIC 2022 国际化妆品创新大会 - 抗衰大作战2.0 在上海举办	大会由易贸美妆主办，上海日用化学品行业协会、世界抗衰老医学会（WAMA）、东盟化妆品协会（ACA）、日中化妆品国际交流协会、广东省化妆品协会、北京日化协会合作支持，四十多位来自不同领域的资深嘉宾思维碰撞，共同呈现化妆品产业生态新视角。大会同期举办 ICIC AWARDS 颁奖晚宴，本次评选共有 21 家企业产品获奖（来源：搜狐网）	国际	技术交流	新事
8月17日	国家药监局综合司公开征求《化妆品网络经营监督管理办法（征求意见稿）》意见	意见稿共 5 章 34 条，围绕化妆品电子商务平台经营者管理、平台内化妆品经营者管理以及监督管理等方面作出了具体要求。具体包括电子商务平台经营者应当要求申请入驻平台的化妆品经营者实名登记，建立平台内化妆品经营者日常检查制度，在平台内化妆品经营者发布化妆品产品信息时开展介入网检查等规定（来源：国家药监局）	政治	法律法规	新事

续表

时间	事件标题	事件内容	一级分类	二级分类	事件类型
8月19日	化妆品电子注册证正式实施	自2022年10月1日起将发放电子注册证。获准注册变更的特殊化妆品，注册人（境内责任人）应当向国家药监局行政许可事项受理服务部门交还其持有的纸质注册证。电子注册证生成后将推送至注册人（境内责任人）网上办事大厅的法定代表人空间，推送成功即送达，注册人（境内责任人）可登录领取。电子注册证可实现即时领取或证书授权、证书提醒、短信提醒、扫码查询、在线验证、全网共享等功能（来源：国家药监局）	政治	行政监管	新事
8月23日	广州查获2300万元假化妆品	广州海珠警方在开展夏季治安打击整治"百日行动"和"蓝剑"专项行动中，捣毁2个生产、销售假冒知名品牌化妆品的窝点，抓获犯罪嫌疑人7名，查获假冒化妆品、制假包装材料和设备一大批，初步估算涉案价值达2300万余元。犯罪嫌疑人通过网络供应商购买所需的生产原料和包装材料，将来历不明的液体作为原料，按照名牌化妆品的样式进行封装，最终将成品推向市场，牟取巨额利润（来源：广州日报）	政治	行政监管	特事
8月23日	2022（第十五届）中国化妆品大会在杭州召开	大会由品观和《化妆品观察》主办，为期2天，以"韧性生长"为主题，包括主论坛以及护肤论坛、营销创新论坛、新品开发论坛三大分论坛。国际知名品牌、国内头部企业创始人/CEO、科学家、MCN机构等行业精英齐聚，近2000位专业观众到场参会。大会还举行2022中国化妆品政奖颁奖盛典，分为"制造"和"品牌"两大篇章，共产生11项大奖，98家优秀企业脱颖而出（来源：品观网）	社会	文化环境	大事

续表

时间	事件标题	事件内容	一级分类	二级分类	事件类型
8 月 26 日	国家药监局综合司公司公示拟入选化妆品技术规范委员会委员名单	为进一步做好化妆品技术规范制修订工作，国家药监局组织开展了化妆品技术规范委员会委员公开遴选工作。经过对委员候选人资格审查，法规基础知识测试、专家面试等遴选程序，拟选于新兰、王佳、王秀洋等 61 位专家作为化妆品技术规范委员会的委员（来源：国家药监局）	技术	技术监督	新事
8 月 31 日	化妆品上市公司上半年业务销售额下降	据《化妆品报》统计，剥离非化妆品业务后，2022 年上半年，国内营收前十的美妆上市公司依次为：上海家化、珀莱雅、水羊股份、华熙生物、贝泰妮、逸仙电商、鲁商发展、丸美、拉芳、片仔癀。上市企业的化妆品相关业务销售额共计 171 亿元，相比去年上半年的 187 亿元，同比下降了 8.56%（来源：化妆品报）	经济	经济水平	特事
9 月 1 日	化妆刷第一股美妆工具代工厂尚洋科技挂牌上市	尚洋科技于 2005 年创立于广东，在美妆工具领域较强的研发设计和创新能力，与欧莱雅、丝芙兰、KIKO、美国知名零售连锁塔吉特建立了长期稳定的合作关系。年营收接近 2 亿元。目前尚洋科技登记在册的有效专利信息共有 133 条，毛利率超过 30%。其中，外观专利为 64 个，占专利数量的 48.1%，实用新型专利 66 个，占比 49.6%（来源：[36] 氪）	经济	市场主体	大事
9 月 2 日	电商品牌运营商"POOK 璞康"完成 2 亿元 B 轮融资	融资将用于供应链的进一步优化、数据和系统工具的持续搭建设和完善，以及强化品牌和团队建设。POOK 璞康是一家品牌管理集团和电商运营公司，业务目前涵盖六大行业，主要基于数字化驱动、构建多层次生态价值，母婴、家居日用、大健康、食品快消、美妆护肤，美妆护肤品牌伙伴包括三谷、护肤美妆、上海家化、花醒蔻、达尔肤等（来源：青眼）	经济	经营活动	特事

续表

时间	事件标题	事件内容	一级分类	二级分类	事件类型
9 月 8 日	国务院办公厅印发《关于进一步加强商品过度包装治理的通知》	通知明确指出，对化妆品等重点商品包装需加大监管执法力度，坚决遏制商品过度包装现象，为促进生产生活方式绿色转型、加强生态文明建设提供有力支撑（来源：国务院）	政治	行政监管	大事
9 月 13 日	国家药监局发布《化妆品中新康唑等 8 种组分的测定》化妆品补充检验方法	该方法规定了化妆品中新康唑、苯硝咪唑、氯甲硝咪唑、奥硝唑、替硝唑、异丙硝唑、洛硝哒唑、羟基甲硝唑的测定方法。适用于膏霜类、乳液类、水剂类皮肤用化妆品中新康唑等 8 种组分的测定（来源：国家药监局）	技术	标准体系	新事
9 月 15 日	广东国产普通化妆品备案数量超百万	广东省药品监管局召开例行新闻发布会，介绍自 2020 年 12 月《广东省推动化妆品产业高质量发展实施方案》出台以来，全省化妆品产业发展情况、成效和下一步工作重点。截至目前，广东拥有持证化妆品生产企业 3008 家，占全国总量约 56.5%；全省国产普通化妆品备案数量为 102.8 万个，占全国总量约 72.6%。化妆品工业总产值居全国第一，是全国化妆品重要生产地区（来源：广东省药监局）	经济	经济水平	特事
9 月 20 日	欧莱雅首个 100% 可回收塑料泵应用	欧莱雅明星产品「欧莱雅大金瓶」洗护系列全新升级，其产品泵头使用了 100% 可回收材质，瓶身使用再生塑料，这也是欧莱雅集团首个使用 100% 可回收塑料泵的品牌，此举每年可节省 413 吨原生塑料，约等于 1/24 个埃菲尔铁塔的质量（来源：新浪微博）	技术	科技发展	新事

续表

时间	事件标题	事件内容	一级分类	二级分类	事件类型
9月20日	新版国家化妆品不良反应监测系统上线运行	为加强化妆品不良反应监测工作，提高化妆品不良反应报告、分析、评价工作效率，国家药监局组织对国家化妆品不良反应监测系统进行升级完善，新版系统将于2022年10月1日起上线运行。自2022年10月1日起，化妆品注册人、备案人、受托生产企业、化妆品经营者，医疗机构在发现或者获知化妆品不良反应后，应当通过国家化妆品不良反应监测系统报告（来源：国家药监局）	政治	行政监管	新事
9月29日	香山化妆品产业研究院在中山小榄正式揭牌	香山化妆品产业研究院是《广东省推动化妆品产业高质量发展实施方案》出台之后，广东省成立的第一家专门从事化妆品产业研究的机构。香山化妆品产业研究院的成立将有助于推动广东省乃至全国化妆品产业高质量发展。下一步，香山化妆品产业研究院将依托现有产业基础，持续优化营商环境，助力全省打造化妆品产业高质量发展示范区开创新局面（来源：广东省药监局）	社会	社会组织	特事
10月9日	商务部国际贸易经济合作研究院发布《国内高品质胶原蛋白行业发展白皮书》	数据显示，全球胶原蛋白市场规模2022年达到172.58亿美元，预计2027年将达到226.22亿美元，年均复合增长率为5.42%，2016—2027年中国胶原蛋白市场的年均复合增长率率预计为6.54%。白皮书在分析国际国内市场及增长方向方面的基础上，重点研究对比了国内胶原蛋白主体及企业的发展定位、技术研发、品牌建设、资质认证及销售及布局情况，针对我国胶原蛋白产业发展面临的问题、风险、挑战及前景进行了分析总结（来源：搜狐新闻）	社会	社会组织	新事

续表

时间	事件标题	事件内容	一级分类	二级分类	事件类型
10月14日	首个化妆品店经营者被罚禁业10年	上海市药监局发布的行政处罚通告显示，祝某经营的化妆品店铺在一年内两次（今年3月14日、9月13日）被查出销售过期化妆品，且某某因经营超过使用期限的化妆品，该行为为属于情节严重的情形。因犯罪情形严重，祝某被罚款4786.22元，并要求在10年内禁止从事化妆品生产经营活动（来源：上海市药监局）	政治	行政监管	特事
10月18日	首次出现公司、法人、生产负责人"三方禁业"	广东省药品监督管理局发布一则行政处罚信息，广州佰澜生物科技有限公司由于在儿童化妆品中被检出禁用物质"氯倍他索丙酸酯"等，且金额较大，超过15万元，企业、法人以及生产负责人三方都被禁业。其中，企业被吊销化妆品生产许可证，取消化妆品产品备案以及禁业10年，公司法人和生产负责人被终身禁业。生产负责人为禁终身禁业（来源：广东省药监局）	政治	行政监管	特事
10月20日	全国首例3年被禁备案的处罚	杭州某国际贸易有限公司明知备案提交的生产配方及生产工艺资料与事实不符，依然备案时提供虚假资料，浙江省药品监督管理局作出3年内不予办理当事人提出的该项备案，没收涉案库存产品，没收违法所得64776.23元，并处罚款25万元的行政处罚（来源：浙江省药监局）	政治	行政监管	特事
10月24日	河北省药品审评中心引入国产普通化妆品备案人工智能审查系统	为提升审查效率和质量，推进信息化建设水平，河北省药品审评中心引入"智普化妆品备案智能审核系统"，运用大数据、人工智能等现代化信息技术手段，进行化妆品备案资料整理环节智能辅助审查，以适应《化妆品监督管理条例》实施后备案审核工作需要（来源：河北省药品审评中心）	政治	行政监管	新事

续表

时间	事件标题	事件内容	一级分类	二级分类	事件类型
10 月 25 日	国家药监局发布《化妆品生产质量管理规范检查要点及判定原则》	检查要点自 2022 年 12 月 1 日起施行。检查要点分为实际生产版，共有检查项目 81 项，其中重点检查项目 29 项，一般项目 52 项；委托生产版，共有检查项目 24 项，其中重点检查项目 9 项，一般项目 15 项。检查要点的实施，对进一步规范化妆品生产质量管理，促进化妆品行业高质量发展，提升我国化妆品生产管理水平具有重大意义（来源：国家药监局）	政治	行政监管	大事
10 月 31 日	玩美移动成全球美妆时尚科技第一股	玩美移动 PERFECT 在纽交所挂牌上市，开盘价 15.2 美元／股，市值 13 亿美元。但玩美移动 11 月 2 日股价报 7.198 美元／股，距离开盘价跌去 52.64%。玩美移动定位为 SaaS 人工智能（AI）和增强现实（AR）美妆与时尚技术商业解决方案提供商，提供结果导向、交互式、可持续应用的元宇宙解决方案。目前旗下有 AR 试妆工具玩美彩妆、自拍应用玩美相机、美妆社区玩美圈、AR 美妆教学、玩美 FUN，玩美甲 6 个围绕 "美妆＋AR" 的相机应用（来源：新浪财经）	经济	市场主体	大事
11 月 4 日	巨子生物成为中国重组胶原蛋白第一股	巨子生物在港交所挂牌上市，开盘报价 25 港元／股，市值约为 302.06 亿港元。成立于 2000 年的巨子生物，是中国基于生物活性成分的专业皮肤护理产品头部企业，最核心的技术优势是具备各自主研发及生产重组胶原蛋白和高活性稀有人参皂苷的能力，并在全球范围内保持领先水平。巨子生物不仅是最早实现量产重组胶原蛋白的企业，也是重组胶原蛋白和稀有人参皂苷最高产能的公司之一（来源：新浪财经）	经济	市场主体	大事

时间	事件标题	事件内容	一级分类	二级分类	事件类型
11月5日	第五届中国国际进口博览会在上海举行	国家主席习近平以视频方式出席开幕式并发表题为《共创开放繁荣的美好未来》的致辞。进博会为期5天，共有145个国家、地区和国际组织参展，284家世界500强和行业龙头参加企业商业展。在美妆与日化用品专区，围绕"科技创新"和"可持续发展"的主题，展示新品牌、新产品、新技术。如欧莱雅带来一款基于神经科学研究的个性化香氛体验服务YSL「电波香氛」和前沿AI算法的肌肤检测仪，资生堂发布的定制化美肤概念，雅诗兰黛松露精华，借助前沿生物科技驾驭高浓度A醇的Origins产品等（来源：腾讯网）	国际	国际合作	大事
11月7日	化妆品个性化服务试点工作开展	为进一步深化"放管服"改革、促进化妆品产业高质量发展，国家药监局决定在北京、上海、浙江、山东、广东省（市）地区开展化妆品个性化服务试点工作，结合各地实际、探索化妆品个性化服务的可行模式和有效监管措施，形成可复制、可推广的经验做法，更好地满足消费者高需求，推动中国化妆品品牌建设和产业高质量发展。试点自2022年11月开始，为期1年，重点开展探索个性化服务模式、探索对个性化服务模式的有效监管措施，研究制定个性化服务相关的规范性文件等工作（来源：国家药监局）	政治	行政监管	大事
11月9日	2022东方美谷国际化妆品大会在上海召开	大会以"东方美谷 美丽世界"为主题，着眼化妆品行业发展新趋势、新模式、新市场。会上启动东方美谷元宇宙展厅，启动东方美谷国际合作伙伴联盟，由东方美谷携手海外行业协会、国际学院等专业机构共同发起成立。大会还为上海市特色产业园区（美妆）揭牌，为东方美谷新成员企业授牌，发布了2022东方美谷蓝皮书。大会期间还将举办了七场分论坛（来源：新华网上海频道）	国际	国际合作	大事

续表

时间	事件标题	事件内容	一级分类	二级分类	事件类型
11 月 14 日	国家药品监督管理局发布《关于医用透明质酸钠（玻璃酸钠）产品管理类别的公告》	为加强医用透明质酸钠（玻璃酸钠）产品的监督管理，进一步规范相关产品注册（备案），保证公众用药用械安全产品有效，对不同预期用途（适应证）、工作原理等情况，医用透明质酸钠（玻璃酸钠）产品按照不同情形分别管理。公告指出，以涂擦、喷洒或者其他类似方法，施用于皮肤、毛发、指甲、口唇等人体表面，以清洁、保护、修饰、美化为目的的产品，不按照药品或者医疗器械管理（来源：国家药监局）	政治	法律法规	特事
11 月 16 日	雅诗兰黛斥资 28 亿美元收购 Tom Ford 品牌	该交易是雅诗兰黛集团自成立以来规模最大的一次收购。Tom Ford 是设计师 Tom Ford 于 2005 年 4 月创立的品牌。Tom Ford 曾在 1994—2004 年间担任 Gucci 和 YSL 的创意总监，因扭转 Gucci 时装品牌的颓势而获得了国际声誉。Tom Ford 成立之初即与雅诗兰黛达成合作，共同开发旗下美妆业务，最初以香水为主，2011 年推出少量彩妆产品及护肤品。2019 年，双方联手打造高端护肤产品线（来源：界面新闻）	经济	经营活动	大事
11 月 23 日	国家药监局发布《化妆品中 16α– 羟基泼尼松龙的测定》化妆品补充检验方法	该方法规定了化妆品中 16α– 羟基泼尼松龙的定性和定量测定方法。适用于膏霜乳类、液体（水）类化妆品中 16α– 羟基泼尼松龙的定性和定量测定（来源：国家药监局）	技术	标准体系	新事
11 月 25 日	药品评价中心发布《化妆品注册人、备案人化妆品不良反应收集和报告指导原则》（试行）（征求意见稿）》	指导原则适用于注册人、备案人开展化妆品不良反应的收集和报告工作，并对化妆品不良反应的收集、记录、传递与核实、确认、分析评价、提交、质量控制、记录管理等各程序工作出明确规定（来源：国家药品药监局药品评价中心）	技术	标准体系	新事

续表

时间	事件标题	事件内容	一级分类	二级分类	事件类型
12月5日	生合万物完成数千万元Pre-A轮融资	募集资金将用于符合GMP规范的天然产物生物制造示范线的建设及产品的应用研发。生合万物成立于2021年11月，核心团队来自中国科学院，由分子微生物学家赵国屏院士、有机化学家岳建民院士共建。公司已通过第三方专利资产评估，上海技术交易所公开挂牌交易，从中国科学院分子植物科学卓越创新中心获得了13组共计33个与皂苷合成相关的专利（来源：36氪）	经济	经营活动	特事
12月8日	国家药监局化妆品监管司召开化妆品监督抽检工作研讨会	会议回顾梳理2022年化妆品国家监督抽检工作的总体情况，研究制定2023年国家监督抽检方案，并围绕2023年国家化妆品监督抽检计划抽样品种、检验项目、抽样场所、检验和核查处置工作要求等方面深入讨论。会议强调，抽样检查作为化妆品上市后监管工作的重要内容之一，要坚持问题导向，聚焦监管关切，以发现风险，重点区域、重点产品的抽检力度，提升抽检靶向性，严厉打击化妆品各类违法行为，切实维护公众用妆安全（来源：国家药监局）	政治	行政监管	大事
12月8日	谷雨荣获中国品牌创新案例中	由人民日报社主办的2022中国品牌论坛在北京举行。本次论坛以"推动中国品牌建设高质量发展"为主题，政府主管部门代表、企业负责人、专家学者齐聚一堂，开展深入研讨交流，为助推中国品牌建设汇聚智慧力量。谷雨品牌（母公司"广州梵之容化妆品有限公司"）作为唯一一个受邀参与论坛的国货护肤品牌，凭借在科技与文化上的双创新，荣获"2022年度中国品牌创新案例奖"（来源：化妆品报）	经济	市场主体	特事

续表

时间	事件标题	事件内容	一级分类	二级分类	事件类型
12 月 14 日	水中银与清华珠三角研究院共建生物大数据研发中心	水中银小鱼亲测联合清华珠三角研究院投资数千万，汇集生物科技、信息科技与数据科技等科学家团队，打造 "全球首个生物大数据平台——科数达·云测"。平台聚焦化妆品原料领域，以生物科技为依托，互联网科技为手段，信息数据等，为行业洞察、选材、研发及科学背书等应用场景提供支撑，切实赋能产业从研发、生产到销售的全链路，助力行业打造核心竞争力。（来源：美妆头条）	技术	研发投入	新事
12 月 14 日	柏星龙成为北交所化妆品包材第一股	深圳市柏星龙创意包装股份有限公司在北京证券交易所上市，发行价格为 11.80 元 / 股，市值约为 7.65 亿元。柏星龙成立于 2008 年，主要从事包装的研发、生产与销售，并提供创意设计服务。化妆品、精品包装包材产品是其第一大主要业务。公司与路易威登、古驰、巴黎欧莱雅、伊丽莎白雅顿等国内外知名品牌建立了良好的合作关系。（来源：美妆头条）	经济	市场主体	大事
12 月 15 日	中国最大的美妆品牌店开业	花西子全球旗舰店·西湖隐园在杭州西子湖畔正式开业，总面积达 1000 平方米，是当前中国最大的美妆品牌店，同时也被誉为首个艺术馆式美妆零售空间。在门店空间分店上，借鉴了传统园林中的 "内庭外院"，演化为 "上庭下院"。下院是零售空间与试妆区域；上庭是提供艺术展出、定制化体验。在场观设计上，也隐藏着中国园林 "一步一景" 的特色。（来源：腾讯网）	经济	经营活动	特事

续表

时间	事件标题	事件内容	一级分类	二级分类	事件类型
12月21日	广州幕姿生物科技有限公司被4次通告	2月和12月，国家药监局发布关于化妆品检出禁用原料的通告，广州幕姿生物科技有限公司化妆品检出禁用原料；8月和10月，广州省药品监督管理局关于化妆品监督检查的通告中，广州幕姿生物科技有限公司均被责令限期改正（来源：化妆品报）	经济	市场主体	特事
12月22日	化妆品报发布"双百"榜单	《化妆品报》公布"双百"榜单，妍丽化妆品（中国）有限公司（店名：妍丽）、广东广东快客电子商务有限公司（店名：THECOLORIST调色师）、上海上海粉蝶化妆品有限公司（店名：T3C）等入选2022年中国化妆品百强连锁店。广西恰亚通大泽深度供应链管理有限公司，武汉利标日化有限公司，武汉创洁工贸洗化股份有限公司等入选2022年中国化妆品百强代理商（来源：化妆品报）	社会	社会组织	特事
12月22日	上美股份成为港股国货美妆第一股	上海上美化妆品股份有限公司在港交所敲钟上市，开盘报25.20港元/股，总市值达100亿港元。上美股份成立于2002年，专注于护肤品及母婴护理产品的开发、制造及销售。该公司已先后打造了韩束、一叶子、红色小象、花迭、Cosmetea、一页、asnami等多个化妆品品牌，覆盖盖日化专营店、商场、超市、电商等多渠道（来源：36氪）	经济	市场主体	大事
12月23日	国家药监局发布《化妆品中四氢咪唑啉等5种组分的测定》化妆品补充检验方法	该方法规定了化妆品中四氢咪唑啉、萘甲唑啉、羟甲唑啉、赛洛唑啉、安他唑啉、蔡洛唑啉等组分的测定方法。适用于膏乳类、液体类、凝胶类、蜡基类化妆品中四氢咪唑啉等5种组分的定性和定量测定（来源：国家药监局）	技术	标准体系	新事

续表

时间	事件标题	事件内容	一级分类	二级分类	事件类型
12月26日	国家药监局发布《化妆品中脱水穿心莲内酯琥珀酸半酯的测定》化妆品补充检验方法	该方法规定了化妆品中脱水穿心莲内酯琥珀酸半酯的测定方法。适用于膏霜乳类、液体类、凝胶类、贴膜类化妆品中脱水穿心莲内酯琥珀酸半酯的定性和定量测定（来源：国家药监局）	技术	标准体系	新事
12月28日	国家药监局发布《药品监督管理统计年度报告（2021年）》	2021年共批准国产特殊化妆品首次申报3572件，同比上涨5.4%，批准进口特殊化妆品首次申报1329件，同比下降11%。审评批准进口特殊化妆品3个，进口新原料1个，国产新原料59.5%。共查处化妆品案件22839件，同比增加1个进口新原料。截至2021年底，实有在册国产化妆品16091件，进口化妆品6143件；共有化妆品生产企业4975家，牙膏生产企业174家。广东省化妆品生产企业总数最多，占全国化妆品生产企业的54.9%，共2733家（来源：国家药监局）	政治	行政监管	特事
12月28日	蓝铜胜肽等成为2022十大热门功效成分	弗若斯特沙利文大数据显示，中国功效护肤市场在2021年规模达到567亿元，增速达33.6%，预计将持续保持30%以上的增长，到2025年达到1757亿元的市场规模。伴随着功效护肤的高速发展，市场对功效护肤产品的要求也愈发严苛，功效成分成为影响消费者购买决策的重要因素。《化妆品报》统计了2022年的十大热门功效成分：蓝铜胜肽、重组胶原蛋白、烟酰胺、透明质酸、玻色因、神经酰胺、积雪草提取物、光甘草定、水杨酸、泛醇（来源：化妆品报）	经济	经营活动	特事
12月29日	国家药监局发布《企业落实化妆品质量安全主体责任监督管理规定》	规定自2023年3月1日起施行，共5章33条，对"法定代表人"和"质量安全负责人"这两个关键岗位人员的工作职责、管理要求，运行机制等作出相应规定，并通过建立相应监管保障、激励等机制，促进企业落实化妆品质量安全主体责任，提升行业质量安全管理水平（来源：国家药监局）	政治	法律法规	大事

续表

时间	事件标题	事件内容	一级分类	二级分类	事件类型
12月29日	2022中关村论坛系列活动——美丽经济与可持续发展国际论坛在京举办	论坛由中国保健协会、国家市场监督管理总局发展研究中心、国家药品监督管理局信息中心、北京市昌平区人民政府联合主办，围绕"创新·绿色·发展"主题，邀请来自国内外政府部门、国际组织、行业协会、龙头企业、科研机构的多名专业代表。论坛通过领导致辞、嘉宾演讲、成果发布、平台成立、绿色宣言、圆桌会议等环节，共同探讨发展新路径、开拓合作新方向，线上直播超30万人观看（来源：中国保健协会）	国际	技术交流	大事
12月30日	国家药监局发布《化妆品生产许可管理基本数据集》等5个信息化标准	标准涉及了相关化妆品监管业务基本数据集的分类、摘要、数据子集、数据元等，并规定了化妆品监管信息基础数据元值域代码（注册备案及生产许可部分），覆盖化妆品生产许可申请审批及产品注册备案等各业务环节。这是国家药监局首次针对化妆品监管信息化发布标准，对新条例下推动化妆品行业的信息化建设及数据共享具有重要意义（来源：国家药监局）	技术	标准体系	新事
12月31日	贝泰妮牵头建设云南特色植物提取实验室	云南特色植物提取实验室是经云南省委、省政府批准成立的独立法人实体新型研发机构，由贝泰妮集团牵头建设，云南省药物研究所、云南大学、云南农业大学参与建设的云南特色植物产业研发公共平台。实验室以产业化为导向，聚焦基于云南特色植物的功效性化妆品、功能性食品及药品研发，构建"基础理论研究—应用开发—高新技术创新全链条业务（来源：腾讯网）	技术	研发投入	特事

（文稿整理：黄浩婷　杨雨旻　刘佐仁　陈子婷　广东药科大学；梁彦会　中国香料香精化妆品工业协会；林小燕　香山化妆品产业研究院；黄镇枫　广州市美易搜网络科技有限公司）

国际化妆品行业大事记（2022 年）

时间	事件标题	事件内容	一级分类	二级分类	事件类型
1 月 10 日	陶氏化学被征收反倾销税	日前中国商务部发布公告，自 2022 年 1 月 11 日起，原产于美国的进口相关乙二醇和丙二醇的单烷基醚征收反倾销税。调查机关认定原料存在补贴，而且补贴与实质损害之间存在因果关系，对陶氏公司征收的反倾销税税率为 57.4%，除陶氏以外的其他美国公司为 65.3%（来源：网易新闻）	经济	经营活动	大事
1 月 10 日	消费类电子产品展览会在拉斯维加斯召开	1 月 5～7 日，世界上最大的消费类电子产品展览会 CES 2022 在拉斯维加斯召开，从今年 CES 展出的技术和内容来看，高科技含量满满的美妆设备继续占据重要地位，比如手持染发设备、AI 色色系统、智能香水、定制人浴和等设备。同时虚拟美妆体验也持续热门，如宝洁在会上进军元宇宙，其 CES 展台完全虚拟化；玩美移动也计划提供元宇宙沉浸式试穿体验。DermTech 推出可检查紫外线损伤的皮肤测试（来源：界面新闻）	经济	产业集群	新事
1 月 13 日	美国食品药品管理局（FDA）发布关于含滑石粉的化妆品中石棉测试方法白皮书	美国食品药品管理局发布了消费品中含滑石粉的化妆品机构间工作组（IWGACP）白皮书，题为 IWGACP 关于含滑石粉的化妆品（包括用于化妆品的滑石粉）中石棉测试方法的科学意见。该白皮书概述了对含滑石粉化妆品测试的科学意见，以确保可靠地检测和识别石棉颗粒（如果存在）（来源：美国食品药品管理局）	国际	国际组织	新事

续表

时间	事件标题	事件内容	一级分类	二级分类	事件类型
1月26日	韩国拟禁用1，2，4-三羟基苯作为化妆品原料	韩国食药部发布公告拟在化妆品中禁用1，2，4-三羟基苯。2019年SCCS曾对1，2，4-三羟基苯进行过评估，结论认为该成分作为一种自氧化染色成分在永久性染发剂和自氧化染色洗发剂中使用时都是不安全的。使用含1，2，4-三羟基苯的染发剂时增加了细胞内产生过氧化氢的风险，以及通过1，2，4-三羟基苯和/或（半）醌形成DNA加合物的潜在遗传毒性（来源：韩国食药部）	技术	技术监督	大事
1月26日	爱茉莉太平洋推出首个皮肤感觉触觉传感器	据企业官网消息称，爱茉莉太平洋在全球首次开发出可以测量皮肤感觉的智能触觉传感器，它是一种结合机器学习的测量技术，可识别人体皮肤感觉到的凉爽和湿润程度，以及溶液的类型，并将其转换为数字值。通过使用该传感器，可以开发出具有更精确控制使用感的化妆品（来源：搜狐网）	技术	科技发展	新事
2月1日	邻甲氨基苯甲酸甲酯被列为欧盟化妆品法规限用组分	（EU）2022/135修订案新增邻甲氨基苯甲酸甲酯在欧盟化妆品中的限用要求：（1）驻留类产品中最大允许使用浓度为0.1%，淋洗类产品中最大允许使用浓度为0.2%；（2）禁止用于防晒类产品和暴露于自然或人工UV光下的产品；（3）禁止与亚硝酸盐化剂一起使用，亚硝胺最大含量为50μg/kg；存放于无亚硝酸盐的容器内。新规自2022年2月21日起生效。含有该物质且不符合该要求的化妆品自2022年8月21日起禁止投放欧盟市场，自2022年11月21日起，含有该物质且不符合限制的化妆品不得在欧盟市场上销售（来源：欧盟委员会）	技术	标准体系	大事

续表

时间	事件标题	事件内容	一级分类	二级分类	事件类型
2月4日	SCCS 发布氯前列醇异丙基酯和他氟前列腺胺最终安全评估意见	SCCS/1635/21 评估意见认为，由于数据信息有限，SCCS 无法得出氯前列醇异丙基酯和他氟前列腺胺在现有的预期用途浓度（氯前列醇异丙基酯为 0.006% 和 0.007%，他氟前列腺胺为 0.018%）下的安全性的结论。鉴于前列腺素类似物（PGAs）具有很强的药理活性，SCCS 已关注到其在化妆品、尤其是眼周使用时的安全性问题（来源：SCCS）	技术	科技发展	大事
2月7日	日本高丝称七种防晒剂不会影响珊瑚生长	据日本企业 Kose 官网发布，在防晒剂均匀分布的海水环境中培育珊瑚，进行了为期两周的珊瑚繁殖实验后，所有标本中均未发现珊瑚生长异常。结果显示，七种防晒剂（甲氧基肉桂酸乙基己酯、二乙氨基羟苯甲酰基苯甲酸己酯、双－乙基己氧苯酚甲氧苯基三嗪、聚硅氧烷 -15、二苯酮 -3、氧化锌和二氧化钛）不会影响珊瑚生长（来源：日本高丝）	国际	技术交流	新事
2月9日	资生堂集团宣布将专业美发事业部切割给德国汉高	在 2021 年财报发布当天，资生堂集团表示将把 "SHISEIDO PROFESSIONAL" 等面向美发沙龙专业线护发剂、染发剂业务转让给国德国汉高公司，还有旗下的产品牌 SUBLIMIC、PRIMIENCE、CRYSTALLIZING 等资生堂集团子公司的 80% 的股份转让给汉高公司的子公司。值得注意的是，资生堂接二连三有抛售的动作，就在 1 月 14 日，资生堂才刚宣布将旗下的 Za 姬芮、泊美品牌出售给美妆品管理集团 URUOI（来源：中国网财经）	经济	市场主体	大事

续表

时间	事件标题	事件内容	一级分类	二级分类	事件类型
2月11日	12种纳米原料拟被列为欧盟化妆品法规禁用组分	WTO发布G/TBT/N/EU/872通报，拟将苯乙烯/丙烯酸（酯）类共聚物、苯乙烯/丙烯酸（酯）类共聚物钠、铜、胶态铜、羟基磷灰石、金、胶态金、硫代乙氨基透明质酸金、乙酰基七肽-9胶态金、乙酰基七肽-9胶态金、乙酰基七肽-9胶态铂、乙酰基四肽-17胶态铂这12种纳米材料列入欧盟化妆品法规禁用组分清单，这些纳米原料已被SCCS证实存在安全风险（来源：WTO）	国际	国际组织	大事
2月15日	德国纽伦堡化妆品展览会在德国举行	2月15—18日，德国纽伦堡化妆品展览会VIVANESS由德国纽伦堡国际会展公司举办，一年一届，在德国纽伦堡会展中心举行。展会展览面积达到57445平方米，参展观众数量达到47561人，参展商数量及参展品牌达到3738家。德国纽伦堡化妆品展览会VIVANESS是国际天然和有机个人护理用品交易会，与世界领先的有机食品交易会BIOFACH平行举行（来源：Vivaness）	社会	社会组织	大事
2月21日	资生堂将推出DNA肤质检测服务	据官网消息，资生堂将推出一款DNA肤质测试程序"Beauty DNA Program"，并于3月下旬开始测试开发。其基于1472名日本女性状态和皮肤状态的大数据，结合AI技术，明确了DNA特征和皮肤状态的关联性，根据得到的结果构建算法，开发出了能够高精度评价每个人不同天性皮肤特征的皮肤护理方法。通过该程序可提供最佳的DNA检验"定制美容体验"（来源：搜狐网）	经济	市场主体	新事

续表

时间	事件标题	事件内容	一级分类	二级分类	事件类型
2月24日	巴西发布化妆品中允许使用的防晒剂清单	巴西国家卫生监督局公布了一份含 36 个防晒剂的清单，清单中的防晒剂将允许在化妆品、个人护理产品和香水中使用。2 月 16 日生效的 RDC 第 600 号决议规定了这些物质的最高浓度限制，如二氧化钛限量要求 25%，二苯酮 -3 限量要求 10%（浓度大于 0.5% 的标签上必须包含警告："含有二苯酮 -3"），氧化锌限量要求 25%，甲酚曲唑三硅氧烷限量要求 15% 等（来源：江苏省技术性贸易措施信息平台）	技术	标准体系	大事
2月26日	俄乌危机导致石油价格上涨	石油价格上涨向整个化工产业链传导，随之而来的是化妆品原料价格的突飞猛进。据了解，目前甘油类涨幅接近 20%，乳化剂、活性剂等原料也有所上涨。在原油期货价格不断走高的情况下，PP（聚丙烯）、PE（聚乙烯）等泛用于化妆品包材中的化工产品的价格也将随之上涨。另外，骤变的俄乌局势也震荡了化妆品行业股市（来源：界面新闻）	经济	经营活动	大事
3月2日	美妆环保大联盟 EcoBeautyScore 正式成立	全球美妆个护企业及协会宣布成立 EcoBeautyScore 联盟，建立一个覆盖全行业的化妆品环境影响评估和评分体系，让消费者能够通过对环境影响的测量与评分系统作出可持续选择，满足消费者对更加透明的化妆品（配方、包装和使用）环境影响信息的需求。据悉，该联盟向所有的化妆品和个人护理公司敞开大门，目前参加成员有 36 个，其中不乏行业巨头（来源：网易新闻）	社会	社会组织	新事
3月5日	贝德玛卸妆水被加拿大卫生部紧急召回	据加拿大卫生部称，贝德玛 "Bioderma Sensibio H₂O micellar water" 产品具有 "微生物危害" 的问题，部分产品可能含有一种称为 "粘质沙雷菌" 微生物（来源：搜狐新闻）	技术	技术监督	大事

时间	事件标题	事件内容	一级分类	二级分类	事件类型
3月16日	巴西发布防晒产品测试方法及要求和化妆品分类	巴西卫生部发布两个决议，其中 629 号主要内容有：防晒霜和多功能产品相关的定义；防晒系数（SPF）的测定方法。630 号决议主要内容有：防晒产品的标签不得含有的标签声明要求。化妆品分类，儿童使用的产品、眼部产品、黏膜接触的产品为Ⅰ型，其他为Ⅱ型。两个决议都将于 2022 年 4 月 1 日生效（来源：中国商务部）	技术	标准体系	大事
3月17日	欧盟消费者安全科学委员会（SCCS）评估认为曲酸最大安全浓度为 0.7%	SCCS/1637/21 评估意见认为，基于曲酸存在潜在的内分泌干扰特性，原评估意见 SCCS/1481/12 中确定的最大安全浓度 1% 将不再被认为是安全的，重新评估意见认为最大安全浓度为 0.7%（来源：SCCS）	技术	标准体系	大事
3月21日	沙特美容展在利雅得举办	3 月 21~23 日，第三届沙特美容展 Beautyworld Saudi Arabia 于利雅得国际会展中心举办。在业界最大反响。唯一一个专业美容产品、香水、护发用品和健康展于波情后重新回归，吸引了来自 11 个国家的 76 家参观商，4758 名沙特贸易买家到展（来源：搜狐新闻）	社会	社会组织	大事
3月21日	美妆领域"元宇宙美妆"吸引众多品牌入局	近日，欧莱雅集团一口气递交了 17 个关于 NFT（非同质化代币）和元宇宙类别的商标，其中涉及科颜氏、美宝莲、Pureology、Urban Decay、Redken 和 Matrix 等品牌。在此之前，已经有不少品牌通过虚拟产品、虚拟人、虚拟平台等方式"跨界"元宇宙，如纪梵希、倩碧、Nars 等。LVMH 日前也发布了首位元宇宙虚拟大使。此外，虚拟平台也被不少品牌所青睐，如资生堂就推出了 caico 平台，消费者可以通过 VR 项目体验新品；宝洁也打造了美容虚拟空间 BeautySPHERE，方便用户了解宝洁产品中所使用的植物成分（来源：搜狐新闻）	经济	经营活动	新事

续表

时间	事件标题	事件内容	一级分类	二级分类	事件类型
4 月 1 日	韩国食药部修订《化妆品等安全标准规定》	主要修订内容：将部分污染物和全氟化合物列入禁止使用的原料清单中；防腐剂苯扎氯铵禁止用于喷雾型产品中；增加自然界中天然荧光增白成分的放射性物质的检验标准；同时允许含 0.12% 的荧光增白剂 367 用于指甲用油等美甲产品中；新增了 10 种可用于染发剂的原料；对部分术语进行修订（来源：广东省农食产品技术性贸易措施信息平台）	技术	技术监督	大事
4 月 1 日	英国塑料包装税即日起生效	据《独立报》报道，英国塑料包装税定于 2022 年 4 月 1 日开始生效，任何生产或进口塑料包装部件（空的或填充的）公司，如果在 12 个月内、10 吨以上的材料中含有低于 30% 的可回收塑料，都将被征收每吨 200 英镑（约合人民币 1668 元）的税金，由英国皇家税务与海关总署（HMRC）收取。全球化妆品和个人护理品行业将迎颠覆性变革（来源：搜狐新闻）	经济	经营活动	大事
4 月 5 日	美国加州第二次修订州 65 号法案简要警告标签	加州环境健康危害评估办公室发布公告，对 2021 年 12 月 17 日公布的拟修订加州 65 号法案简要警告标识通知展开第二次为期 15 天的评议，与上次拟修订内容相比更新如下：（1）删除了使用简要警告标签尺寸和形状形状的限制；（2）删除了警告标签字体大小必须与消费者信息最大字体相同的要求；（3）警告语从 "…exposes you to…" 更改为 "…can exposure you to…"；（4）将拟生效日期由一年延长至两年（来源：美国 OEHHA）	技术	标准体系	大事
4 月 8 日	Rodan + Fields 品牌涉嫌药物添加被起诉并花 2.4 亿元和解	曾被雅诗兰黛集团收购的美国护肤品牌 Rodan + Fields 旗下一款 Lash Boost 睫毛精华液被指涉嫌添加药物被集体诉讼至美国加利福尼亚州法院，而 Rodan + Fields 近期将就集儿起集体诉讼支付 3800 万美元（约合人民币 2.42 亿元）以达成和解（来源：化妆品报）	经济	经营活动	大事

续表

时间	事件标题	事件内容	一级分类	二级分类	事件类型
4月15日	资生堂与Revieve将联手推出世界上第一个人工智能化妆顾问	目前，资生堂与个性化数字品牌体验公司Revieve，合作推出了AI个性化数字彩妆咨询服务。欧洲、中东和非洲地区的消费者在资生堂官网可以通过扫描上传的人工智能自拍分析和用户输入，加上个性化推荐产品列表，为消费者创造数字化妆顾问体验（来源：网易新闻）	技术	科技发展	新事
4月25日	澳大利亚更新化妆品原料明胶的进口条件	澳大利亚农业水利资源部更新用于化妆品的明胶进口条件，用于化妆品的商业制备明胶将不再需要进口许可证。该修订自2022年4月26日生效（来源：澳洲DAFF）	国际	国际合作	新事
4月27日	韩国修订化妆品使用注意事项及过敏原标示规定	韩国食药部发布2022-33号公告，修订《化妆品使用注意事项及过敏原标示规定》。修订的主要内容包括：修订化妆品种类分类和修订部分类型化妆品保养使用注意事项）。该公告自2022年6月19日起实施（来源：海关总署）	技术	标准体系	大事
4月29日	欧盟更新化妆品标签常用成分名称词汇表	欧盟发布（EU）2022/677，修订关于化妆品标签常用成分名称词汇表的规则：（1）从2022年4月29日至2023年4月28日，经营者可以使用本决定附件中列出的常见成分名称，以符合在欧盟化妆品法规中规定本决定的标签要求；（2）废除（EU）2019/701；（3）更新后的术语表更正了现有成分名称的误报或遗漏，新增成分名称3579个，总数从26491个增加到30070个（来源：欧盟委员会）	技术	标准体系	大事

续表

时间	事件标题	事件内容	一级分类	二级分类	事件类型
5月5日	泰国工业部发布化妆品中重金属污染物含量测定方法	泰国工业部发布《化妆品中重金属污染物含量测定方法》（标准号 TIS.3304—2564），适用于化妆品中铬、钴、镍、砷、镉、铅等6种金属的含量测定，使用方法为电感耦合等离子体－质谱仪法（ICP-MS）。标准自官方公报发布120日后实施（来源：广东省农食产品技术性贸易措施信息平台）	技术	标准体系	大事
5月6日	欧盟消费者安全科学委员会（SCCS）发布对铝化合物的安全评估意见	SCCS/1644/22 评估意见认为，在以下情况下铝化合物使用是安全的：（1）在非喷雾型产品中满足相应类别限值的情况下可安全使用；（2）在喷雾型止汗产品中（直径为10微米的颗粒的最大占比不超过总气溶胶颗粒的20%）可安全使用。但SCCS无法评估铝化合物在止汗剂以外的喷雾型产品中的安全性，如香水、头发喷雾产品。铝的暴露不仅来自化妆品，还有来自食品等途径的暴露，这种累积暴露情形下可能是不安全的（来源：SCCS）	技术	科技发展	大事
5月10日	欧盟消费者安全科学委员会（SCCS）评估认为防晒剂4-甲基苄亚基樟脑4%浓度下不安全	SCCS再次发布关于4-甲基苄基亚基樟脑的意见 SCCS/1640/21，重新评估确认其比上一次评估具有更高的暴露水平，这意味化妆品中使用最高浓度为4%的4-甲基苄亚基樟脑得到的安全边际值较低。加之缺少足够的信息评估潜在的遗传毒性，SCCS未能确定4-甲基苄亚基樟脑在化妆品中的最大安全使用浓度（来源：SCCS）	技术	科技发展	大事
5月17日	LG 生活健康开设微生物组研究中心	LG 生活健康官网称，已在日本北海道成立微生物组中心，研究并开发微生物组化妆品。目前，正在为其全球美容业务运营构建天然发酵生产系统和研发菌种库，并计划开发各种微生物组材料（来源：网易新闻）	技术	研发投入	大事

续表

时间	事件标题	事件内容	一级分类	二级分类	事件类型
5月27日	俄乌战争，多个美妆集团表态	自2月俄乌战争以来，多个跨国美妆集团也陆续开始了对乌克兰难民的人道主义救助、关停在俄罗斯门店、取消在俄罗斯的投资和赞助等一系列行动，包括欧莱雅、资生堂、德国汉高、雅诗兰黛、日本花王、北欧丹麦的香薰品牌Skandinavisk等集团（来源：网易新闻）	经济	经营活动	大事
5月30日	雅诗兰黛非法采集人脸数据面临集体诉讼	雅诗兰黛公司因通过官网虚拟试妆工具非法收集用户面部数据，在美国伊利诺伊州面临集体诉讼。根据集体诉讼的文件，消费者对面部扫描技术表示担忧。雅诗兰黛没有达到伊利诺伊州生物识别信息隐私法案（BIPA）规定的要求，消费者在使用该工具时，其隐私政策中并未包括披露雅诗兰黛的内容、提示各位消费者的敏感生物特征数据的同时，法律隐患也需重视（来源：网易新闻）	经济	经营活动	大事
5月31日	帝斯曼与芬美意宣布合并	据CNBC报道，帝斯曼（DSM）和芬美意（Firmenich）于5月31日宣布双方已达成业务合并协议。新公司合计销售额833亿元，将成为全球香精香料的第一企业，这是继国际香料有限公司（IFF）与杜邦（N&B）完成业务合并后，又有2家原料巨头公司进行合并，且一举反超新IFF案（来源：青眼）	经济	经营活动	大事
6月1日	波兰华沙化妆品展览会成功举办	6月1～2日，波兰华沙化妆品展览会（Cosmetic Business）由Leipziger Messe GmbH主办，一年一届，展会地点在华沙会展中心。展会展览面积143000平方米，参展观众数量达到30000人，参展商数量及参展品牌达到350家（来源：去展网）	社会	社会组织	大事

续表

时间	事件标题	事件内容	一级分类	二级分类	事件类型
6 月 15 日	2022 年欧洲化妆品年会在线上举行	欧洲化妆品年会以"面对变化"为主题，探讨了"不断变化"的监管格局"CLP、REACH 和化学战略背景下欧洲动物试验替代方法的未来""可持续性是否重要"等主题，并就行业普遍关心的重点原料、数字消费者信息、中国化妆品法规的趋势、化妆品的环境友好性等话题展开讨论（来源：Cosmetic Europe）	社会	社会组织	大事
6 月 22 日	欧盟就化妆品中使用二氧化钛的安全性征求意见	欧盟委员会要求 SCCS 重新评估二氧化钛的安全性，重点关注基因毒性和经口途径（唇部护理、口红、牙膏、散粉、发胶）的暴露，因为目前可用的科学证据总体上缺乏皮肤对二氧化钛颗粒的吸收率。同时就二氧化钛用于口腔产品是否安全征求意见（来源：欧盟健康和食品安全委员会）	技术	科技发展	大事
7 月 6 日	马来西亚国家药品管理局修订化妆品法规	主要修订内容为：将脱氧熊果苷（deoxyArbutin）列入化妆品禁用组分清单，现有产品过渡期至 2023 年 5 月 11 日；修订氯咪巴唑（climbazole）等 3 种限用物质的使用要求；新增防腐剂羟苯基乙氧基苯基丁酮。该公告自发布之日起生效（来源：马来西亚药品管理局）	技术	标准体系	大事
7 月 11 日	德之馨推出新天然品牌 Maison Lautier 1795	近日 Symrise 德之馨在官网宣布将发布天然香料品牌 Maison Lautier 1795，并同步推出三个产品线，并在 6 月 7 日位于格拉斯举行了预发布活动（来源：网易新闻）	经济	经营活动	大事

续表

时间	事件标题	事件内容	一级分类	二级分类	事件类型
7月11日	欧盟降低化妆品标识释放甲醛警示语的阈值至10ppm	欧盟发布化妆品法规修订案（EU）2022/1181，将化妆品标识释放甲醛警示语的阈值由500ppm降至10ppm。修订后，产品中含有附录所列的一种或多种释放甲醛物质的成品，并且其释放甲醛总浓度超过0.001%（10ppm）时，应标明"释放甲醛"警示语（来源：欧盟委员会）	技术	标准体系	大事
7月12日	美国拉斯维加斯美容展成功举办	7月12—14日，北美拉斯维加斯美容展作为北美规模最大、最为行业所认可的B2B美容贸易展会，在拉斯维加斯会议会议中心圆满落幕。为期三天的活动，共吸引了32000个零售商、分销商、投资商、美容品牌方，供应商和媒体来到现场与1100多家参展商洽谈，以发现美容新产品并促进业务发展（来源：搜狐新闻）	社会	社会组织	大事
7月14日	印度新德里化妆品及个人护理展览会成功举办	7月14—15日，一年一届的印度新德里化妆品及个人护理展览会（Cosmo Tech Expo）在印度孟买会展中心举办，展览面积达到25000平米，参展观众数量达到16000人。参展商数量及参展品牌达350家。Cosmo Tech Expo是印度最大的制造解决方案贸易展览会，专门针对化妆品、个人护理、药妆、香料和肥皂、洗涤剂、盥洗用品市场（来源：CHT Expo）	社会	社会组织	大事
7月27日	法国商务投资署：中国已成为法国化妆品的第一大出口市场	第二届中国国际消费品博览会，法国国家馆主办方法国商务投资署发布《法国美妆在华增长强劲：市场趋势与前景展望》报告。该报告显示，目前中国已成为法国化妆品的第一大出口市场（来源：新华社）	国际	国际合作	大事

续表

时间	事件标题	事件内容	一级分类	二级分类	事件类型
8月1日	加拿大更新化妆品成分热门清单	2022年8月，加拿大卫生部更新化妆品成分热门清单（Cosmetic Ingredient Hotlist），修订内容包括：新增限用组分（己酸乙基己酯、壬二酸及其盐类，涉及视黄酸及其盐类、桉树油、过氧化氢和其他释放过氧化氢的化合物，p-羟基茴香醚（来源：加拿大卫生部）	技术	标准体系	大事
8月11日	强生宣布将停产含滑石粉的婴儿爽身粉	强生官网宣告将于2023年在全球停产含有滑石粉的强生婴儿爽身粉，并将该产品过渡到全玉米淀粉的强生婴儿爽身粉。但强生强调，滑石粉成分安全性的立场不会变，并坚定支持以滑石粉为基础的强生®婴儿爽身粉是安全的，不含石棉，不会导致癌症（来源：强生）	经济	经营活动	大事
8月20日	爱茉莉太平洋集团研发"电子皮肤"	麻省理工学院（MIT）的工程师与韩国化妆品巨头爱茉莉太平洋公司合作，创造了一种无芯片的无线电子"皮肤"。在人体上成功压凸之后，该类电子皮肤可以产生对生理活动敏感的表面声波（SAW），用于测量手腕上的动脉脉搏波；探索汗液中的离子浓度来检测低钠血症、肾衰竭、高血压等状况；还可以实现紫外光检测（来源：网易新闻）	技术	科技发展	新事
9月12日	菲律宾食药局指令引用东盟化妆品对化妆品法规进行修订	主要修订内容为：（1）修订氯咪巴唑作为防腐剂的使用要求，同时修订其作为限用组分的使用要求；（2）将空气动力学当量直径不超过10微米的颗粒占比超过1%的二氧化钛（HEPB）列入化妆品允许使用的防腐剂清单；（3）将羟基乙氧基苯基丁酮列入化妆品允许使用的防腐剂清单；（4）将三甲基苯甲酰基-二苯基氧化膦、2-呋喃甲醛，聚六亚甲基双胍盐酸盐、二羟基丙酮等列入限用组分清单；（5）将脱氧熊果苷熊果素用组分禁用清单（来源：菲律宾FDA）	技术	标准体系	大事

续表

时间	事件标题	事件内容	一级分类	二级分类	事件类型
9月15日	欧盟拟将化妆品标签需标注的香精过敏原扩增至81种	欧盟委员会提交G/TBT/N/EU/924通报，建议在原化妆品法规附录Ⅲ收录的25种香精过敏原基础上，将SCCS/1459/11中确定的另外56种香精过敏原列入附录Ⅲ，将需单独标注的香精过敏原扩大至81种。修订草案条款的生效日期拟定在2023年上半年，新要求设有3年上市和5年退市过渡期（来源：WTO）	技术	标准体系	大事
9月15日	欧盟新增一批CMR物质化妆品法规附录清单	欧盟发布（EU）2022/1531修正案，针对部分CMR物质修订内容如下：（1）将水杨酸甲酯列为限用组分，并规定不同产品类型中相应的安全限量；（2）将四氟乙烯、4-甲基-2-戊酮（MIBK）和一些杀虫剂列为禁用组分；（3）将羟甲基甘氨酸钠（CAS No 70161-44-3）从禁用目录中删除，并更新其在防腐剂清单中的规定（来源：欧盟委员会）	技术	标准体系	大事
9月19日	泰国发布关于化妆品替换装标签要求法规提案	提案拟规定泰国化妆品替换装包装上至少应显示以下信息：化妆品产品名称、制造商/进口商名称、替换装产品的批号、替换装产品的生产日期、使用说明（来源：广东省农食产品技术性贸易措施信息平台）	技术	标准体系	大事
9月21日	巴西圣保罗化妆品和个人护理用品原料展览会在圣保罗会展中心举办	9月21~22日，南美最大的、最专业的领先的化妆品、化妆用具及个人护理业原料及配料的国际性展会在巴西圣保罗会展中心举办。展会展览面积达到25000平米，参展观众数量达到30000人，参展商数量及参展品牌达到800家。巴西国际化妆品原料展览会一年举办一届，吸引全世界质级的供应商、研发人士，以及生产和营销专业人士前来参展，是一个最富启发性的新配料、新技术、新方案及前沿产品的平台（来源：In-cosmetics）	社会	社会组织	大事

续表

时间	事件标题	事件内容	一级分类	二级分类	事件类型
9 月 23 日	REACH 法规限制草案拟禁止微塑料在驻留类化妆品中的使用	该草案限制在各种产品中使用有意添加的微塑料（microplastics）。新的提案将驻留类化妆品也纳入限制范围，涉及唇部护理产品和指甲用产品，并设置了 6~12 年的过渡期。新规一旦实施，意味着欧盟将在所有化妆品中禁止微塑料的使用（来源：欧盟委员会）	技术	科技发展	大事
9 月 23 日	欧盟消费者安全科学委员会（SCCS）评估认为染料木黄酮和大豆苷元的最大安全浓度分别为 0.007% 和 0.02%	SCCS/1641/22 评估意见认为，基于染料木黄酮和大豆苷元的异黄酮形式的现有数据进行的安全评估，并考虑到植物雌激素的潜在内分泌干扰特性，染料木黄酮（CAS No.446–72–0）和大豆苷元（CAS No.486–66–8）的最大安全浓度分别为 0.007% 和 0.02%（来源：SCCS）	技术	科技发展	大事
9 月 28 日	2022 年日本化妆品开发展在大阪成功举办	9 月 28~30 日，一年一届的日本化妆品开发展在日本大阪国际展示中心举办，由日本化妆品展和日本化妆品技术展两大展会组成。化妆品展更聚焦于自有化妆品品牌的企业参展，而技术展的参展对象更多为上游的 OEM、ODM 商。展会展览面积达到 35000 平方米，参展观众数量达到 50000 人。自 2012 年举办至今，规模逐步扩大，被公认为化妆品业界人士年度必去盛会。多达 50 家中国化妆品企业带着先进的技术和产品亮相，大部分企业首次在日本办展，创历史新高（来源：COSME Week）	社会	社会组织	大事

续表

时间	事件标题	事件内容	一级分类	二级分类	事件类型
10月17日	全球香料巨头IFF建新创新中心	全球香料巨头IFF宣布了其在新加坡的新创新中心的开幕。该中心坐落于新加坡领先的生物医学研究中心，占地近11000平方米，汇聚了IFF旗下四大业务部门（Nourish 营养、Health & Biosciences 健康与生物科学、Scent 日化香料、Pharma Solution 制药）的相关技术、能力和专业知识，是 IFF 全球创意、研究和应用网络中率先完成整合的创新中心（来源：搜狐新闻）	技术	研发投入	大事
10月19日	研究表明含有氟化成分的美容产品也可能含有PFAS	美国化学学会发文，研究小组在 2020—2021 年从加拿大当地的商店和网上购买了 38 种含有有机氟化合物的美容产品，并对其进行了分析。结果显示所有的样品都检测到 PFAS，且其中一些检测到的化合物并未标识在成分表中（来源：美国化学学会官网）	技术	技术监督	新事
10月20日	欧莱雅旗下品牌 Urban Decay 被指控含有可吸入致癌物	据 Entomo Law 律师事务所公开信息，美国彩妆品牌 Urban Decay 于 10 月 11 日被 Environmental Health Advocates 指控销售含可吸入二氧化钛的眼影盘，尤其是其 Stoned Vibes 眼影，含有可吸入人大小的未结合颗粒，这违反了加州第 65 号提案。据悉，二氧化钛由于其低廉的价格和出色的遮瑕隔离效果被广泛运用在各类化妆品中，而可能导致消费者吸入的含纳米级二氧化钛的产品可能会对人体造成伤害（来源：化妆品财经在线）	经济	市场主体	大事
10月21日	欧莱雅在美卷入"危险产品"诉讼	据法新社 10 月 21 日报道，一名长期使用法国化妆品公司欧莱雅的直发剂的美国非裔女性最近正在接受子宫癌治疗。美国国立卫生研究院 17 日公布了一项最新大规模研究的结果，律师公告援引该研究指出，拉直头发的直发剂产品（主要是非裔女性使用）让使用者罹患子宫癌的风险上升（来源：搜狐新闻）	经济	市场主体	大事

续表

时间	事件标题	事件内容	一级分类	二级分类	事件类型
10 月 24 日	露华浓于纽约证券交易所停牌	由于没有及时跟上行业趋势以及市场趋势，露华浓一直面临着债台高筑、行业激烈竞争以及近期的通胀与疫情阻碍下供应链承压等挑战。今年 6 月份，露华浓正式申请破产。而今日，美国纽约证券交易所正式决定暂停露华浓股（REV.N）A 类普通股的交易，露华浓在美东时间 20 日下午 2 点 44 分于纽约交所停牌，随后在收市后后退市（来源：新浪财经）	经济	经营活动	大事
10 月 26 日	欧盟消费者安全科学委员会（SCCS）发布维生素 A 安全评估最终意见	SCCS 发布关于维生素 A 科学意见的更新意见 SCCS/1639/21，认为 0.05% 视黄醇当量在身体乳中使用是安全的，0.3% 视黄醇当量在其他驻留产品和淋洗产品也是安全的。另外，对于占总人口 5% 的食品和食品补充剂维生素 A 暴露超过上限的消费者而言，可能需要关注化妆品维生素 A 暴露问题。受计算模型限制，SCCS 目前无法给出化妆品对维生素 A 总暴露的影响程度（来源：SCCS）	技术	科技发展	大事
10 月 29 日	加拿大就在产品（包括化妆品）上标识有毒物质征求意见	加拿大环境部与加拿大卫生部联合发布了关于产品中有毒物质标签要求的意见向通知，拟要求在身某些产品（如化妆品、清洁产品等）上标识有毒的某些物质，通过贴上有毒物质清单所列的某些物质。加拿大环境保护法》所要求有毒物质标明《加向通知面向公众提出评论。意见反馈期截至 2023 年 1 月 12 日（来源：加拿大卫生部）	技术	标准体系	大事

续表

时间	事件标题	事件内容	一级分类	二级分类	事件类型
11月1日	韩国制订10种化妆品色素分析方法	韩国食药部制订了可应用于口红、眼影等化妆品的10种色素分析方法，并修订《化妆品色素使用限额成分分析法指南》。主要内容包括：根据化妆品色素种类、标准和测试方法，并考虑到化妆品可用色素使用频率，选定绿色204号、黄色4号、红色2号、蓝色2号、红色102号、红色40号、黄色202号、红色103号等色素种类；使用成分限量根据化妆品法第8条指定使用用保存剂、色素、紫外线阻断剂等标准执行；修订的包括相关色素的物理、化学信息，详细分析方法，参考文献等（来源：广东省农食品技术性贸易措施信息平台）	技术	技术监督	大事
11月4日	欧盟消费者安全科学委员会（SCCS）发布三氯卡班和三氯生评估意见	SCCS发布关于化妆品中三氯卡班和三氯生潜在内分泌干扰性的科学建议SCCS/1643/22，在考虑内分泌干扰性条件下，分别给出三氯卡班及三氯生作为防腐剂或非防腐剂时，在成人及儿童使用的不同类型化妆品中最大安全使用浓度。需注意，此次评估中关于三氯卡班的结论不适用于婴儿湿巾，SCCS没有对同时使用三氯卡班和三氯生的产品进行安全评估（来源：SCCS）	技术	科技发展	大事
11月10日	韩国严查"防脱发"虚假广告	近日，韩国食品医药品安全处表示，发现172个网站的洗发水广告存在虚假、夸大宣传，宣称产品具有预防和治疗脱发效果。其中160个网站的洗发水广告把洗发水当作脱发治疗药物进行宣传，并使用洗发水广告中禁用的"防止脱发""毛发生长""增加头发厚度"等表述；5个网站的广告会让消费者误以为普通洗发水是具有防脱发功能的化妆品；7个网站的广告散播消费者，称能将营养成分传递到头发真皮层等（来源：腾讯网）	技术	技术监督	大事

续表

时间	事件标题	事件内容	一级分类	二级分类	事件类型
11 月 11 日	欧盟修订化妆品中胡莫柳酯、丁羟甲苯等 5 种物质的使用要求	欧盟发布化妆品法规（EU）2022/2195 号修订案，新增 5 种物质使用要求：（1）丁羟甲苯列入限用组分清单；（2）酸性黄3 用于非氧化型染发产品中最大使用浓度为 5%；（3）HAA299：纳米及非纳米形态授权为化妆品准用防晒剂，最大浓度不应超过 10%（总和）；（4）胡莫柳酯：调整为在面部产品（除含推进剂喷雾产品外）中安全使用浓度为 7.34%；（5）间苯二酚：氧化型染发产品标签应注明警示语替换为"Do not use to dye eyelashes"（来源：欧盟委员会）	技术	标准体系	大事
11 月 11 日	欧力士将以约 3000 亿日元收购 DHC	据日经新闻报道，日本欧力士（Orix）将收购化妆品电商和健康食品企业 DHC 全部股权。预计收购额达到约 3000 亿日元（约合人民币 153 亿元）。DHC 在化妆品行业的实力不容小觑，去年的营收在日本仅次于资生堂、花王、高丝、宝丽，以901 亿日元（约合人民币 45.94 亿元）的成绩排名第五。（来源：搜狐新闻）	经济	经营活动	大事
11 月 11 日	2022 年前三季度的全球美妆十强名单来了	近日，全球主要化妆品集团均已交出今年前三季度成绩单。今年 1—9 月，全球美妆十强企业实现销售额共计 1142.77 亿美元（约合人民币 8128 亿元）。就全球美妆十强的排名来看，欧莱雅依旧稳居第一，化妆品销售额逾 286 亿美元；联合利华紧随其后，销售额为 196.1 亿美元；雅诗兰黛销售额为 117.4 亿美元，排名第三。第四至第六名则是由强生、宝洁和高露洁三家公司包揽，排名后四位的为：LVMH、拜尔斯道夫、资生堂和 Natura&Co（来源：青眼）	经济	经营活动	大事

415 |

续表

时间	事件标题	事件内容	一级分类	二级分类	事件类型
11月16日	雅诗兰黛集团宣布收购 Tom Ford 所有业务	雅诗兰黛集团宣布以28亿美元（约合人民币197.24亿元）收购美国设计师品牌 Tom Ford 所有业务，预计将在2023年上半年完成，是雅诗兰黛集团自成立以来规模最大的一次收购。美妆业务由雅诗兰黛集团直接运营。Tom Ford 从2005年开始授权雅诗兰黛集团进行美妆产品的研发、生产、分销和营销。雅诗兰黛集团执行副总裁 Tracey Travis 曾表示，Tom Ford 和 Jo Malone 是集团内部两个最大的中等规模品牌，年收入在10亿美元左右（来源：新浪财经）	经济	经营活动	大事
11月16日	2022亚太区美容展在新加坡举办	11月16—18日，亚太区美容展-新加坡特别展在新加坡盛大举行，展会展览面积达到50000平米，其中的亚太区美容展吸引了来自103个国家和地区的20000多名观众参展。其中的亚太区美容展为家推广计划与人工智能驱动的 Match&Meet 网上配对平台，协助众多买家和参展商开拓全新的业务伙伴关系。其次，还有卡思曼伯亚太区美容展的独家项目，如 CosmoTalks 研讨会、CosmoTrends 潮流报告、Cosmo Onstage 现场美容示范等，使得参展展体验更加丰富和充实（来源：凤凰网）	社会	社会组织	大事
11月17日	31种 CMR 物质拟为欧盟化妆品法规禁用组分	欧盟提交 G/TBT/N/EU/935 通报，拟将31种 CMR 物质列为禁用组分，包括溴化铵、二苯酮、哌虫胺、2,4,6－三（1,1-二甲基乙基）苯酚、二醋酸二丁基锡、2－乙基己酸及其盐等。在即将被禁止的31种化学物质中，已在欧盟化妆品法规禁用组分清单中的2－乙基己酸更新为2－乙基己酸及其盐（来源：WTO）	技术	标准体系	大事

续表

时间	事件标题	事件内容	一级分类	二级分类	事件类型
11 月 30 日	联合利华投资印尼纯素美妆品牌	据外媒报道，由联合利华旗下风投机构领投印尼纯素（vegan）美妆品牌 ESQA，该公司已获得一笔 600 万美元的融资，本次投资为联合利华在东南亚地区美妆领域的首笔投资。该品牌拥有 120 余个产品，且所有产品都通过了清真与纯素认证（来源：新浪财经）	经济	经营活动	大事
12 月 1 日	巴西拟修订部分化妆品标准法规	巴西国家卫生监督局发布 1129 号、1130 号咨询文件，主要内容如下：（1）修订部分定义，如皮肤贴剂、警告和使用限制、防晒霜，1 级产品，2 级产品等 34 个术语定义；修订附件 1 分类。该咨询文件意见反馈截至 2023 年 2 月 7 日；（2）修订该发和直发类化妆品中允许使用的物质成分清单。该咨询意见反馈期截至 2023 年 1 月 24 日（来源：中国商务部）	技术	技术监督	大事
12 月 1 日	欧莱雅推出环保标签系统	近日，欧莱雅推出面向消费者的环保标签系统，名为 Product Impact Labeling System（PILS），基于 14 个可能对环境产生影响的因素（如温室气体排放、水资源短缺、海洋酸化和对生物多样性的影响等），将产品从 A 到 E 进行打分，显示在产品标签上。据悉，该系统已在欧莱雅旗下 5 个品牌的产品上使用，涉及美国、加拿大、墨西哥等多个国际市场（来源：欧莱雅官网）	经济	经营活动	新事

续表

时间	事件标题	事件内容	一级分类	二级分类	事件类型
12月7日	美国食品药品管理局（FDA）未在年度测试的50个含滑石粉的化妆品样本中检测到石棉	美国食品药品管理局（FDA）公布了AMA分析服务公司2022年的抽样任务结果，测试含滑石粉的化妆品是否存在石棉。在2022年测试的50个样品中，没有发现石棉。测试是使用偏振光显微镜（PLM）和透射电子显微镜（TEM）进行的（来源：美国食品药品管理局）	技术	技术监督	大事
12月9日	宝洁因致癌物被集体诉讼赔偿800万美元和解	据WORLD AEROSOLS消息，宝洁同意支付800万美元（约合人民币5602万元）作为与消费者的和解金，以解决品牌面临多款喷雾式洗护产品被检出一级致癌物苯的索赔问题。宝洁中国对此作出回应，相关产品类为干发喷雾类，同时仅限于北美生产的部分批次，中国没有进口，且中国产品符合国家相关法规标准（来源：凤凰新闻）	经济	经营活动	大事
12月15日	欧盟消费者安全科学委员会（SCCS）征求化妆品中水杨酸的安全评估意见	SCCS/1646/22认为，水杨酸作为防腐剂在化妆品中的最大安全使用浓度为0.5%（口腔及皮肤产品同时使用除外）；作为非防腐剂时，化妆品中水杨酸的最大安全浓度为：冲洗型护发产品为3.0%；用于身体乳、眼线笔、眼影、睫毛膏、唇膏、口腔产品和非喷雾除臭剂为0.5%，其他产品为2.0%。本意见仅提及水杨酸作为化妆品原料，不涉及水杨酸的其他盐（来源：SCCS）	技术	科技发展	大事
12月15日	雅诗兰黛中国创新研发中心在上海正式揭幕	据报道，研发中心聚焦中国消费者，响应市场，顺应本土需求，在护肤、彩妆、香氛及护发等多个领域构思、评估、配方并开发新品。历经17年的发展壮大，全新的研发中心已经成为品牌在全球范围内首家集研究、构思、洞察、临床、感官以及性能评估、配方、包装和工程于一体的综合性研发中心（来源：中国新闻网）	技术	研发投入	大事

续表

时间	事件标题	事件内容	一级分类	二级分类	事件类型
12月15日	纽约州成为美国第10个停止化妆品动物测试的州	纽约州州长签署了一项法案（A5653-B/S4839），禁止生产和销售涉及新动物试验的化妆品，该法案将于2023年1月1日生效，动物测试禁令不适用于在此生效日期之前在动物身上测试的化妆品或成分（来源：Chemlinked）	技术	技术监督	大事
12月20日	妮维雅母公司拜尔斯道夫收购皮肤微生态公司S-Biomedic NV的多数股权	S-Biomedic于2014年创立，是一家位于比利时的生命科学公司，重点研究皮肤微生物组的微妙平衡，并利用有活性的皮肤细菌开发化妆品的活性成分。S-Biomedic称将继续按作为拜尔斯道夫现有微生物组计划下的独立实体进行管理，并将补充公司在该领域的研究活动（来源：青眼）	经济	经营活动	大事
12月21日	雅芳深陷滑石粉致癌风险	据外媒消息，美国加利福尼亚州陪审团要求雅芳支付1030万美元（约合人民币7185万元）惩罚性赔偿金给一名妇女，事件起因为该名妇女将自己的癌症归咎于雅芳化妆品中的滑石粉。此前，洛杉矶高等法院也因其隐瞒致癌风险对雅芳罚款共计超5000万美元（约合人民币3.49亿元）（来源：网易新闻）	经济	经营活动	大事
12月23日	美国纽约州禁止在化妆品和个人护理用品中使用汞	美国纽约州州长Hochul签署了一项《环境保护法》修订法案，禁止在个人护理用品和化妆品中使用汞和多种含汞化合物。"汞"包括元素汞、碘化汞、氧化汞、氯化亚汞（甘汞）、乙基汞、苯基汞盐、氨基汞、氯化氨基氯化汞、汞的酰胺氯化物、硫化汞或朱砂。该法案将于2023年6月1日生效，将汞与现有的1，4-二噁烷禁令一并纳入化妆品和个人护理用品中（来源：纽约州参议院）	技术	标准体系	大事

续表

时间	事件标题	事件内容	一级分类	二级分类	事件类型
12月29日	美国国会通过《2022化妆品法规现代化法案》（MoCRA）	美国总统拜登签署通过了《2023年综合拨款法案（H.R. 2617）》，该法案包含了《2022年化妆品法规现代化法案》，是美国近80年以来的化妆品法规首次重大更新，新增包括授予FDA对化妆品的查阅记录、强制召回权限、要求化妆品工厂记录与报告不良事件、工厂注册、产品注册、提供安全证明、遵守化妆品良好生产规范、香精过敏原标识要求、制定发布检测含滑石粉的化妆品中的石棉检测方法等（来源：美国食品药品管理局）	技术	标准体系	特事

（文稿整理：李继超　孙梅，通标标准技术服务有限公司广州分公司）